Sonntag

Mediale Mittel in der Homöopathie

Rosina Sonnenschmidt

2 Abbildungen
8 Tabellen

Sonntag Verlag Stuttgart

Die Deutsche Bibliothek –
CIP-Einheitsaufnahme

Ein Titeldatensatz für diese Publikation ist bei Der Deutschen Bibliothek erhältlich

Anschrift der Verfasserin:

Dr. Rosina Sonnenschmidt
16, rue du Talmattrain
F-67280 Oberhaslach

Umschlaggestaltung:
Thieme Verlagsgruppe
Umschlagfoto:
Marie-Luise Kürschner

Wichtiger Hinweis
Medizin als Wissenschaft ist ständig im Fluss. Forschung und klinische Erfahrung erweitern unsere Erkenntnisse, insbesondere was Behandlung und medikamentöse Therapie anbelangt. Soweit in diesem Werk eine Dosierung oder eine Applikation erwähnt wird, darf der Leser zwar darauf vertrauen, dass Autoren, Herausgeber und Verlag große Sorgfalt darauf verwandt haben, dass diese Angabe **dem Wissensstand bei Fertigung des Werkes** entspricht. Dennoch ist jeder Benutzer aufgefordert, die Beipackzettel der verwendeten Präparate zu prüfen, um in eigener Verantwortung festzustellen, ob die dort gegebene Empfehlung für Dosierungen oder die Beachtung von Kontraindikationen gegenüber der Angabe in diesem Buch abweicht. Das gilt nicht nur bei selten verwendeten oder neu auf den Markt gebrachten Präparaten, sondern auch bei denjenigen, die vom Bundesgesundheitsamt (BGA) oder Paul-Ehrlich-Institut (PEI) in ihrer Anwendbarkeit eingeschränkt worden sind.

Printed in Germany

Satz u. Druck: Friedrich Pustet, Regensburg
Grundschrift: 8.5/10.5 Thieme Gulliver

ISBN 3-8304-9031-3

Inhaltsverzeichnis

Dank und Widmung 7

Geleitwort 9

Sinn und Ziel dieses Buches 11

I. Grundlagen und Basiswissen 13

1. Der Unterschied zwischen Sensitivität und Medialität 14

2. Der Unterschied zwischen Wahnidee und Potenzial 17

3. Persönlicher Hintergrund 20
3.1 Homöopathische Erfahrungen 21
3.2 Erweiterte Therapiekonzepte 23

4. Auslöser sensitiver und medialer Erfahrungen 25

5. Sensitive Wahrnehmungsarten 28
5.1 Physische Wahrnehmung 28
5.2 Farbwahrnehmung mit und ohne Form 28
5.3 Symbole mit und ohne Farbe 29
5.4 Irreale Szenen, Bilder und Wesen 29

6. Die Hell-Sinne 31
6.1 Hellfühligkeit 31
6.2 Hellhörigkeit 37
6.3 Hellsichtigkeit 42

7. Sensitive mediale Wahrnehmungen im Sterbeprozess 53
7.1 Wahrnehmungen in der 1. Sterbephase 58
7.2 Wahrnehmungen in der 2. Sterbephase 62
7.3 Wahrnehmungen in der 3. Sterbephase 66
7.4 Besondere Zustände der 4. und 5. Sterbephase 75

8. Die Trance auf der Alpha-Ebene 79

9. Die Transfigurations-Trance 86

II. Die mediale Arznei-Persona erster Ordnung 91

1. Die Stramonium-Persona 97

2. Die Belladonna-Persona 110

3. Die Lachesis-Persona 114

4. **Die Cannabis-Persona** 125
5. **Die Sulfur-Persona** 132
6. **Die Calcium-Persona** 137
7. **Die Hyoscyamus-Persona** 143
8. **Die Phosphor-Persona** 153
9. **Die Thuja-Persona** 164
10. **Die Lycopodium-Persona** 170

III. Die mediale Arznei-Persona zweiter Ordnung 179

1. **Die Pulsatilla-Persona** 181
2. **Die Opium-Persona** 188
3. **Die Camphora-Persona** 195
4. **Die Natrium muriaticum-Persona** 199
5. **Die Arsenicum album-Persona** 203
6. **Die Mercurius-Persona** 214
7. **Die Ignatia-Persona** 221
8. **Die Medorrhinum-Persona** 224
9. **Die Platinum-Persona** 233
10. **Die Alumina-Persona** 240
11. **Die Agaricus-Persona** 244
12. **Schlussbetrachtung** 255
12.1 Prozessorientierte Homöopathie und Medialität 257
13. **Basisübungen** 269

IV. Anhang 273

Literaturverzeichnis 274

Arzneimittelverzeichnis 275

Über die Autorin 276

Dank und Widmung

Mein inniger Dank geht ganz besonders an zwei Menschen:

- An meinen Lebensgefährten, Künstler, Philosoph, Musiker, Maler, Komponist *Harald Knauss.*

Ihm verdanke ich eine ungebrochen schöpferische Kraft seit 16 Jahren. Durch ihn kam ich zur englischen Medialschulung, zur Konzerttätigkeit, zur Vogelheilkunde, zur Erfahrung von Lebensfreude und Glücklichsein – nach langen Irrwegen. Wir haben das seltene Glück, alle unsere kreativen Ideen gemeinsam »ausgebrütet« und in die Tat gesetzt zu haben. Wir haben als langjährige Musikerkollegen das geradezu unverschämte Glück gehabt, zwischen Privat und Professionalität unterscheiden zu können. Dadurch blieben wir beziehungsfähig und kreativ. Das ist nicht selbstverständlich, sondern »fortune«, wie wir in Frankreich sagen, eine Gnade in unserer Welt der Beziehungslosigkeit: das Denken und Tun des Partners zu würdigen. Für alles dies bin ich zutiefst dankbar und widme ihm dieses Buch, das durch die unzähligen Stunden kreativen Erfahrungsaustausches entstand.

- An meinen Inspirator, den Heilkünstler und Pionier der »Homöopathie der Fülle«, *Andreas Krüger.*

Er gehört zu den wenigen humorvollen, vitalen, aus der Fülle heraus kreativen Homöopathen und Therapeuten, denen ich ähnlich bin. Er ist mein Inspirator und Ermunterer, den Weg in der Heilkunst weiter so zu gehen wie ich es tue. Ich fühle mich verstanden und unterstützt.

Ich hatte das Glück, in meinem Leben immer Lehrer zu treffen, von denen ich gerne lernte. Fragt mich jemand nach meinem Hobby, so kann ich auch heute noch sagen: Lernen. Ich lerne mit Lust für mein Leben gerne und ich bin dankbar für alles, was ich lernen darf. Hervorragende Lehrer zeichnen sich dadurch aus, dass sie das leben, was sie sagen und das sagen, was sie meinen, in einfachen Worten. Da macht Lernen Spaß. Von solchen Lehrern lernte ich schnell, manchmal war es nur eine kurze Begegnung, und schon öffnete der kreative Energiestrom Türen und Fenster. So erging es mir mit *Andreas Krüger* und seiner **prozessorientierten Homöopathie**. Eine Kassette genügte mir, um zu erkennen, dass ich so denke, so fühle, so arbeite und dass wir als sensitiv wirkende Heiler bereits ein morphogenetisches Feld aufgebaut haben, in dem immer mehr Menschen die gleiche Sprache sprechen. Ihm widme ich dieses Buch und danke für den Mut, die Konsequenz, den Humor und die Kraft, die Heilkunst so üppig zu nähren, damit wir Heiler dazu inspiriert werden, ebenfalls neue Dimensionen zu eröffnen.

Mein Dank geht auch an meine Lehrer auf dem Weg in die Heilkunst: *Tom Johanson, Ray Williamson, Mary Duffy, Margaret Pearson, Chris Batchelor, Dr. Mohinder Singh Jus, Isolde Richter.*

Und mein Dank gilt unserem Heilerzirkel, der seit Jahren regelmäßig stattfindet. Den Mitgliedern *Marion Wagner, Michèle Eckel, Harald Knauss, Michael Gräbe, Francois Epp, Christa Uricher* und *Frank Schauz* verdanke ich die tiefgreifende Erfahrung in der Entwicklung der Medialität und Heilkraft. Im schützenden Kreise dieser Freunde durfte ich wachsen.

Geleitwort

Seelenseher – Seelenkunde – Seelenwege – Seelenheil – Wage das Sehen – aude videre – wage das Heil – aude curare

Freude ist in den Ohren, die hören. Oder: Die Freude in den Augen des Beschenkten ehrt den, der schenkt.

Ja, es war eine große Freude und tiefe Dankbarkeit in mir, als ich erstmals in dem Buch unserer hochverehrten und geliebten Kollegin Rosina Sonnenschmidt lesen durfte.
Wie oft denkt man Dinge, wie oft erfährt man Dinge – sie wachsen in einem, die praktische Arbeit bestätigt sie, und dann liest man ein Buch eines nahen, geachteten Menschen, und dort findet man all diese Gedanken wieder in einer wundervollen Ordnung, zutiefst durchdrungen von Wissen und Einsicht, nachvollziehbar und wunderbar lehrreich.
Für einen solch kreativ – chaotischen Menschen wie mich, der zwar viel erfährt und viel erlebt, dem es aber zutiefst schwerfällt, dies zu Papier zu bringen, sind solche Bücher wie dies, über das ich hier sprechen darf, eine einzige Freude.
In diesem Buch wird wie noch in keinem anderen, was ich kenne, der Bereich der unnormalen, übernormalen, verrückten Wahrnehmung (die ja vielleicht doch die normalste von allen ist) im Bereich der Homöopathie erklärt und dargestellt.
Dieses Buch macht Mut, die Verrücktheiten und außergewöhnlichen Wahrnehmungen unserer Klienten – und damit auch natürlich auch unserer eigenen – anzunehmen und zu ehren und mit ihnen umzugehen und sie zum Wohle aller zu entwickeln, als nur, wie bisher medizinisch gängig, sie wegzumachen, sie zu unterdrücken und sie zu pervertieren.
Dieses Buch macht uns Mut, die verrückten-übernormalen Wahrnehmungen unserer Patienten und wiederum von uns als große Chance und Gnade zu begreifen.
In der alten Medizin und leider auch in der alten Homöopathie galten verheerende »Normalbegriffe«, deren Auswüchse in eine menschenverachtende Psychiatrie, in eine erstarrte Homöopathie und nicht zuletzt auf manchen Scheiterhaufen führte. Der Therapeut, der selbst das Verrückt – Närrisch – Hellsichtige an sich nicht ehrte, entwickelte und annahm, konnte dies natürlich auch bei seinen Patienten nicht und machte ihn zum kranken Zombie. Liegt nicht in jeder Wahnidee, in jeder übernormalen Wahrnehmung eine riesige Chance zur Wahrnehmung unseres unbegrenzten Seelenseins? Müssen nicht gerade wir als Therapeuten völlig undogmatisch und nicht wertend, mit dem Mut von Kriegern und Kriegerinnen (frei nach *Bert Hellinger*) unseren eigenen Wahnzuständen begegnen und sie als tiefe Einsichten in eine höhere Realität achten?!

Rosinas Buch macht uns freudigen Mut dazu, zeigt uns Wege der Schulung, gibt uns Ausblicke der Hoffnung für uns und unsere Patienten, für die Welt gerade auch für die geistige, lässt eine Vision neuer Gemeinschaft aufkeimen zwischen Mensch und Engel, Troll und Wicht, Elf und Zwerg, Riese und Aurasichtigem, Normalem und Unnormalem, Dunklem und Hellem. Alles darf sein – alles muss sein – wir müssen es nur kennen, wir müssen nur lernen, mit ihm umzugehen. Dazu brauchen wir große Lehrer und Lehrerinnen der Hexen- und Zauberkunst, Kenner und Wissende der hohen Schule des Sehens. Ein solcher Mensch mit diesen eben beschriebenen Qualitäten ist Rosina Sonnenschmidt.

Ihr Buch wird in meiner innersten Seelenschule (im *Hogwarth* meiner Seele) zur Pflichtlektüre. Meinen inneren *Harry Potter*, den ich von Band zu Band immer mehr lieben gelernt habe und von dem ich weiß, dass er wahrscheinlich einer meiner kraftvollsten Teilpersönlichkeiten ist, gebe ich gerne in Deine Hände, hochverehrte Hexe Rosina.

Wer dieses Buch gelesen hat, bekommt eine neue Vision vom Sein, bekommt fantastisches Handwerkszeug und ein kompetentes Angebot, sein Sehen zutiefst zu verändern und zu erweitern.

Für jeden Heiler und gerade für jeden Homöopathen ein Muss!

Liebste Hexe Rosina – die mit den Papageien fliegt und den Regenbogen der Seele sieht – Dir Dank für dieses Buch – Dank für die riesige Arbeit, die Du Dir gemacht hast, für den Mut, den Du uns gibst, das zu sehen, was zu sehen ist, das zu nehmen, was zu nehmen ist.

Dank in meinem Namen, Dank im Namen meiner Schüler, Dank im Namen meiner Patienten.

Wenn einer noch das sieht, was ich sehe, bin ich noch nicht verrückt.
Vincent van Gogh

Wenn alles genommen, gesehen ist, ist Frieden. Genommen, gesehen im Innern sowie im Außen.

Frieden und Freiheit bedeutet, dass wir alles können, aber auch alles in mildiglicher Gelassenheit auch lassen können.

Traumworte Andreas Krüger

Sinn und Ziel des Buches

Das Buch richtet sich an homöopathisch arbeitende Heilpraktiker und Ärzte. Die Grundlagenkenntnisse der Homöopathie sind Voraussetzung. Das Spezialthema der Medialität als Wesensteil der homöopathischen Konstitutionen macht es nötig, sich mit der einzigen, in Großbritannien beheimateten und entwickelten Sensitivitäts- und Medialschulung zu befassen. *Harald Knauss* und ich haben nicht nur diese Schulungen durchlaufen, sondern erhielten die Anregung durch unsere Lehrer, diese Schulung auf die Bedürfnisse unserer mitteleuropäischen Verhältnisse zu übertragen. So entstand zeitgleich das Buch »Das große Praxisbuch der Englischen Psychometrie« (Ehlers Verlag) und die Ausbildung »Sensitiver Lebensenergie-Berater« an der *raum&zeit-Akademie* in Wolfratshausen. Diese Ausbildung leiten *Harald Knauss* und ich. Es ist kein Zufall, dass sich in dieser Sensitivitätsschulung zu 90% Therapeuten einfinden, denn in der Entwicklung der Ganzheitsmedizin stellt sich immer mehr die Frage nach den sensitiven und heilerischen Qualitäten und Fähigkeiten des Heilers. Mir sind somit die Bedürfnisse der Therapeuten bekannt, und deshalb greife ich bewusst dieses Thema auf, das ich vor allem bei Homöopathen als angstbesetzt oder zumindest mit vielen Fragezeichen versehen erlebe.

▷ Ich habe aufgrund meiner Praxiserfahrung die Rubrik »Wahnidee« aus dem großen Thema der Gemütssymptome kritisch beleuchtet und festgestellt, dass in ihr völlig undifferenziert und unwissenschaftlich Wahrnehmungen dargestellt werden. Dazu trägt an erster Stelle der übergeordnete Begriff »Wahnidee« bei. Selbst wenn er durch »Täuschung« ersetzt wird, gewinnt man den Eindruck einer großen Fülle pathologischer Verhaltensformen und Gemütszustände.

Ferner tragen die mittelalterlichen, in der Zeit der Inquisition und Hexenverfolgung entstandenen Begriffe wie »Gespenst, Geist, Phantom, Einbildung« zur Pathologisierung der Gemütszustände bei.

Der Sinn des Buches ist es, hier eine neue Terminologie anzuregen und genauer zwischen tatsächlich wahnhaften, krankhaften Bewusstseinszuständen und sensitiven bzw. medialen Wahrnehmungen, die auf eine Begabung hinweisen, zu unterscheiden. Dazu ist es nötig, einen Hintergrund zu schaffen, auf dem es möglich ist zu differenzieren. Diesen Hintergrund bietet die einzige europäische Medialschulung, die seit 150 Jahren in Großbritannien existiert und die geeignete Maßstäbe erarbeitet, außerordentlichen Wahrnehmungen einen Platz zuzuweisen. Das Ziel des Buches ist daher, dem Leser, dem Therapeuten, dem Homöopathen Verständnishilfen und Wegweiser zu bieten, in der eigenen Praxis zum einen den sensitiven und medialen Wahrnehmungen der Patienten angstfrei zu begegnen und zum andern, bei sich selbst die sensitiven und medialen Potenziale zu entdecken.

In der Homöopathie folgen wir der Ähnlichkeitsregel. Die Heilkunst besteht darin, den Patienten in seiner Ganzheit zu verstehen, ihn dort abholen zu können, wo er sich gerade befindet. Das nenne ich, ihm ähnlich werden und das bedingt im Rahmen der sensitiven und medialen Wahrnehmungen Angstfreiheit im Umgang mit den eigenen Gaben. Wäre das unter Homöopathen selbstverständlich, gäbe es weder die Rubrik »Wahnidee«, noch wäre dieses Buch nötig.

Ein letzter Punkt ist mir in diesem Buch wichtig.
Für mich bedeuten die Heilkünste und die Schönen Künste die Säulen einer Kultur. Sie gehorchen sehr ähnlichen Gesetzen, denn in beiden geht es um schöpferische Energie. In beiden ist das Erlernen eines Handwerks Voraussetzung für die eigentliche Aufgabe, die Transformation und Wandlung, die immer bei beiden Partnern stattfindet:

Therapeut → Patient
Künstler → Publikum

In der Heilkunst braucht man kreative Energien, also schöpferische Kraft, um einem Notleidenden helfen zu können. In der Kunst braucht man Heilkraft, um einen schöpferischen Prozess in Gang zu bringen.

Das gilt auch in einem gewissen Maße für unsere Patienten. Im Heilungsprozess werden sowohl die Selbstheilungskräfte angeregt und schöpferische Energien frei. Es muss nicht jeder ein professioneller Musiker, Maler oder Schauspieler sein. Aber zu einem Heilungsprozess gehört nach meiner Erfahrung die Anregung, dass der Patient etwas in seinem Leben aktiviert, das nur als Seelennahrung dient, wodurch sich ein Mensch jenseits von Leistungsdruck, Vorzeigen und Perfektionszwang ausdrückt.
Deshalb betrachte ich bei der Darstellung der medialen **Arznei-Persona** immer auch ihr kreatives, schöpferisches bzw. künstlerisches Potenzial.

I. Grundlagen und Basiswissen

1. Der Unterschied zwischen Sensitivität und Medialität

Ich unterscheide bewusst zwischen *Sensitivität* und *Medialität*. Sensitiv ist jeder, denn jeder besitzt die intuitiven Entsprechungen der fünf physischen Sinne. Jeder kann daher durch Fleiß und Hingabe bis zu einem hohen Grad seine Sensitivität schulen und erfolgreich in sein Leben, in seine Arbeit integrieren. Die sensitiven Sinne nennen wir:

Hellfühlen	Hellhören	Hellsehen
Hellriechen	Hellschmecken	

Die Essenz einer seriösen und integren **Sensitivitätsschulung** ist:

- Vertraue deinem ersten Eindruck
- Vertraue deiner Art der Wahrnehmung
- Lerne durch Übung, deine Wahrnehmung im Gegenüber zu überprüfen

Sensitivität oder der Einsatz der Hellsinne hat nichts mit Glauben zu tun, sondern mit Wahrnehmen, mit »Wahres (an)nehmen«. Sensitive Wahrnehmungen sind naturgemäß subjektiv und sehr individuell. Sie lehren einen selbst, die Welt außen über das physische Begreifen hinaus zu erleben. Sie dienen als Botschaft für einen anderen Menschen. Und dieser Empfänger der sensitiven Botschaft hat das Recht, die sensitive Wahrnehmung des Senders anzunehmen oder nicht. Diese Art der Sensitivitätsschulung hat sich in England seit über 150 Jahre bewährt. Die Genialität dieser Schulung westlicher Provenienz besteht in der Überprüfbarkeit der Wahrnehmung durch einen Adressaten. Das bedeutet: Eine sensitive Wahrnehmung ist für jemanden bestimmt. Vorausgesetzt, ich vertraue meiner Wahrnehmung, teile ich sie in verständlichen Worten meinem Gegenüber mit. Die Person mir gegenüber hat alle Freiheit, die Botschaft anzunehmen, abzulehnen oder vorzugeben, sie nicht zu verstehen.

Diese Art der **Schulung** ist einfach, spielerisch und kreativ, fröhlich und humorvoll in ihrem äußeren Erscheinungsbild und deshalb jedermann zugänglich. Sie ist aber auch unnachgiebig, wenn es um die Qualität der Wahrnehmungen, des Selbst-Vertrauens und um die Art und Weise geht, WIE ich etwas meinem Gegenüber sage. Es gibt kein Rechthaben, es gibt keine Leistung zu erbringen. Der Mensch, der Empfänger meiner Botschaften mir gegenüber ist im Grunde mein Lehrmeister. Er/sie sortiert aus, was ihm/ihr Sinn macht und was nicht. In dieser Phase der Sensitivitätsschulung lernt man bereits Annahme, Hingabe, Demut bei gleichzeitigem Erwachen des gesunden Selbst-Bewusstseins und Selbst-Vertrauens.

▷ Die Medialität eröffnet eine noch höhere Wahrnehmungsebene, die weder durch Fleiß, noch durch Willenskraft erreicht werden kann.

Ist der fruchtbare Boden durch sensitive Erfahrungen auf allen nachvollziehbaren Ebenen bereitet, braucht man die Gabe des Loslassens, des Geschehenlassens, wodurch Inspiration möglich wird. Medialität ist Inspiration, die das eigene Bewusstsein beflügelt und erweitert und dadurch ein größeres Energiepotenzial bedingt und ermöglicht. Ein Medium ist ein Kanal, durch den höheres Wissen zufließt und Kontakte zu Wesenheiten aus der Natur entstehen, die jenseits von Raum und Zeitebenen existieren. Sie werden auch »Kommunikatoren« genannt. Diese Kommunikatoren höherer Ordnung werden in der traditionellen Medialschulung nicht angerufen (invokiert), sondern man macht sich lediglich empfänglich für eine Inspiration. Es besteht das Vertrauen, dass nur das als Eingebung kommt, was wichtig ist und was das Medium sowie den Ratsuchenden auf allen Ebenen weiterbringt. In England heißt es: »Mediums are born, not made.« Das bedeutet, der sensitive Mensch braucht ein Begabungspotenzial, um medial wirken zu können. Eine Begabung beinhaltet eine Aufgabe, nämlich die dankbare Annahme und die Umsetzung ins Leben. Begabung hat mit einer besonderen Verantwortung zu tun, sie zum Wohl seiner selbst und zum Wohl der anderen zu verwirklichen.

Diese Art der Schulung steht diametral entgegengesetzt der üblichen Esoterikszene, in der man glauben muss, was einem mitgeteilt wird, in der nichts überprüft werden soll und in der deshalb so wenig echte Sensitivität und Medialität besteht. Der Vergleich mit dem Erlernen eines Musikinstruments liegt nahe. Wer Klavier spielen möchte, braucht dazu Lust und Talent. Je besser das Klavierspiel wird, um so größer wird die Bühne, auf der man sich präsentieren kann. Es entsteht ein Wechselspiel zwischen Einschätzung der eigenen Leistung und der Herausforderung, die eigenen Grenzen zu überschreiten. Meine eigene Vergangenheit als Berufsmusikerin hat mich gelehrt, dass die Professionalität gerade in diesem Wechselspiel besteht. Das Gegenüber ist das Publikum, das von der Grammatik der Kunst gar nichts verstehen muss, wohl aber intuitiv erfasst, ob jemand echt ist, also etwas kann, oder ob jemand unreif ist und so tut, als wäre er ein großer Künstler.
In der seichten Esoterikszene erlebe ich sehr viele Menschen, vor allem so genannte »Gurus« und Möchtegernmedien, die im Klavierspiel jemandem gleichen, der gerade zwei Czerny-Etüden beherrscht und damit in der Carnegiehall auftritt. Die Sensitivität und Medialität sind ein Instrumentarium der Sinne, das die Wahrnehmung und das Bewusstsein erweitert. Dieses Instrumentarium muss durch Üben verfeinert werden, daran führt kein Weg vorbei. So wie das Klavierspiel der handwerklichen Übungen der Tonleitern, Arpeggien und sonstiger Fingerübungen bedarf, so bedarf es auch eines soli-

den handwerklichen Könnens, das die sensitiven Sinne schult. So wie kein Pianist, der vor ein Publikum tritt, sein Handwerk vorstellt, sondern Musik (Transformationsebene), so agiert auch das Medium, das sich der Inspiration öffnet und sich des sensitiven Handwerks bedient. Medialität ist die Kunst der Transformation im zweifachen Sinne:

Zum einen transformiert das Medium die Informationen höherer Ordnung in unsere Sprache und Dimension. Zum andern transformiert die Botschaft, die durch das Medium kommt den Ratsuchenden auf eine höhere Ebene. Das bedeutet, der Ratsuchende fühlt sich besser, freier, hoffnungsvoller und kann seine Situation sowohl annehmen wie sie positiv verändern.

▷ In der traditionellen englischen Medialschulung heißt es: »Das Medium ist Lebensberater, es hat außerdem die vornehme Aufgabe, dem Leidenden die Angst zu nehmen, vor allem die Angst vor dem Tod.«

  Das sollten wir verinnerlichen, wenn wir selbst sensitiv und medial arbeiten. Es leuchtet ein, dass diese Haltung viel Erfahrung voraussetzt und keinen Anlass gibt, sich aufzublasen und damit den Klienten klein zu machen.

2. Der Unterschied zwischen Wahnidee und Potenzial

Ich habe mich gefragt, wie es zu der überaus starken Rubrik vermeintlich wahnhafter Zustände in der Materia medica kommen kann.

- Warum gibt es keine Unterscheidung zwischen Zeichen von Begabung und Zeichen von pathologischen Gemütszuständen?

Es ist doch offensichtlich: Wenn ein Mensch mit seinen außerordentlichen Wahrnehmungen klarkommt und glücklich ist, gibt es keine pathologischen Phänomene. Nur wenn ein Mensch sich selbst und seinen Mitmenschen durch seine Wahrnehmungen schadet, betrachte ich dies als behandlungsbedürftig.
Der **Keim zur Pathologisierung** oder zur Differenzierung von Wahrnehmungen und Eindrücken wird in der **Arzneimittelprüfung** gelegt. Es heißt in der Homöopathie, dass die Prüfung von gesunden Menschen durchgeführt wird und werden soll. Offensichtlich verstand man bis vor 20 Jahren unter »Gesund« körperliche Gesundheit. Es wurde nie hinterfragt, ob ein Prüfer emotional und mental gesund ist, um einem Arzneiwesen zu begegnen. Existiert im Bewusstsein eines Prüfers »Angst vor Gespenstern«, also vor den eigenen Schattenwesen, so wird ein hellsichtiges Phänomen des Arzneiwesens negative Resonanz auslösen und den Prüfer ängstigen. Existiert im Bewusstsein eines Prüfers eine differenzierte Sicht medialer Wahrnehmungen, begegnet er ihnen angstfrei und interessiert und fällt die gleiche Wahrnehmung auf einen völlig anderen Boden. Im ersten Fall herrscht das Gesetz der Inquisition: Es kann nicht sein, was nicht sein darf. Im zweiten Fall das Lebensgesetz: alles ist möglich. Wenn alles erlaubt ist, wenn es denn auch mal anders sein darf als gewohnt, wird der zweite Prüfer differenzieren:
Ich nehme etwas Schemenhaftes hellsichtig wahr. Wie fühle ich mich dabei? Bereichert? Ängstlich?

Hat der Prüfer gar schon Schattenarbeit in seinem Leben geleistet, wird er noch feiner differenzieren, was bei ihm in negative Resonanz gerät und daher noch Angst auslöst, was ihm bekannt vorkommt und seinen Horizont erweitert und was er einfach einordnet: Ja, kenne ich.
Natürlich wollen wir physisch-psychisch-mentale Symptome bei der Arzneierfahrung auf allen Ebenen erleben, damit wir später unseren Patienten verstehen. Aber dazu müssen wir erst einmal bei uns selbst eine Ordnung in dem Sinne schaffen, dass wir Sensitivität und Medialität als natürliche Gaben erkennen, dass die »Gespenster = Gespinste« aus unserem eigenen Bewusstsein verschwinden.

- Heute kommt kaum noch jemand in die Praxis und spricht von Gespenstern, denn es hat sich trotz aller Ängste herumgesprochen, dass dies ein kindisches Verhalten ist. Kein Patient möchte kindisch erscheinen. Folglich schweigt er oder beschreibt seine Erfahrungen gemäß seinem geistigen Hintergrund. Damit will ich sagen, dass sich die meisten unserer Patienten längst einer modernen »Esosprache« bedienen, während unser Repertorium diesbezüglich noch auf dem Stand des 19. und frühen 20. Jahrhunderts ist.

Eine Ausnahme sind Patienten aus streng und eng gläubigem Umfeld der katholischen und pietistischen oder anderer Amtskirchen. Hier sind die Begriffe wie »das ist des Teufels, das ist Teufelswerk« ebenso verbreitet wie »Gespenster, Geister und Phantome«, die Erscheinungen bezeichnen, die nicht in das mittelalterliche Denkkorsett passen. Hier herrscht immer noch viel Angst und vor allem Angstmacherei. Und damit komme ich zur Wahnidee bzw. zur pathologischen Seite sensitiver und medialer Wahrnehmungen.

Da wir im kleinen Maßstab der Familie wie im großen Maßstab der Gesellschaft kaum noch einen warmen, geschützten Rahmen finden, der außerordentliche Bewusstseinszustände auffängt, irren Menschen mit hellhörigen oder hellsichtigen Wahrnehmungen umher und suchen nach Erklärung und Verständnis. Sie fragen Freunde, Lehrer, Geistliche, Ärzte, Heilpraktiker und erhalten in 90% der Fälle den Rat, sich in psychiatrische Behandlung zu begeben. Das bedeutet, sie werden etikettiert:

▷ Du bist nicht normal, du bist verrückt, du musst raus aus unserem Feld der Normalität, du machst uns Angst.

Letzteres ist besonders wichtig. Die harmlose Frage, was denn die Stimmen im Ohr oder die morgendlichen Unterhaltungen mit dem verstorbenen Opa bedeuten könnte, löst gerade bei den Menschen Angst aus, von denen wir erst einmal vermuten, dass sie einen liebevoll annehmen (Eltern, Freunde, Therapeuten) oder mehr Wissen besitzen (Lehrer, Pfarrer). Statt Annahme und Erklärung erlebt der Fragende **Angst,** die nicht offen ausgesprochen wird, sondern indirekt in den Kommentaren und Ratschlägen mitschwingt. Diese tiefsitzende Angst des Zuhörers überträgt sich leicht auf den Fragesteller, denn nichts ist in unserer westlichen Kultur so leicht, wie jemandem Angst zu machen! Fünfhundert Jahre Inquisition und Hexenverfolgung, fünfhundert Jahre, ein halbes Jahrtausend ständige Angst vor Denunziation und Predigen, was alles Teufelswerk ist, das verfolgt uns bis in die ultramoderne Hightech-Zeit. Das schütteln wir nicht leicht mit dem Intellekt ab, sondern diese alte Angst wird intellektuell verbrämt. Auf diesem Hintergrund ist einleuchtend, wie leicht eine sensitive und mediale Wahrnehmung pathologisch werden kann.

Unsere Psychiatrien sind voll von Menschen mit **außerordentlichen Wahrnehmungen,** die durch die vermeintlich Normalen so geworden sind, an erster Stelle durch die Projektion von Angst und dem Gedankenmuster »Es kann nicht sein, was nicht sein darf«. Irgendwann gibt der Fragensteller auf und wird zu dem, was die Normalen wollen: der/die leidet an Wahnvorstellungen, der/die ist verrückt.

Ich möchte schon an dieser Stelle einen Grundgedanken vorausschicken, den ich im Laufe des Buches immer wieder aufgreifen werde:
Eine mediale Wahrnehmung ist ein Geschenk der Natur und dient ausschließlich dem Wahrnehmenden dazu, sein Bewusstsein zu erweitern. Es ist wie ein leiser Aufruf »Hey, verlass doch mal die winzige Insel deines Intellekts und erkunde den Ozean deines Bewusstseins!«
Dieses Geschenk, für das der Wahrnehmende nichts tun muss, für das er nicht jahrelang meditieren oder im Übungszirkel sitzen muss, macht niemals Angst, weil die Natur mitnichten im Sinne hat, ihre Geschöpfe zu erschrecken.
Diesen Grundgedanken habe ich immer präsent, wenn ein Patient von seinen Erlebnissen berichtet. Nehmen wir ein Beispiel aus meiner Praxis. Eine Patientin sagt: »Ich höre jeden Tag Punkt 12 Uhr eine Stimme, die mir diktiert, höre auf zu arbeiten.« Sie kommt in einer psychischen Verfassung, die unschwer den reichen Konsum von Psychopharmaka erkennen lässt. Das ist der Istzustand, der in der Tat nach psychotischem Verhalten, nach wahnhaftem Zustand klingt, denn die Patientin leidet darunter. Weil sie leidet, wurden ihr Psychopharmaka verordnet.
Meine Kernfrage ist, wie die Patientin in diesen Zustand geraten ist. Welchen Prozess hat sie durchlaufen, bis das hellhörige Erlebnis pathologisch wurde? Es ist höchst interessant, wann immer es noch möglich ist, in der Erinnerung zurückzugehen, wann die Wahrnehmung anfing und wie sie zuerst empfunden wurde. Zu unser aller größtem Erstaunen erfahren wir, dass niemand morgens einfach aufwacht und eine diktierende Stimme hört, die einem das Leben schwer macht. Am Anfang steht immer eine sensitive oder mediale Wahrnehmung, die aufgrund ihrer Einzigartigkeit gar nicht eingeordnet werden kann. Sie kann auch gar nicht beurteilt werden, weil es zunächst keinen Maßstab gibt. Das ist ja gerade das besondere Geschenk der Natur, dem Wahrnehmenden, hier der Patientin, eine Öffnung zu höheren und weiteren Dimensionen des Bewusstseins zu ermöglichen. Anstatt dieses Geschenk dankbar anzunehmen und sich zu fragen: Wo soll ich größer werden, wo soll ich mich ausweiten, was soll ich ändern, damit ich eine größere Ordnung erkenne?, beginnt die Odyssee eines Kleinwerdungsprozesses durch Angst. Was wir in der Praxis erleben, ist das Produkt dieses degenerativen Prozesses. Wir als Therapeuten müssen lernen, dies zu durchschauen und nicht in die Falle treten, den momentanen Zustand der Patientin mit der ursprünglichen hellhörigen Wahrnehmung zu verwechseln.

3. Persönlicher Hintergrund

Durch meinen früheren Beruf als Musikerin (historische Blasinstrumente und Konzertgesang) erlebte ich bei Künstlerkollegen Gemütsverfassungen, psychosomatische und Bewusstseinszustände, die man außerhalb der Bühne als *pathologisch* bezeichnen würde. Während meiner Feldforschungsarbeiten in Nordindien erlebte ich im Rahmen der Yogawissenschaften Zustände von Menschen, die außerhalb dieses Rahmens als krankhaft zu bezeichnen wären. In der Englischen Schulung sensitiver und medialer Fähigkeiten (Psychometrie) erlebten wir Menschen in Séancen und »public demonstrations« , die außerhalb dieses Rahmens als krankhaft gelten. In der langjährigen Zen-Schulung erlebte ich Bewusstseinszustände, die an psychiatrische Krankheiten erinnerten.

Ich erlebte in mir selbst, wie außerordentliche Seinszustände innerhalb eines dafür vorgesehenen Rahmens vollkommen in der Ordnung waren und außerhalb einer klaren Ordnung Verwirrung, Wahn und Angst verursachten. Alles dies führte im Laufe der Jahrzehnte zu der Erkenntnis, dass es das Wahnhafte, Kranke, Pathologische, Ausgeflippte und Verrückte objektiv gar nicht gibt. Es kommt auf den Rahmen an, in dem solche Zustände stattfinden und wie ihre Essenz in das alltägliche Leben integriert werden – oder nicht. Zweifellos kommt es hierbei zu Grenzüberschreitungen, die je nach Kultur mehr oder weniger tolerant behandelt werden. Sagt in einer Stammeskultur jemand, er höre Stimmen, so wird man lauschen, was sie zu sagen haben. Hört in Indien jemand Stimmen, so wird intuitiv geprüft, was es zu bedeuten habe. Hört in Großbritannien jemand Stimmen, so kann er bei der »Spiritualists Association« ein Medium um Rat fragen. Hört bei uns in Mitteleuropa jemand Stimmen, kommt er in die Psychiatrie. Dasselbe Phänomen führt zu völlig verschiedenen Arten des Umgangs damit. Es kommt auf die Erfahrung des Betrachters an und auf das Maß der Angstfreiheit einer sozialen Gemeinschaft, ob der Stimmenhörer als krank oder als begabt bezeichnet wird.

Die **Essenz dieser Aussage:**

In einem adäquaten Rahmen, in dem Schutz, Vertrauen und Zuneigung walten, dürfen alle Bewusstseinszustände sein, sich entfalten und geschult werden. Zumindest in unserer westlichen Gesellschaft zeigt sich, dass außerhalb eines solchen Rahmens sensitive und mediale Zustände schnell pathologische Formen annehmen. In allen Kulturen, die Bewusstseinsschulungen hervorbrachten und immer noch hervorbringen, legt man größten Wert auf ein geistiges Wachstum im geschützten Rahmen. Erst wenn der Wahrnehmende stabil geworden ist, wenn seine Bewusstseinserweiterung, gleich welcher Art, im ganzen Menschen wahr geworden ist, verlässt er den Rahmen wie das erwachsene Kind das Elternhaus.

3.1 Homöopathische Erfahrungen

In der Homöopathie kennen wir Wahnzustände und Arten geistiger Verwirrung als **Folge von Unterdrückungen**. Fällt die Unterdrückung weg, bleibt ein großes Energiepotenzial, das nunmehr an die Oberfläche des Bewusstseins gelangt und neue Ausdrucksformen braucht. Viele Kollegen tun sich schwer, damit umzugehen. Haben sie selbst nicht unter entsprechender Führung in einem geschützten Rahmen gelernt, die Alltagsordnung zu verlassen und sich dem schöpferischen Chaos hinzugeben, ist der Maßstab zu klein, das Weltbild zu eng, um den Patienten in seinem Zustand einzuschätzen und ihn anzuleiten. Das aber gehört für mich zur Heilkunst.

▷ Den Patienten in seinem Heilungs**prozess** zu begleiten, geht über das Finden des Similes hinaus. Er sollte von uns Hilfen erhalten, um seinen psychischen und mentalen Zustand einzuordnen und in seinen sensitiven und kreativen Potenzialen bestärkt werden.

So behandle ich zum Beispiel chronische Schlaflosigkeit außer mit Homöopathie grundsätzlich mit einer Anleitung, was die Person in der schlaflosen Zeit Schöpferisches tun kann wie Tagebuch schreiben, Gedichte oder Aphorismen verfassen, Gedanken in Farben umsetzen usw.
Ich lege größten Wert darauf, dass die Patienten auch in der homöopathischen Behandlung einen Weg aus der Konsumhaltung finden. Der Heilungsweg kann nicht darin bestehen, die Schlaftabletten gegen drei Globuli einzutauschen. Der Patient braucht einen Zugang zu seinen Potenzialen. Wenngleich er auch den Weg alleine gehen muss, so hilft es ihm doch zu wissen, dass es jemanden gibt, der seine Potenziale wahrnimmt.

In meiner Praxis stelle ich jedem Patienten **fünf Fragen:**
- Warum sind Sie krank? Was sind Ihre Einsichten dazu?
- Was sind Sie bereit, in Ihrem Leben zu ändern?
- Was tun Sie schöpferisch? Wie ernähren Sie Ihre Seele?
- Was sehen Sie, wenn Sie die äußeren Augen schließen?
- Was tritt anstelle der Krankheit, wenn Sie sich in einen Heilungsprozess begeben?

Diese Fragen sind fester Bestandteil meiner homöopathischen Anamnese, und an den Antworten erkenne ich die Potenziale, die ein Ratsuchender mitbringt. Gleichzeitig ordnen sich die physisch-psychisch-mentalen Symptome ein als **Wegweiser zum Heilmittel**.

Beispiel

Ein Patient von 57 Jahren sollte in die Psychiatrie eingewiesen werden; die Akte mit unzähligen Diagnosen war 8 cm dick. Es mündete alles in der Meinung, der Mann habe Parkinson, falle dauernd hin und sei für die Familie

nicht mehr tragbar. Als ich ihn traf, ließ ich mir alle seine Zustände beschreiben. Er sagte, er falle alle paar Stunden in die »Off-Phase«. Dabei würde er stocksteif am ganzen Körper. Ich fragte, was denn die Off-Phase sei und er sagte: »Da bin ich weg.«
Es entstand folgender Dialog:

Wo sind Sie dann?
Das weiß ich nicht.
Beschreiben Sie doch mal, wie Sie sich in der Off-Phase fühlen.
Da öffnet sich eine Türe, es wird hell und alle Schmerzen sind weg.
Ist das ein angenehmer Zustand?
Ja, eigentlich schon.
Wollen Sie lieber drüben bleiben?
Ich bin hin und her gerissen.
Haben Sie schon mal etwas von Nahtoderlebnissen gehört?
Ja, habe ich.
Was Sie erzählen, erinnert daran.
Stimmt.
Aber Sie haben die Wahl, wieder zurückzukommen, wenn Sie drüben sind.
Ja … (langes Schweigen)
Möchten Sie lieber drüben bleiben?
(Traurig) Ja, manchmal schon.
Immer wenn es hier bei uns brenzlig wird, möchten Sie am liebsten rüber?
Ja, stimmt.
Schauen Sie, wenn Sie sich so verhalten, wer soll Ihnen dann therapeutisch helfen?
(Schaut mich erstaunt an) So habe ich das noch nicht gesehen.
Wenn wir zusammen arbeiten sollen, steht eine Entscheidung an. Entweder Sie entscheiden sich für das Leben, dann schauen Sie nach vorne, denn da ist die Lösung. Oder Sie entscheiden sich fürs Sterben. Auch dabei helfe ich Ihnen gerne und begleite Sie. Aber so wie ein Jojo hin und her, da mache ich nicht mit.
(Denkt nach) Jetzt verstehe ich endlich, was die Off-Phase ist. Mich hat nie einer gefragt und deshalb habe ich auch nie darüber nachgedacht. Ich will ja auch raus aus der Off-Phase. Ich will ja gesund werden. Aber es ist alles so furchtbar …
Ja, momentan ist alles chaotisch, Sie nehmen tonnenweise Medikamente und jeder sagt Ihnen, was Sie alles einnehmen sollen. Wer soll da gesund werden? Es geht nicht um noch mehr Pillen, sondern wir beginnen gemeinsam eine kleine Reise in neue Gedanken …

Die Erleichterung des Patienten, nicht verrückt zu sein, sondern seinen mentalen Zustand einordnen zu können, verhalf zu einer größeren Heilungsbereitschaft. Mit **Alumina C200** verbesserte sich erstmals seit vielen Jahren sein Gesamtbefinden. Die so genannten »Off-Phasen« traten seltener und sanfter auf. Gleichzeitig unterwies ich ihn in Visualisierungsübungen

und Alphareisen durch seinen Körper und nutzte das sensitive Potenzial der **Alumina-Persona**, die sich leicht in etwas hineinfühlen kann.
Es ist wichtig, nicht nur emotionale, sondern auch mentale Zustände zu durchschauen. Das ist gar nicht so schwierig, denn sie gehören entweder zum Leben, zum Traum oder zum Sterben. Der Patient gibt uns ganz klare Signale, wir müssen sie nur verstehen, aus unserem Menschsein heraus verstehen, nicht intellektuell. Indem ich einmal die sensitiven, medialen und künstlerischen Potenziale bekannter Konstitutionen in den Vordergrund stelle, fällt es leichter, die Bewusstseinszustände zu begreifen.

3.2 Erweiterte Therapiekonzepte

Wie sieht nun mein Behandlungskonzept aus?
Die Homöopathie steht im Zentrum. Ihr zur Seite stehen ein paar sinnvolle Helfer, die sich bewährt haben. Der Heilungsprozess des Patienten beinhaltet für mich, dass Verantwortung und Eigenautorität aktiviert werden. Die Konsumidee bzw. die simple Gleichung *Symptom weg = Heilung* sitzt so tief im Bewusstsein der Menschen, dass ich viel Kreativität aufwende, den Menschen zum Selbsttun anzuregen. Mein innigster Wunsch ist, ein kranker Mensch möge erleben, dass er es selbst geschafft hat, sich aus dem Tal des Leidens ans Licht zu bewegen. Ich gönne ihm von Herzen diesen Erfolg.

▶ Die Atemtherapie
In die Homöopathie als eine Heilkunst, die auf Rhythmus basiert, ist bei mir die Atemtherapie eingebettet. Als ehemalige Sängerin und langjährige Anhängerin des Atemyoga (Pranayama) weiß ich, wie gigantisch die Atemkraft ist. Die meisten Menschen atmen flach und hektisch, stauen den Atem und sind dadurch physisch-psychisch und mental aus dem Rhythmus. Der Atem ist jedoch der wichtigste Körperrhythmus. Die rhythmisierende, daher ordnende Kraft des homöopathischen Heilmittels und die ordnende Kraft des Atems gehen wunderbar zusammen. Gemäß meinen Erforschungen der Atemenergetik, dargelegt in dem Buch »Das Praxisbuch der Atemenergetik solar – lunar« (Ehlers Verlag), achte ich auf den **Atemtyp** solar oder lunar und lehre dies den Patienten.

▶ Die systemische Therapie
In vielen Fällen beachte ich das systemische Umfeld, in dem der Patient lebt. Krankheiten als Folge von Unterdrückung emotionaler, sensitiver und künstlerischer Bedürfnisse und Gaben haben oft eine Ursache in der Familienstruktur, sowohl im engeren Familienverbund als auch in der Großfamilie. Nach *Bert Hellinger* setze ich die Familienaufstellung ein, allerdings mit der Variante, gleich das Heilmittel einzubeziehen und nicht in der Pathologie zu verweilen. Das bedeutet, ich prüfe bereits während der Aufstellung, was sich positiv im ganzen System, vor allem aber für den Patien-

ten verändert, wenn sein/ihr homöopathisches Konstitutionsmittel einbezogen wird.

▶ Die Therapeutische Kinesiologie

Ich wende sie bei **sprachlosen Patienten** an, um über eine medizinisch geschulte Mediumperson mentalen Kontakt mit dem Patienten aufnehmen zu können. Hierbei kann ich alle Register der sensitiven und medialen Arbeit einsetzen. Hierbei können auch die verschiedenen Arten des mentalen Heilens spontan eingesetzt werden.

▶ Baum- und Bachblütenessenzen

Diese wunderbaren Helfer setze ich dort ein, wo ein Mensch den Zugang zur Natur verloren hat. Bäume sind im Pflanzenreich das Sinnbild für **mentale Energie,** Verwurzelung und Kontakt zum Himmel. Blüten sind die geistige Essenz im Pflanzenreich und sind sanfte Helfer auf der emotionalen und mentalen Ebene. In meiner Psychotherapie spielen die Bäume auch noch eine besondere Rolle insofern, als ich die Patienten bitte, zweimal pro Woche in den Wald zu gehen, sich einen Baum auszusuchen, ihn zu berühren und dann allen Schmerz, Frust, Ärger, alle Wut hinauszuschreien. Jeder zweite Patient hat ein Aggressionsproblem und somit eine gestaute Leberenergie (unterdrücktes Leber-Qi). Der Baum verzeiht und gibt das menschliche Leid an die Mutter Erde ab.

▶ Schüsslersalze

Bei vielen Krankheitsbildern sind **Giftausleitungen** oder **Blutentschlackung** angesagt. Hier setze ich aufgrund der Antlitzdiagnose bevorzugt Schüsslersalze ein, die langfristig den Organismus umstimmen.

4. Auslöser sensitiver und medialer Erfahrungen

Da jeder Mensch mit einem sensitiven Potenzial ausgestattet ist, aber nicht jeder eine Schulung durchläuft, kann es zum unerwarteten Durchbruch einer **außerordentlichen Wahrnehmung** kommen. Sie ist, wie eingangs gesagt, zunächst einmal ein Geschenk der Natur, ein positiver Wegweiser für den Wahrnehmenden, sein Bewusstsein, seinen geistigen Horizont zu erweitern. Es öffnet sich eine Türe zu neuen Räumen und Dimensionen, die es zu erforschen gilt. Eine außerordentliche Wahrnehmung kann sich auch in Gestalt einer Botschaft für einen anderen Menschen zeigen, aber das ist sekundär. Das wird in der gängigen Esoterikszene oft übersehen, denn hier richtet sich der Fokus auf die Bedeutsamkeit der Botschaft. In der traditionellen englischen Merdialschulung heißt es diesbezüglich:
Du hast diese Wahrnehmung. Was verändert sie bei dir in deinem Leben? Ändert sich dadurch etwas positiv in deinem Leben, wirkt das auch nach draußen.

Diese Art der Einordnung sensitiver Erfahrungen bewahrt einen Menschen davor, den Boden unter den Füßen zu verlieren. Sie verhilft ihm dazu, die neue, meist plötzliche Erfahrung zu verarbeiten. Wer sofort ins Außen geht und meint, andere mit »Botschaften aus einer anderen Welt« beglücken zu müssen, verliert schnell den Maßstab und den Blick für Qualität. In der Regel verschließt sich auch die einmal »gratis« geöffnete Türe, und es bleibt nur die Show, die Vortäuschung außerordentlicher Wahrnehmung. Mit einem Wort, es geht um die Unterscheidung zwischen Wahrnehmung, also »Wahres (an)nehmen« und Täuschung. Die Täuschung wird durch die brisante Mischung aus Wunschdenken und Angst genährt.

Eine mediale Erfahrung hat noch einen anderen Stellenwert. **Medialität** ist eine besondere Form der **Inspiration**. Der inspirative Inhalt der Botschaft zeichnet sich dadurch aus, dass er eine endgültige Fassung mitbringt. Das Medium ist »nur« der Kanal, durch den die Botschaft aus einer höheren Dimension in unsere Dimension fließt. Die Botschaft sollte von höherer Qualität sein als der Wissensstand des Mediums und dient auch hier zuerst dem Medium als Hinweis: Öffne dein Bewusstsein für höhere Bewusst-Seinsebenen und andere Dimensionen. Einfach ausgedrückt heißt dies nicht mehr als: Werde ein besserer Mensch durch dieses Geschenk! Wie bei jeder Inspiration, so kann auch bei der medialen nur der »Boden« bereitet, das »Gefäß« bereit gehalten werden. Die Inspiration sucht sich den geeigneten Kanal und kann nicht willentlich herbeigeführt werden.
Während eine sensitive, also hellsinnige Erfahrung allenthalben ohne jede Vorbereitung oder Vorarbeit geschehen kann, braucht es bei der Inspiration einen geeigneten Nährboden. Das bedeutet, das Medium bringt bereits ein

großes angeborenes Talent mit oder hat unterbewusst sein ganzes Leben lang bereits dafür »gearbeitet«. Es ist interessant, dass in der englischen Tradition etwa 150 Jahre lang kein Medium meditierte so wie es heute »in« ist. Es wurde lediglich ein Rahmen, ein so genannter »Zirkel« gegründet, in dem man entweder einfach ein bis zwei Stunden saß und sich dem Raum und der Zeit hingab. Oder man machte psychometrische Übungen, um die Sensitivität kreativ-spielerisch zu schulen. Ansonsten war das oberste Gebot, sich durch das Leben reifen zu lassen, sein Leben so zu nehmen, wie es kommt. Durch die New Age-Bewegung in den sechziger und siebziger Jahren wurden östliche Meditationsformen populär, und der »Run« auf Erleuchtung begann.
Tägliche Meditation ist nicht nötig für eine Medialschulung, sondern der geistige Weg findet im Alltag statt und regelmäßig in einem warmherzigen, freundschaftlichen Rahmen, in dem außerordentliche Wahrnehmungen und Phänomene sein dürfen. Gerade die erwachende Medialität braucht eine gesunde Erdung. Wo könnte mehr Erdung, gesunder Menschenverstand geübt werden als im Alltag?!

Welche Auslöser gibt es nun für sensitive und mediale Wahrnehmungen? Ich möchte einige der häufigsten Quellen vorstellen:

Natürliche Auslöser
- Sterbeprozess
- Bewusstseinsschulung
- Träume
- Homöopathische Arzneimittelerfahrungen

Außerordentliche Auslöser
- Schock
- Nahtoderlebnis
- Spontanheilung an einem Wallfahrtsort
- Fasten/Hunger

Erzwungene und unfreiwillige Auslöser
- Drogenkonsum
- Naive und verantwortungslose Energiearbeit
- Vergiftung

Die größten Hinderungsgründe für mediale Erfahrungen
- zu viele Lebensängste
- zu starke Zweifel
- zu großes Phlegma
- zu viel Willen
- Identitätsprobleme
- Allüren
- Unterdrücktes Selbstvertrauen
- Unterdrückte Sexualität = schöpferische Kraft

Ich werde oft gefragt, ob Sensitivität und Medialität nicht auch negativ erlebt werden können. Es ist aufschlussreich, dass diese immer wiederkehrende Frage gerade bei uns in Mitteleuropa gestellt wird. In der Tat erleben bei uns die Menschen Medialität eher negativ, indem sie einen Unfall, ein Desaster voraussehen oder schlechte Energien spüren. Die Antwort auf diese Frage ist einfach:

Grundsätzlich zeigt dieser Mensch eine hellfühlige, hellsichtige, hellhörige oder telepathische Begabung. Aber er nutzt sie mit negativen Vorzeichen. Gleiches zieht gleiches an.

In unserer Sensitivitätsschulung erleben wir, wie sich die Wahrnehmung sofort zum Vorteil einer Person wandelt, wenn sie lernt, eine positive Lebenseinstellung anzunehmen. Ohne positive Haltung, eine Offenheit für neue Möglichkeiten und die Fähigkeit, im Fluss des Lebens zu sein, manifestieren sich destruktive Züge. Selbstverständlich gibt es negative Energien, und es gibt massenhaft Menschen auf dieser Erde, die sie durch ihr Bewusstsein erzeugen. Die Frage ist: Stelle ich mein Talent in den Dienst dieser Kräfte oder in den Dienst der positiven Kräfte? Jeder trägt die volle Verantwortung für seine Gaben und die Aufgabe, die darin liegt, sie zu verwirklichen.

Ich möchte es noch einmal sagen: Ein Medium ist ein Kanal zu höheren Bewusstseinsebenen. Seine Botschaften dienen dazu, dass es sein eigenes Leben bereichert und dazu, gebeugte Menschen aufzurichten. Ein Medium ist ein Heiler und kein Machthaber über andere. Die jahrtausendealte Erfahrung in Bewusstseinsschulungen lehrt, dass derjenige die Gabe verliert, der sie missbraucht. Darum hat es sich ja auch bewährt, erst einmal seine sensitiven Sinne zu schulen, um in zweiter Instanz ein geeigneter Kanal = Medium zu werden. Im Laufe dieser Schulung lernt man Selbst-Vertrauen in die eigene Wahrnehmung, Hingabe und Demut. Man lernt außerdem wahrzunehmen, was einem gut tut und was nicht. Die Anflutung negativer Energien oder böser Kräfte aus der Schattenwelt wird erkannt, und das ist angesichts der Esoterikszene, die ich in Gestalt kranker Menschen in meiner Praxis erlebe, schon eine Menge!

Schattenarbeit wurde im alten England bereits sehr gründlich betrieben, indem man durch bestimmte Lichtverhältnisse und bestimmte Übungen den Unterschied zwischen Sinnestäuschung und sensitiver bzw. medialer Wahrnehmung erfahrbar machte.

In unserer eigenen Schulung war dies besonders eindrücklich, als wir die Zirkelarbeit in totaler Finsternis für zwei Jahre durchführten. Nirgendwo bin ich meinem Schatten so deutlich begegnet wie in dieser Zeit. Durch den Schatten ins Licht zu gehen heißt nicht, dass der Schatten verschwindet und nur Licht übrig bleibt. Im Rahmen der Medialschulung geht es um die Begegnung mit den kleinen Ängsten, mit der Motivation, warum ich medial arbeiten will, mit meinem tatsächlichen Talent. Alles, was nicht tragfähig und echt ist, wird entlarvt. Die totale Finsternis bringt, so gesehen, Licht in die geheimsten Nischen des Bewusstseins und läutert es. Aus der Finsternis geht man verwandelt hervor. Dunkelheit ist der Ort, wo die eigentliche Transformation stattfindet, bevor man ins Licht tritt.

5. Sensitive Wahrnehmungsarten

Wenn wir davon ausgehen, dass in den seltensten Fällen bei uns die Menschen auf ihre sensitiven und medialen Wahrnehmungen vorbereitet treffen, stellt sich die Frage: Wie kann ich sie erkennen? Was sind typische Anzeichen eines sich öffnenden Kanals?
Die folgende Liste bietet der Leserin/dem Leser eine kleine repräsentative Auswahl typischer Wahrnehmungsarten, um sich darin wiederzuerkennen:

5.1 Physische Wahrnehmung

Diese Art der Wahrnehmung entsteht, weil der Wahrnehmende seinen Körper als »Messinstrument« (Psychometrie!) einsetzt und alle energetischen Signale des Partners an seinem Körper abliest.
Jeder, der in der Bioenergetischen Schwingungsmedizin tätig ist und Muskeltest, Rute oder Pendel einsetzt, tut dies, aber weiß es selten. Es sieht nur so aus, als wäre das Messinstrument der Muskel, die Rute oder das Pendel. In Wirklichkeit sind diese Indikatoren nur sichtbare Verstärker von erfühlten Impulsen, die aus dem Dialog zweier lebendiger Organismen entstehen. Wer körperlich wahrnimmt, was physisch, emotional und mental in einem anderen vorgeht, ist für den Moment der Wahrnehmung eins mit dem Bewusstsein des anderen. Das zugrundeliegende Talent ist die Hellfühligkeit. Ich erlebe dieses Talent besonders häufig bei Physiotherapeuten, Masseuren, Kraniosakraltherapeuten, Osteopathen und Tätigkeiten, bei Menschen, die ähnlich mit den Händen arbeiten. Diese hellfühlige Gabe kann aber auch bei jedem anderen Menschen erscheinen. Sie sind meist die »Seelentröster« in Büros oder Betrieben und werden magnetisch von Ratsuchenden angezogen.

5.2 Farbwahrnehmung mit und ohne Form

Diese Wahrnehmung weist auf einen kreativ-künstlerischen Geist hin und ist das Zeichen einer hellsichtigen Grundbegabung, die mehr auf der emotionalen Energieebene entsteht. Sie kann sich durch Symbole mitteilen. Man sieht plötzlich Farben um einen Gegenstand herum oder bei einem Lebewesen (Pflanze, Tier, Mensch) aufleuchten. Der Wahrnehmende muss lernen, seine Symbolik zu verstehen, welche Farbe für was steht. Diese Deutung ist nicht abhängig von irgendeiner Farbenlehre oder von den Lehren der Farbtherapie. Gleichwohl mag sich gerade dieser Sensitive intensiv mit Farbenlehre und Farbtherapie befassen, weil das Wissen einen Basisspeicher bildet, aus dem heraus er kreativ wirken kann. Aber das ist nicht zwingend nötig. Entscheidend ist, dass der Wahrnehmende seine Farbeindrücke im

Verbund mit einem Partner verstehen lernt. Ist der Adressat der Wahrnehmung ein Mensch, so sollte ihm die Botschaft der Farbe(n) Sinn machen.

5.3 Symbole mit und ohne Farbe

Dieses Talent zeigt sich bei Sensitiven, die intellektuell und künstlerisch gerne mit Strukturen umgehen. Das Grundtalent ist Hellsichtigkeit, die aber mehr auf der mentalen Ebene stattfindet. Jemand träumt von Symbolen oder hat am helllichten Tag die Wahrnehmung von farbigen Symbolen oder sieht sie schwarz-weiß. Der erste Schritt ist, sich selbst zu fragen, was einem das Symbol sagt, was seine Farbe. Ein Symbol ist komprimiertes Wissen, das schon sehr alt sein kann. Aber die sensitive Wahrnehmung beruft sich weniger auf das schon einmal vorgedachte Wissen, sondern ist immer aktuell, individuell und subjektiv. Die Frage lautet somit: Was sagt mir im Augenblick, spontan zum Beispiel die Wahrnehmung einer Pyramide, einer Sinuskurve oder eines Regenbogens? Findet die Wahrnehmung in Bezug auf einen Menschen statt, so folgt die Frage, ob der Adressat die Botschaft der Wahrnehmung verstehen und annehmen kann oder nicht.

5.4 Irreale Szenen, Bilder und Wesen

Während man in der üblichen Esoterikszene diesen Wahrnehmungen große Bedeutung beimisst, weil sie spektakulär sind, sind sie im Grunde nichts anderes als bildhaft empfangene **Hellfühligkeit, Hellsichtigkeit** oder **Hellhörigkeit**. Entscheidend ist auch hier:
Was sagt mir spontan dieses Wesen, dieses Bild? Nimmt jemand eine irreale Landschaft, ein Bild oder ein Wesen bei jemandem wahr, so muss zuerst wieder der Wahrnehmende einen Zugang zu seinem eigenen Verständnisspeicher haben, um dann die Botschaft mitteilen zu können. Der Adressat entscheidet, was er/sie annehmen kann und was nicht.

Bei diesen Beispielen ist immer wieder angeklungen, dass der Adressat einer Botschaft die Wahl hat, dieselbe anzunehmen oder nicht. Bei der Sensitivität und Medialität geht es nicht um Recht haben, um Richtig oder Falsch, sondern lediglich um Überprüfung, Unterscheidung zwischen Täuschung und echter Wahrnehmung auf der Seite des Sensitiven und um Verstehen und Annahme auf der Seite des Adressaten, falls ein Gegenüber vorhanden ist.
Die Überprüfbarkeit der eigenen Wahrnehmungen in Bezug auf einen Adressaten, die Existenz eines Feedback-Partners ist das eigentlich Geniale der englischen Medialschulung.
Es gehört zur Arbeitsethik eines Mediums, grundsätzlich keine Hiobsbotschaften und Negativprogrammierungen auszulösen. Durch solche Mitteilungen kann man sich wichtig machen, das Gegenüber in Staunen und Angst

versetzen und ihm Respekt abringen. Das sind die eigenen Schatten. Der Sinn der sensitiven Wahrnehmung ist jedoch, dem Menschen die Ängste zu nehmen. Es ist ganz natürlich, dass man am Anfang in den Widerstreit der Gefühle gerät: auf der einen Seite möchte man wahrheitsgemäß die Wahrnehmung mitteilen, auf der anderen Seite möchte man den Klienten aufbauen.

Hierzu ein Beispiel, das ich hunderte Male sowohl als Übersetzerin im »Sitting« meiner Lehrer als auch in meiner eigenen Praxis erlebt habe:

Es kommt eine Klientin mit großen psychosomatischen Problemen. Sie sucht Hilfe und Rat. Soll ich meinen Partner verlassen? Soll ich mich operieren lassen? Was soll ich tun? usw.

Die Aufgabe eines Sensitiven oder Mediums ist nicht, eine Entscheidung zu fällen, sondern beim Klienten die Potenziale anzuregen, die ihn oder sie entscheidungsfähig machen.

Folglich schaut man sich die Potenziale an und lenkt damit den Fokus von den Problemen zur Lösung, denn in den Potenzialen (Gaben, Talenten) eines Menschen liegen auch die Fähigkeiten, mit Lebenskrisen und Problemen umzugehen. In wenigen Minuten ändert sich die Atmosphäre, wenn sie lösungsorientiert wird. So vermittelt das Medium Trost, Verständnis und Annahme. Die sensitiven Wahrnehmungen des Mediums richten sich also ausschließlich auf die Potenziale. In einer solchen Atmosphäre kann man auch über eine bevorstehende Operation, die Trauer über den Tod eines geliebten Menschen, über eine ernsthafte Krankheit und über den Tod sprechen.

Mary Duffy, eines der größten Medien der Nachkriegszeit sagte einmal: »Es gibt für mich nichts Schöneres im Leben, als im Sitting zu erleben, wie ein gebeugter, unglücklicher Mensch kommt und aufrecht, getröstet und zuversichtlich geht.«

Wenn Trennung, Verlust, Krankheit, Sterben und Tod anstehen und man dann solche Worte sagen kann, begreift man den Sinn der sensitiven Schulung und die Verantwortung, die man als Medium trägt.

Ich erinnere mich an eine Situation vor zehn Jahren, als unsere Lehrer wieder einmal unseren Zirkel schulten und Harald und mir vorschlugen, ihnen doch einmal eine zehnminütige Medialsitzung zu geben. Wir dachten beide spontan, dass zehn Minuten kein Problem seien, die Energie zu halten und die sensitive Wahrnehmung fließen zu lassen. Fazit war, wir erlebten die zehn Minuten als Ewigkeit und enorm anstrengend. Wir begriffen nicht nur, was es heißt, eine Sitzung zu geben, klare Wahrnehmungen zu haben und den Energiestrom in Gang zu halten, wir begriffen vor allem, wie gut es ist, Zeit für die allmähliche Reifung zu haben und sich nicht unter den Druck zu setzen, im halbreifen Zustand fremde Menschen zu beraten.

Wir brauchten weitere acht Jahre, um ein Sitting in voller Länge von 60 Minuten energetisch aufzubauen und durchzuhalten.

6. Die Hell-Sinne

6.1 Hellfühligkeit

Die Hellfühligkeit ist, wie schon oft betont, die Grundlage einer sensitiven Schulung, denn alle anderen Fähigkeiten bauen auf ihr auf. Der unbedarfte Mensch erlebt sensitive Phänomene nicht geordnet, sondern in einem Gemisch aus Ahnungen, Bildern und Befindlichkeiten. Für uns Therapeuten und Homöopathen ist es aber wichtig, die Rangfolge zu verstehen. So wie wir als Neugeborene und Kleinkinder die Welt entdecken und verstehen lernen, nämlich zuerst durch den Tastsinn, durch das Erfühlen, so tasten wir uns auch in eine physisch nicht sichtbare Welt hinein. Dabei müssen dann eine Reihe von Transformationen stattfinden, damit wir diese Wahrnehmungen verstehen und zu unserem Wohl umsetzen können.

Was sind **Zeichen der Hellfühligkeit**?
Das Fühlen hat sowohl mit den stärksten Antennen, den Händen zu tun, als auch mit der ganzen Haut. Am deutlichsten zeigt sich dies bei der »Berührung« durch etwas Unbekanntes. Das kann ein anderes Lebewesen sein, ein Raum, etwas Atmosphärisches. Ist der Sehsinn ausgeschaltet, sind die Reaktionen am stärksten. Was aber die Art der Reaktion maßgeblich beeinflusst, sind die Glaubenssätze und erlernten Ängste eines Menschen. Sie werden wie ein Filter vorgeschaltet, so dass die Wahrnehmung getrübt ist. Die Vorstellung von etwas erzeugt hier die körperliche Reaktion.
Ein typisches Beispiel sind alte Gemäuer, in denen ängstliche Menschen sofort meinen, einen umherirrenden Geist zu spüren. Die Mischung aus Sensationslust und Angst ist einer der häufigsten Filter, der nicht zur sensitiven Wahrnehmung, sondern zur Täuschung führt.
Wir konnten in den letzten 15 Jahren unzählige Studien diesbezüglich treiben, weil wir zunächst in einer mittelalterlichen Fuggerburg und danach in einem Barockschloss lebten. Jeder war am Tage begeistert, einmal in einer richtigen Burg, in einem richtigen Schloss zu übernachten. Jeder fragte auch amüsiert, ob es denn einen Schlossgeist gebe. Wenn wir ebenso amüsiert sagten, ja, es gebe einen Geist, der sehr nett sei, dann war das Amüsement komplett. Dieses scheinbare Spielchen endete immer auf gleiche Weise: die Gäste hatten die wahnwitzigsten Einbildungen, die meisten taten kein Auge zu und viele reisten sofort ab und kehrten nie wieder. Unter den Gästen waren Menschen, sie mehr als 20 Jahre meditierten, Esoteriker, Intellektuelle, Forscher, Wissenschaftler, Ärzte, Künstler und solche, die sich als absolute Realisten bezeichneten. Was aber alle diese Menschen einte, war der tief im Unterbewusstsein schlummernde Glaubenssatz: In einem Schloss muss etwas Ungewöhnliches, Unheimliches sein. Das Unterbewusstsein schnellt in einem Nu an die Oberfläche, wenn die Bedingungen erfüllt werden, die der moderne Mensch fast nicht mehr kennt:

- Totale Dunkelheit
- Totale Stille
- Große Räume
- Alleinsein

Diese Bedingungen waren in unseren beiden Wohnorten erfüllt. Sie konfrontieren einen mit dem eigenen Schatten, und das ist für Esoteriker, die nur ins Licht wollen, die über den Dingen schweben oder für Intellektuelle, die meinen, alles mit dem Willen steuern zu können, besonders hart. Es gibt kaum einen Wahn unseres Repertoriums, der nicht bei unseren Gästen aufgetaucht ist; dies alles ohne Drogen, ohne Aphrodisiaka, ohne Stimulantien irgendeiner Art, die besondere psychische Zustände erzeugen, nur durch diese vier Bedingungen. Die Konfrontation mit den eigenen Schattenseiten und die gespeicherten Glaubenssätzen reichen aus, alle möglichen Wahnzustände spontan auszulösen.
Diese Erfahrungen von über 15 Jahre lehrten mich, die typischen Täuschungen zu verstehen, die einen Menschen daran hindern, angstfrei sensitiv wahrzunehmen. Sie sind allesamt das Produkt des negativen Denkens, das ich als das ultramoderne Miasma der westlichen Kulturen bezeichne. Negatives Denken ist destruktiv und zerstört alles Lebendige. Mag es auch noch so esoterisch, philosophisch oder wissenschaftlich ummantelt sein.

Es gibt erfreulicherweise auch noch flexibel und positiv denkende Menschen, die dadurch hellfühliger Wahrnehmungen fähig sind. Im folgenden stelle ich einige typische Beispiele vor:

▷ Jemand spürt die Schwingungen eines Raumes. Er/sie bekommt eine Gänsehaut, die Haare stellen sich auf, die Nackenhaare sträuben sich, es entsteht ein ungutes Gefühl, die Extremitäten werden kalt. Wohlgemerkt: das alles kann ohne Angst geschehen!

Es sind zunächst einmal ganz natürliche körperliche Signale, dass in diesem Raum Schwingungen gespeichert sind, die dem wahrnehmenden System nicht förderlich sind. Es werden Schutzmechanismen des sympathischen Nervensystems ausgelöst, die der Person dazu verhelfen, den Ort zu verlassen (Kampf-Fluchtmodus). Es ist völlig unnötig, das genauer zu hinterfragen, weil dadurch sofort alle möglichen Glaubenssätze ins Spiel kommen. Wichtig ist, adäquat zu den momentanen Umständen zu reagieren. Es reicht zu begreifen: dieser Platz/Raum ist nicht gut für mich und ich verlasse ihn, wenn es möglich ist. Ist es nicht möglich, weil man vielleicht an diesem Ort unterrichten, ein Konzert geben oder ein Seminar abhalten muss, dann kann man sein Energiesystem vorübergehend stärken. Es muss weder Angst auftauchen, noch das Gefühl von Gefahr. Das Bewusstsein regiert die Materie, also auch den physischen Körper!

▷ Die Hellfühligkeit ist die Grundvoraussetzung für Geomanten und Radiästhesisten, die mit den Händen oder Geräten (Wünschelrute, Biotensor, Pendel) Schwingungen der Elemente Erde, Wasser und Luft wahrnehmen und zum Wohl von Lebewesen verwerten.

Es geht aber nicht, wie viele naive Geister meinen, um das Aufspüren (Muten) von schlechten oder negativen Energien, sondern um ein Zuviel oder Zuwenig an Energien, die einem Biosystem nicht gut tun. Man nennt dies auch »Reizzonen« und »Energieplätze«. Die Natur produziert nichts zum Nachteil ihrer Geschöpfe. Es gibt nur eine große Differenzierung, wer welche Reizzonen oder Energieformen in welchem Maße verträgt. Auf Wasseradern, tektonischen Verwerfungen kann ein Mensch krank werden, eine Katze sucht sie hingegen. Wir Menschen haben natürliche Kraftorte der Erde in allen Kulturen genutzt, um besondere Gebäude auf ihnen zu errichten (Kirchen, Burgen, Schlösser) oder besondere Rituale (Heilung, Invokation, Opfer) auf ihnen zu vollziehen. Dies alles dient der Konzentration, Sammlung, Kanalisierung von Energien. Deshalb sind die sensitiven Sinne auch an Kraftorten und auf Reizzonen besonders aktiv.

▷ **Bioenergetische Testverfahren,** ob psychometrisch (mit Händen, mit dem ganzen Körper), kinesiologisch (mit Muskeltest) oder mit Hilfsmitteln (Radionikgerät, Rute, Pendel) funktionieren nur durch ein gewisses Maß an Hellfühligkeit. Es sind körperliche Methoden, Schwingungen aufzunehmen und sie durch entsprechende Indikatoren sichtbar zu machen. Den wenigsten Testern ist klar, dass sie ihr gesamtes Biosystem als Energieträger den Informationen eines anderen Biosystems – ob Mensch, Tier oder Pflanze – »leihen« und an ihrem Biosystem die Ergebnisse ablesen und diese Impulse an einen Indikator delegieren. Bei jedem bioenergetischen Testverfahren sind Tester und Medium (Energiekanal, Vermittler) in Personalunion, es laufen also zwei Prozesse ab: den des Aufnehmens von Informationen und den des Verstehens der wahrgenommenen Informationen. Das menschliche Biosystem ist wegen seiner Komplexität ideal geeignet, und da jedes System einzigartig ist, gibt es auch keine objektiven Ergebnisse, sondern nur subjektiv-signifikante.

▷ Bioenergetische Testverfahren sind durchaus als eine moderne, dem Technikbewusstsein entsprechende Schulung der Sensitivität anzusehen, wenn der Fokus nicht auf dem materiellen Testinstrument ruht, sondern auf dem Medium = Wahrnehmenden.

▷ In den Schönen Künsten sind es vor allem Choreografen, die eine natürliche Hellfühligkeit besitzen. Sie spüren die Qualitäten und Energien eines Raumes.

▷ In den Heilkünsten sind es die exzellenten Chirurgen, Masseure und alle, die mit den Händen feinfühlig arbeiten. Sie haben oft die Gabe, ihre Hände wirken zu lassen und dort am Körper zu arbeiten, wo sich die Hände hingezogen fühlen. Den wenigsten ist bewusst, dass eine ausgeprägte Hellfühligkeit mit einer guten Visualisierungsgabe einhergeht. Es sind meistens die erdverbundenen, vielleicht sogar schamanisch orientierten Heiler und Therapeuten, die hellfühlig sind und mit Träumen, Trancereisen oder Alphareisen arbeiten. Die Hellfühligkeit ist in der Heilerschulung die wichtigste Gabe, einerlei, ob jemand mit Händen oder mental arbeitet. Sie äußert sich in solchen Tugenden wie Mitgefühl und Einfühlungsvermögen. Ohne diese Tugenden ist Mentales oder Geistiges Heilen nicht möglich. Die eigenen Heilungsenergien können erst fließen, wenn der Heiler sich spürt, andere spürt, sich selbst berühren lässt und andere berühren kann. Das meine ich im physischen wie im übertragenen Sinne.

▶ Unter den Krankheitsbildern stehen besonders Hautprobleme für eine nicht gelebte Hellfühligkeit, die oft noch eine Hellsichtigkeit im Hintergrund als Talent hat. Erhabene Hauterscheinungen zeigen den Druck, der von innen nach außen will. Ich sehe in ihnen Schießscharten für nicht gelebte Aggressionen und Talente, allen voran, sensitive Talente. Es ist bezeichnend, dass gerade in der Pubertät, wenn die Sexualität zur vollen Blüte erwacht, oftmals Akne auftritt. Jugendliche haben in dieser Zeit äußerst wache Sinne, auch Hellsinne. Wie noch zu sehen sein wird, braucht die Medialität die ganze kreative = schöpferische = sexuelle Energie, um »geboren« zu werden. Da den Pubertierenden in der Regel keine »Räume« zur sensitiven oder medialen Entfaltung gezeigt werden, sie deshalb die schwarze Magie auf Friedhöfen zelebrieren, sucht der Druck von innen ein Ventil – zum Beispiel in großen Eiterpickeln.

Immer wenn ich Akne-Patienten auf ihre sensitiven Wahrnehmungen hin befragte, kam ein deutliches hellfühliges Talent zum Vorschein. Das ist im Grunde auch ganz einfach zu erklären. Wir bewegen uns als Menschen ein Leben lang auf einer Spirale. Jede Ebene ertasten wir. Erst als Säugling, dann als Pubertierender, ein paar Runden lang als Erwachsene und dann als Greis.

Auf der Basis der Hellfühligkeit lässt sich jede andere sensitive und mediale Gabe aufbauen. Sie kann aber auch als zentrale Gabe zur Meisterschaft entwickelt werden, weil das Hellfühlen Bilder auslöst, und wenn man die Bilder versteht und der Adressat die Botschaft versteht, ist es so, als habe ein hellsichtiger Akt stattgefunden. Die Hellfühligkeit öffnet auch den auditiven Sinn und regt die Ohren an, sich in die Weite und Ferne auszudehnen, sozusagen »spazieren zu gehen«. So kann auch Erfühltes in auditive Wahrnehmungen transformiert werden. Je nachdem, welche Gabe sozusagen im »vorderen Kanal« ist, gibt es besondere Assoziationsketten. Ist zum Beispiel jemand hellfühlig und kann dies hellhörig umsetzen, so hört man, was gefühlt wird. Ein inneres Bild kann entstehen, indem das Gehörte erst erfühlt und dann in ein Bild transformiert wird. Wie auch immer die Rangordnung sei, immer ist die Hellfühligkeit die Basis. Das erklärt auch, dass die meisten vermeintlich hellsichtigen Phänomene dies nicht im engeren Sinne sind, sondern bildhaft Erspürtes. Das ist deshalb wichtig zu wissen, weil Sensitivität und Medialität immer mit Hellsichtigkeit assoziiert wird.

In der Praxis begegnen einem hauptsächlich Menschen, die ihre Hellfühligkeit negativ und bedrohlich erleben. Aber ich habe etliche Fälle erlebt, wie Menschen durch eine angemessene Aufklärung Zugang und Zutrauen zu ihren hellfühligen Gaben gewannen und alleine dadurch die krankhaften Symptome gemildert und oft sogar aufgelöst wurden. Auf diesem »Boden« wirkten die jeweiligen Hochpotenzen der Konstitutionsmittel viel deutlicher.

Fallbeispiel 1

Ein Diplomingenieur hatte sich nach seiner Pensionierung mit Radionik intensiv befasst. Er arbeitete später ohne Gerät, sondern allein durch mentale Konzentration und erstellte auf diese Weise eine Systemdiagnose. Ausgetestete Heilungsimpulse sandte er über verschiedene Fernheilungsarten an den Klienten. Er wurde immer erfolgreicher, wurde von Ärzten um Rat gefragt und baute sich so eine große Klientel auf. Ich lernte ihn auf einem Kurs kennen. In einer Pause vertraute er sich mir an und berichtete, dass er seit drei Jahren dauernd Fremdenergien um sich spüre, auch in Räumen ganz schnell das Gefühl habe, jemand sei hinter ihm. Inzwischen litt er unter der Wahnidee, verfolgt zu werden. Er sah überall Spione, die von höchster politischer Instanz eingesetzt seien, um ihn zu vernichten. Er hatte starre Pupillen und stechende Augen, bewegte sich schwankend und schaute sich immer um, wenn er irgendwo ging. Da er keine konventionelle Therapie wollte, suchte er Hilfe in einer homöopathischen Behandlung. Wir erhoben die Anamnese, und durch die gravierende Vaterproblematik und seine ausgesprochene Suche nach einer Vatergestalt, kristallisierte sich **Lac caninum** heraus.

Dann wandte ich mich seinen Wahnvorstellungen zu und bat ihn, das Mittel erst zunehmen, wenn er zwei Übungen durchgeführt habe:

1. Vor jedem Test, vor jeder Fernheilungssitzung schalten Sie bewusst ein, visualisieren den Solarplexus und beenden Ihre radionische Arbeit ebenfalls mit der Visualisierung des Solarplexus und schalten dann bewusst ab.
2. Sie sprechen die vermeintlich hinter Ihnen wirkenden Energien laut an: Wer seid ihr, wozu seid ihr da?

Die Aufklärung bestand darin, ihm den hellfühligen Aspekt seines Problems näherzubringen und ihm zu versichern: Sie sind in Ordnung. Schauen wir, was aus der Ordnung fällt und Sie behelligt.

Das beruhigte den Klienten. Er führte die Übungen gewissenhaft eine Woche täglich mehrmals durch, weil er weiter testete. Er rief mich an und schilderte mir die Veränderungen: die Angst vor der Wahrnehmung war verschwunden; er konnte sich gegen die Energien in einem Raum besser abgrenzen und hatte sogar den Eindruck, seine Hellfühligkeit sei besser und klarer geworden. Die Solarplexusübung war ihm sehr schwer gefallen, weil er immer vergaß, abzuschalten. Als es aber gelang, fühlte er sich viel energiestärker. Auf die Anrede der Energien hinter ihm hatte er keine Antwort bekommen. Er meinte aber, seinen Vater gespürt zu haben, was ihm unangenehm war, denn er lehnte ihn ab, weil er seine Mutter und ihn als Baby im Stich gelassen hatte.

Dieser erste Schritt hatte noch nicht die ganze Problematik erfasst, aber bereitete eine Wirkung von **Lac caninum** vor, die ich mir nie hätte träumen lassen. Er nahm einmal eine **Q12** und wachte morgens mit der Gewissheit auf, dass sein Vater präsent war. Er sah nichts, aber fühlte eine bewegliche Energie. Noch im Bett sitzend, sprach er laut den Vater an, sagte, was er aus der Ordnung fände, sprach über seine Wut und Ablehnung und ging dann zum Verzeihen über. Er hatte noch nie etwas von Bert Hellinger gehört und erfasste dennoch intuitiv, was zu tun sei. Am Ende seines Dialogs mit dem Vater spürte er deutlich die streichelnde Hand auf seiner Schulter. Seit diesem Morgen war er wie verwandelt; die Verfolgungsideen, die Fremdenergien und seine Suche nach dem Übervater (Guru) waren nach kurzer Zeit verschwunden. Statt dessen erwachte ihn ihm ein neues Selbstbewusstsein, das sich auch körperlich manifestierte, indem er den Panzer ablegte und ohne Diät wieder schlank wurde. Die Solarplexusübung behielt er bei und bestätigte, dass sie der sicherste Schutz des eigenen Energiesystems ist.

Fallbeispiel 2

Das folgende Beispiel ist eines, das ich in allen möglichen Varianten schon sehr oft erlebt habe. In der Reiki-Schulung wird leider oft vergessen, wie man sich erdet und schützt. Der Fokus liegt auf dem Entlassen der Heilungsenergie, der Anbindung an kosmische Energien, was sicher eine ehrenwerte Intention darstellt. Schade ist, dass so viele Menschen den Meistertitel tragen, denn ein Meister braucht keinen Titel und kennt sein eigenes Energiesystem. Meisterschaft wächst von alleine dort, wo auch Schattenarbeit geleistet wird, damit jede Ebene erleuchtet wird. Die Erfahrung und Lösung der eigenen Schatten fehlt die in fast allen Heilerschulungen. Auf diese Weise können sich viele Begabungen nicht voll entfalten.

Eine Geistheilerin mit wunderbaren Heilungserfolgen kam zu mir, weil sie ständig zunahm, am ganzen Körper unerträgliche Schmerzen hatte und bei jedem Ratsuchenden sofort spürte, wo es ihm fehlte. Sie spürte es in ihrem Körper und konnte die Krankheitsinformationen immer schwerer loslassen. Nachts spürte sie im Raum den Besuch aller möglichen Klienten, die um ihr Bett herum standen. Sie meinte, vor einem stummen Gericht zu stehen und verbrachte die Nächte damit, mental mit den Klienten zu kommunizieren.
Wegen ihrer schlechten Befindlichkeit hatte sie andere Heilerkollegen um Behandlung gebeten – ohne Erfolg. Sie hatte noch Kontakt zu ihrem Reikimeister und bat um Hilfe. Aber leider wurde alles nur noch schlimmer. Sie ging schließlich gegen ihre Überzeugung zu Ärzten. Man riet ihr eine Einweisung in die Psychiatrie. Sie ging zu einem Medium, das ihr die Hiobsbotschaft unterbreitete, sie sei von einem verstorbenen Klienten besetzt.
Alles was ich an Odysseen von sensitiven Menschen kenne, hatte diese Frau hinter sich. Nun glaubte sie nicht mehr an Heilung und war zutiefst frustriert, dass sie sich als erfolgreiche Heilerin nicht selbst helfen konnte.

Sie wirkte auf mich zusammengebrochen, weshalb ich als Erstmaßnahme **Causticum LM30** verordnete. Ihre Reaktion darauf: Ich kann mich wieder aufrichten und durchatmen. Dann begann der eigentliche Prozess, nämlich tägliche Übungen, um die Solarplexusenergie zu disziplinieren. Jeden Tag achtete sie darauf, ihren Informationsspeicher zu leeren. Das bedeutet:
Im Stehen bei geschlossenen Augen die Arme abspreizen (45°), die Beine grätschen = Speicher öffnen. Sich vorstellen, wie alle Informationen von Patienten aus dem eigenen Energiesystem (Körper) in die Erde abgegeben werden. Dann Beine schließen, Arme an den Körper legen und fühlen, wie der Speicher jetzt leer ist.
Eine dritte Übung diente der deutlichen Abgrenzung gegenüber anderen Energien:
Im Stehen die Arme nach vorne bringen in Sternumhöhe, dann Arme nach rechts und links im Halbkreis nach außen bewegen und währenddessen laut sagen: Bis hierhin und nicht weiter. Dann sich eine Person nach der anderen vorstellen und zu ihr diese Affirmation mit der Armbewegung sagen.
Diese Patientin hatte die Aufgabe, 30-mal pro Klient die Affirmation zu sagen außer den Erdungsübungen.
Erfreulicherweise machte sie gewissenhaft ihre »Hausaufgaben« und hatte bald das Gefühl, wieder zu inkarnieren, auf die Erde zu kommen. Sie war ohne Zweifel sehr hellfühlig und lernte nun, ganz bewusst ihren Körper für die Dauer der Behandlung eines Patienten einzusetzen, danach aber wieder alle Informationen loszulassen. Bei diesem Prozess half ihr **Calcium carbonicum LM30**.

6.2 Hellhörigkeit

Unter einer hellhörigen Wahrnehmung versteht man **Klänge, Musik, Stimmen,** die **nicht mit dem physischen Ohr** wahrgenommen werden, die nur eine Person und keine andere im Umfeld hört. In der Sensitivitätsschulung liegt der Schwerpunkt über viele Jahre zuerst auf der Hellfühligkeit; sie ist die Basis, auf der Hellhörigkeit und Hellsichtigkeit wachsen. Gemäß der Nähe von Fühlzone und Hörzone im Gehirn liegen auch Hellfühligkeit und Hellhörigkeit eng beieinander und bedingen einander sogar. Wer wirklich hellhörige Gaben entwickelt, ist auch sehr hellfühlend, aber nicht jeder Hellfühlende entwickelt die Hellhörigkeit. Wichtig ist zu verstehen, wenn uns das Phänomen »Stimmen im Ohr« begegnet, dass hier eine »fühlige« Person entweder hellhörig geworden ist oder ihr Gespür durch Klang ausdrückt.
Kinder sind hier noch sehr klar in der Ausdrucksweise, wenn man als Erwachsener nicht mit Angst interveniert. In meiner Kinderzeit regte sich erfreulicherweise niemand darüber auf, dass ich Düfte klanglich beschrieb und mich dauernd laut mit jemandem unterhielt, der gar nicht physisch vorhanden war. Wie gut, dass meine Eltern in den Nachkriegsjahren Wichtigeres zu tun hatten, als mich zum Kinderpsychologen zu schicken.

Hellhörigkeit kann sich zunächst einmal ganz schlicht dadurch äußern, dass jemand seine Gedanken laut hört. Es entsteht der Eindruck, eine Stimme spräche. Zur Überprüfung des Phänomens empfehle ich immer, die Stimme laut anzusprechen:
Wer bist du? Warum bist du da? Was hast du mir zu sagen?
Erfahrungsgemäß verschwindet das Phänomen. Wenn es nicht verschwindet, erhält der Wahrnehmende eine für ihn sinnvolle Antwort.

Wie können sich **hellhörige Phänomene** ferner äußern?
Darüber finden wir viele Beispiele **aus der Materia medica**:

- Man hört Töne und Musik, ehe sie erklingt
- Es erklingt plötzlich Musik, die man schon einmal gehört hat, die aber jetzt keine akustische Realität besitzt
- Es erklingt nie gehörte Musik, die man aufschreibt
- Es erklingt Musik, die als »engelhaft, kosmisch, sphärisch« beschrieben wird
- Es klingen einzelne Töne und Intervalle
- Eine Stimme spricht
- Eine Stimme lacht
- Eine Stimme diktiert Texte
- Eine präkognitive Stimme teilt Ergebnisse oder Ereignisse mit, die noch gar nicht stattgefunden haben
- Eine Stimme flüstert nachts, tags oder zu bestimmten Zeiten
- Eine Stimme singt
- Viele Stimmen singen, sprechen, lachen oder flüstern

Alle Phänomene können völlig normal sein, je nachdem, ob sie den Menschen behelligen oder inspirieren. Jeder professionelle Musiker muss ein gewisses Maß natürlicher Hellhörigkeit besitzen, also die Fähigkeit, Töne präzise vorauszuhören, ehe sie erklingen, sonst kann es keine perfekte Intonation geben. Das nennt man ein Klanggedächtnis. Einem Musiker geht dauernd Musik im Kopf herum, wenn er sich auf ein Konzert vorbereitet. Niemand hört diese Musik, nur er oder sie. Das ist völlig normal. Schon ein Grad sensitiver ist die Fähigkeit eines Komponisten, etwas Neues vorauszuhören. Hier gibt es Begabungen, die mehr linear, melodisch hören und die Harmonien selbst ergänzen oder solche, die ein komplexes, mehrstimmiges Werk hören, das sie analysierend zu Papier bringen. Große Komponisten wie Ludwig van Beethoven (war taub!) und Wolfgang Amadeus Mozart waren sehr hellhörig begabt.
Die enge Verbindung von Hellfühligkeit und Hellhörigkeit findet man am meisten bei Sängerinnen und Sängern. Sie haben kein Instrument in der Hand, an dem sie sich orientieren können. Sie müssen einen präzisen Ton mit dem ganzen Körper fühlen und abspeichern und ihn dann voraushören. Das Tongedächtnis allein reicht nicht aus, um intonationsrein zu singen, denn Singen ist der körperlichste Vorgang in der Musik und verlangt deshalb eine hohes Maß an Fühligkeit. Im Operngesang kommt dies am deutlichsten

zum Ausdruck, da hier Gefühle (Affekte) sängerisch und durch Körpergestik dargestellt werden.

Nicht jeder ist musikalisch oder sängerisch begabt. Aber dennoch ist ein untrügliches Zeichen hellhöriger Grundbegabung die kultivierte, klangvolle Stimme des Klienten, seine oder ihre Art, sich auszudrücken und eine Vorliebe zu sprechen. Wie oft habe ich in der Praxis Lachesis, Crotalus horridus, Vipera berus oder Naja tripudians hellhörig erlebt und nicht, wie es stets im Repertorium steht, hellsichtig! Die Schlangen-Konstitution ist primär hellfühlig/hellhörig, da sehr körperlich, mit fließender Energie, die sich in der Artikulation der Stimme und in dem Bedürfnis, sich über die Stimme auszudrücken, zeigt. Unter Sängern und Schauspielern finden wir oft die »Schlangenkonstitutionen«.

Da die Stimme das Ausdrucksorgan der Hellhörigkeit ist, nimmt es nicht weiter wunder, dass Stimmen auch sensitiv gehört werden. In der Regel ist es eine fremde Stimme, die plötzlich auftaucht. Es kann aber auch – und das muss unbedingt überprüft werden! – die Stimme einer verstorbenen Person ertönen, was auf ein gutes akustisches Gedächtnis hinweist.
Damit kommen wir zum nächsten Aspekt der Hellhörigkeit, dem des Wortes. So wie die Stimme ein zentraler Energieträger für Gedanken und Worte ist, können diese auch schriftlich niedergelegt werden. Darin zeigt sich ein musikalisch-poetisches Talent, denn auch ein Dichter oder Autor hat ein natürliches Potenzial der Hellhörigkeit, Worte, Gedichte, Geschichten, Texte vorauszuhören. Je nachdem, wie groß das hellhörige Talent ist, kann sich ein Energiefeld aufbauen, das für Inspirationen, also mediale Eingaben offen ist, die dann vom Medium aufgeschrieben oder laut vorgetragen werden.

Fallbeispiel 3

Eine Opernsängerin rief mich an und sagte, sie höre während der Aufführung Stimmen, erst nur auf der Bühne, jetzt auch beim Proben zuhause. Eine Weile habe sie das einfach als Gag hingenommen, aber nun sei das Ganze nicht mehr lustig, weil während einer Arie diese Stimme laut sagt: »Was soll das, hör doch auf!«

Frage: Wo hören Sie diese Stimme, im Ohr oder dahinter oder drinnen im Kopf?
Antwort: auf meiner Schulter.
In welcher Gemütsverfassung sind Sie, wenn die Stimme sich meldet?
Zuerst war es immer nur, wenn ich Stress hatte, jetzt auch in der Entspannung.
Um wie viel Uhr taucht die Stimme auf?
Erst immer am Nachmittag, jetzt vor allem gegen 21.30 Uhr.
Was für einen Charakter hat diese Stimme?
So wie ich mir einen Kobold vorstelle.
Sind Sie ein humorvoller Mensch?

Ja, deshalb fand ich das zuerst auch ganz drollig.
Haben Sie selbst eine Erklärung, warum die Stimme plötzlich da ist?
Nein, ich habe darüber viel nachgedacht, aber keine Erklärung gefunden?
Wie meistern Sie die Situation auf der Bühne? Immerhin sind Sie ja mitten in einer Arie und agieren vor dem Publikum und unter Kollegen.
Am Anfang war ich erschrocken und meine Stimme drohte abzukippen. Ich konnte mich aber ganz gut fangen. Jetzt nervt mich das, was die Stimme sagt. Sie gibt mir blödsinnige Ratschläge.
Warum sind sie blödsinnig?
Weil ich gar keinen Grund habe, mit Singen aufzuhören. Ich habe ein gutes Engagement, bin beliebt und auch recht gut in meinem Fach. Ich bin Opernsängerin aus Leidenschaft.

Noch am Telefon klärte ich die Patientin darüber auf, dass es sich zunächst einmal um einen Akt der Hellhörigkeit handelt und daran gar nichts Pathologisches sei. Dann gab ich ihr eine Übung, die ich allen Menschen empfehle, die Stimmen hören:
Bei der nächsten Gelegenheit sprechen Sie laut diese Stimme an und fragen: Wer bist du? Warum bist du da? Was hast du mir Wichtiges mitzuteilen?

In 98% der Fälle passiert das, was auch bei der Opernsängerin geschah: Die Stimme verschwand, als sie angesprochen wurde. Sie tauchte noch einmal auf, sie wurde wieder angesprochen und blieb dann weg.
Die Sängerin kam dennoch in die Praxis, denn jetzt war der Weg frei zu überlegen, was sie mit der sensitiven Wahrnehmungsfähigkeit anfange. Ich gab ihr einige Übungen, und seither geht es ihr blendend. Kein Medikament war nötig, keine psychotherapeutische Sitzung, nur eine Aufklärung und Überprüfung.

Therapeuten denken in der Regel viel zu kompliziert und angstbesetzt, wenn es um solche sensitiven Wahrnehmungen geht und psychologisieren zuviel hinein, ob Unterbewusstsein oder Entität oder letztes Leben hier als Themen laut werden. Mag alles sein, ich weiß es nicht. An erster Stelle ist immer wichtig, dass der Patient seine Wahrnehmung überprüfen kann. Man muss einfach wissen, dass die menschliche Stimme ein Energieträger ist und bei hellhörigen Phänomenen wie überhaupt bei sensitiven Wahrnehmung das wichtigste »Simile« ist und in der Sensitivitätsschulung bewusst eingesetzt wird, um einen Kontakt herzustellen. Kommt keine Antwort, kann eine solche Stimme zum Beispiel eine auditive Verwandlung eines inneren Bildes oder Gedankens sein. Die Stimme verschwindet auf laute Ansprache, aber es hat sich ein hellhöriges Vermögen offenbart, und das gilt es ernst zu nehmen. Folglich brauchen solche Menschen noch mehr Information und Anleitung, wie sie mit einer solchen Gabe umgehen können. Es ist ihnen aber vor allem die Angst davor genommen, selbst wenn die Stimme bleibt und ihnen sagt, wer sie ist und was sie will – was äußerst selten geschieht!

Geschieht es aber, so ist auch unter den wenigen Menschen noch zu unterscheiden, ob ihre hellhörige Wahrnehmung krankhaft ist, so dass ihr Leben beeinträchtigt wird oder bereichernd. Auch hierzu ein Beispiel:

Fallbeispiel 4

Ein panischer Vater und eine hysterische Mutter stellten mir ihren zwölfjährigen Sohn vor, der Stimmen hörte, die vorzugsweise in der Mathestunde auftauchten, ihm Ergebnisse zuflüsterten, die sich immer als richtig erwiesen. Als der Junge dies erzählte, musste ich spontan laut lachen und fragte, ob er mir seine Helfer nicht mal ausleihen könnte. Der Bann war sofort gebrochen. Die Situationskomik war perfekt, weil die Eltern wie versteinert dasaßen und mich anschauten, als sähen sie eine Verrückte vor sich und der Junge mitlachte. Ich erklärte den dreien, dass es sich zunächst einmal um eine außerordentlich nützliche hellhörig-telepathische Begabung handle und es keinen Grund gebe, so bestürzt zu gucken. Ich fragte die Eltern, ob sie nicht auch gerne während der Schulzeit einen »Matheflüsterer« gehabt hätten. Ich witzelte noch ein wenig, weil ich die Situation gar zu komisch fand, und allmählich löste sich auch bei den Eltern die Spannung. Ich fragte den Jungen, seit wann er die flüsternden Stimmen höre, wie sich die Stimmen anhörten und zu welcher Zeit sie vorzugsweise ertönen, ob sie ihn stören usw. Es stellte sich schnell heraus, dass es sich um einen musisch hochbegabten Knaben handelte, der eine blühende Fantasie besaß und hin und wieder Gedanken lesen konnte. Er fand es erleichternd, dass ich ihm die Zusammenhänge seiner schönen Talente aufdecken konnte und war sofort bereit, diese zu schulen. Ich gab ihm als erstes die Aufgabe, die Stimmen laut anzusprechen und sie zu prüfen, warum sie kommen, wieso gerade bei Mathematikaufgaben, und wie so oft, verschwanden die Stimmen. Was jedoch blieb, war die telepathische Fähigkeit. Ich fragte den Jungen, wie er zu seinem Mathematiklehrer stehe, worin er ihm ähnlich sei und ob der Lehrer wisse, dass er telepathisch die Ergebnisse erfahre. Hier stellte sich heraus, Schüler und Lehrer mochten sich. Auf die telepathischen Fähigkeiten, die Ergebnisse der Matheaufgaben zu wissen, ehe die Aufgaben gestellt wurden, reagierte der Lehrer verständlicherweise nicht sehr erfreut. Der Junge wollte seinen Lehrer nicht verärgern, deshalb meinten auch die Eltern, er gehöre in psychotherapeutische Behandlung. Meine Betreuung sah so aus, dass er im häuslichen Kreis telepathische Übungen zwecks Schulung durchführte, um das Talent zu würdigen. Dadurch wurde die Fixierung des Talents auf die Mathematik gelöst, und nach einigen Wochen hatten sich so viele kreative Kanäle geöffnet, dass das Verhalten des Kindes eine Normalität gewann, das heißt, er und seine Eltern sowie der verständnisvolle Lehrer konnten die Phänomene einordnen und unterstützen. Auch dieser Klient brauchte keine arzneiliche Behandlung.

6.3 Hellsichtigkeit

Die Hellsichtigkeit ist der Inbegriff dessen, was wir uns unter Medialität vorstellen. Auch ich wollte vor 16 Jahren möglichst schnell hellsichtige Erlebnisse haben und war bereit, alles zu tun, um spektakuläre Phänomene zu erleben. Als dann meine Lehrerinnen und Lehrer fragten wozu ich die Hellsichtigkeit brauche, wusste ich keine wirkliche Begründung. Ich fand es einfach superb, einen Blick in die körperlose Parallelwelt werfen zu können, möglichst gruselige Geister um Mitternacht auf dem Friedhof zu erleben. Als begeisterte Anhängerin englischer Kriminalgeschichten und -filme stand für mich die Hellsichtigkeit gleichbedeutend mit medialen Fähigkeiten. Da ich selbst eine so rudimentäre Vorstellung von Medialität hatte, habe ich auch viel Verständnis für Menschen, die heute unsere Sensitivitätsschulung nach englischem Vorbild besuchen und am liebsten hellsichtig wären, ohne eigentlich zu wissen, warum. Ein zentraler Grund ist der, dass unsere Welt vollkommen visuell ausgerichtet ist und wir zu allem Überfluss eine Medizin und Hochschulwissenschaft entwickelt haben, die alles »Schwarz auf Weiß« sehen muss, die nur glaubt, was sie anfassen kann. Der intensive Wunsch, den taktilen Sinn mit dem Sehsinn zu koppeln, ist zwar verständlich, aber schon alleine deshalb zum Scheitern verurteilt, weil das Hören und Fühlen einander viel näher sind. Die Hellsicht ist eine sensitive Form des visuellen Sinnes, und die Sehrinde befindet sich bekanntlich im okzipitalen Teil des Kopfes. Das visuelle Gedächtnis wird angeregt, wenn die Augen nach oben gedreht werden.

Interessant ist nun, dass die frühen Medien, die in einem Zirkel geschult wurden, empirisch feststellten, dass die Qualität des Hellsehens in dem Maße zunimmt, wie der Übende jahrelang seine Hellfühligkeit schult und lernt, seine inneren Bilder zu fühlen. In diesem Prozess verliert sich die Fixierung auf den Wunsch, hell zu sehen. Keine Gabe bedarf so stark des Loslassens wie das Hellsehen. Zahllose erstklassige Medien, die vor Hunderten von Menschen in riesigen Theatern ihre Medialität in den Dienst der Menschheit stellten und präzise Botschaften gaben, waren gar nicht hellsichtig, sondern hellfühlig! Selbst Hellsehende bestätigten und bestätigen es auch heute noch, dass das Sehen von Wesen, Dingen und Ereignissen immer nur sporadisch möglich war, momenthaft und niemals willentlich herbeigeführt werden konnte. Ihre Medialität war deshalb so exzellent, weil sie mühelos zwischen allen Hellsinnen wechseln konnten und nicht vom Hellsehen abhängig waren.
Es ist deshalb völlig unerheblich, ob jemand die Aura eines Menschen sieht oder fühlt, denn es zählt nur, was der Inhalt der Wahrnehmung bedeutet und was der Klient davon verstehen kann. Diese Tatsache ist innerhalb der Sensitivitätsschulung eine ungeheure Erleichterung.

Betrachten wir die **hellsichtigen Phänomene**:

- Der Maler sieht auf der Leinwand ein Bild, das noch nicht gemalt ist

- Der Bildhauer sieht in einem Stein oder Stück Holz oder Klumpen Ton bereits die Figur, die noch nicht geschaffen ist
- Jemand kann mühelos etwas visualisieren, was er/sie schon gesehen hat
- Jemand kann mühelos etwas imaginieren (bildhaft vorstellen), was er/sie noch nicht gesehen hat
- Nächtliche Träume in Farben, an die sich jemand erinnern kann
- Tagträume in Farben
- Die Gabe, Erfühltes in farbige, bewegliche Bilder umzusetzen
- Jemand sieht im Halbdunkel die Abstrahlung der elektromagnetischen Energie bei einem Lebewesen
- Jemand sieht in der Dunkelheit schemenhafte Gestalten
- Jemand sieht bei Tage schemenhafte Gestalten
- Jemand sieht einen Verstorbenen, der gerade gestorben ist und weiß noch nichts davon
- Jemand sieht Szenen und Ereignisse voraus

Wir sehen auch hier, dass es natürliche Formen der Hellsichtigkeit gibt, nämlich in den Bildenden Künsten. In den Darstellenden Künsten sind es vor allem die Choreographen und Regisseure, die annähernd fertige Raumordnungen vor ihrem inneren Auge sehen, die anschließend realisiert werden, so dass Tänzer und Schauspieler sie anwenden können.
Alle Sinne können in Bilder verwandelt werden, diese müssen, damit sie vom Individuum verstanden werden, »abgetastet«, also erfühlt werden, damit sie verständlich sind. Dazu hat die Natur einen Zustand geschaffen, der es leicht macht, seine Bilder zu erschaffen. Das geschieht bei jedem Menschen in der so genannten **»Alpha-Phase«,** wie sie kurz vor dem Einschlafen, kurz nach dem Aufwachen und im Traum im Gehirn ausgelöst wird. Das sind langsamere Gehirnwellen als im vollen Wachzustand. Im Alphazustand wird vor allem die rechte Gehirnseite aktiviert, die unabhängig von Raum und Zeit wahrnehmen kann (!) und unsere kreative Hirnhälfte ist. Alle großen Erfindungen und künstlerische Neuschöpfungen fanden und finden »auf Alpha« statt. Neue Bilder zu erzeugen, ob nun im Traum oder bei Tage, erfordert ein äußerst kreatives, bewegliches, fantasievolles Bewusstsein. Die Hellsichtigkeit ist der Blick in eine andere Realität und braucht von allen Sinnen die größte Basis, Wahrnehmungen in Bilder zu verwandeln.
So lernt man denn auch in der Sensitivitätsschulung **Gerüche,** Geschmacksrichtungen, akustische und fühlende Eindrücke in farbige Bilder zu verwandeln, um die Kreativität anzuregen. Die einfachste Methode, die angeblich hellsichtige Gabe bei einem Menschen zu prüfen, ist, ihn virtuos über alle Sinne ein Energiefeld wahrnehmen zu lassen. Was sagt dir auf allen drei Zeitebenen und in allen drei Energieebenen dein Hörsinn, Sehsinn, Tastsinn, Geschmack- und Geruchsinn über diesen Menschen?
Wie schon im Rahmen der Zirkelarbeit erwähnt, legt man in der Sensitivitätsschulung größten Wert auf die Erfahrung von visuellen Sinnestäuschungen. Zirkelarbeit im Rotlicht täuscht den Sehsinn, weil sich bei

schneller Augenbewegung die angeschauten Gegenstände mitbewegen. Die Levitation von Gegenständen ist eine Sinnestäuschung in **grünem Licht**. Die vergrößernde Wirkung von Gegenständen erlebt man unter **orangefarbenem Licht,** im **gelben Licht** pulsiert alles, nichts steht stille. Im violetten Licht meint man, der Raum sei voller wabernder Lebewesen, die dauernd ihre Form ändern. Schlichte Gemüter sehen in diesen Sinnestäuschungen bereits sensitive oder gar mediale Phänomene. In der Sensitivitätsschulung kommt es nicht nur darauf an, diese Sinnestäuschungen an sich selbst zu erleben, sondern auch genau zu prüfen, wie man sich dabei fühlt und welche Übungen einem leicht fallen und welche schwer. Die mühelose Imagination und Visualisierung muss körperlich erlebt werden und ist keine isolierte Sache von Kopfarbeit. Man lernt auch viel über die sensitive Bedeutung von Farben und erhält über sie Zugang zum eigenen Speicher der Symbole.

Es gibt aber tatsächlich **hellsichtige Wahrnehmungen**, die **plötzlich auftreten** und die zunächst nicht einzuordnen sind. An erster Stelle gilt dies für Menschen, die jemanden ganz realistisch im Raum oder zur Türe hereinkommen sehen, von dem sie wenige Minuten später über einen Telefonanruf erfahren, dass derjenige gestorben ist. Am häufigsten taucht dieses Phänomen bei plötzlichen Todesfällen auf, was zweifellos die Wahrnehmenden erschüttert. Hellsehen hat viel mit der Frage zu tun, was geschieht im Sterbeprozess, gibt es eine körperlose Existenz? Die englische Medialschulung sah hundert Jahre lang ihre größte Aufgabe darin, den Menschen die Angst vor dem Tod zu nehmen, indem lebende Menschen lernten, mit Verstorbenen zu kommunizieren, die der Ratsuchende wiedererkennt. Dies geschieht bei einem echten Medium niemals durch Anrufung eines bestimmten Verstorbenen. Es ist vielmehr so, dass das Medium seinen mentalen »Kanal« (link to the spirit world) öffnet und damit bereit wird, von einem Geistwesen kontaktiert zu werden, das für den Ratsuchenden wichtig ist. Das bedeutet, man kann nicht zu einem Medium sagen: »Bitte rufen Sie Onkel Klaus herbei.« Das Medium sendet, bildlich gesprochen, seine Frequenz in den Äther und ein ihm ähnlich schwingendes Wesen tritt mit ihm in Resonanz und folglich in Kontakt. Da ein Medium nicht mit einer Energie unter seinem eigenen Bewusstseinsniveau kommunizieren möchte, lernt es, sich in eine höhere Schwingung zu versetzen. Dies geschieht durch eine spirituelle Schulung.

Ob ein Medium den Verstorbenen tatsächlich sieht oder ob es in der Lage ist, aus den hellfühlig wahrgenommenen »Daten« eine Person zu beschreiben, die der Ratsuchende wiedererkennt, ist unerheblich. Es gibt noch eine dritte Form der Medialität, die allerdings heute nicht mehr existiert, früher aber häufiger auftrat:

Eine begabte sensitive Person wurde in einem speziellen Zirkel viele Jahre so geschult, dass alle Mitglieder Energie für sie bereitstellten. Dadurch erhöhte sich die Energiedichte im Ätherkörper des Mediums, bis es eines Tages in der Lage war, einen Teil seines Ätherkörpers abzulösen, was man

Clarke

»Ektoplasma« nannte. Das Ektoplasma wurde für eine kurze Zeit einem Geistwesen »geliehen«, um sich darin zu materialisieren. Auf diese Weise konnten alle Zirkelmitglieder das Geistwesen mit den physischen Augen sehen.
Diese Form der Medialität wurde aus zwei Gründen nicht weiter gepflegt: Zum einen war der physisch-psychische Preis, den ein »physisches Medium« (physical medium) für seine Gabe, in Tieftrance Ektoplasma zu produzieren, sehr hoch. Diabetes und hochgradige Nervenkrankheiten waren typisch. Zum andern waren die Zirkelmitglieder nicht mehr bereit, ihre Energie nur in einen Menschen über Jahre und Jahrzehnte zu investieren. Jeder wollte seine Sensitivität entwickeln, deshalb änderte sich die Schulungsart vom »physical circle« zum »development circle«, indem Übungen für alle Energieebenen und für alle Sinne ausgeführt wurden. Der Wandel vollzog sich nach dem zweiten Weltkrieg und brachte es mit sich, dass die Fixierung auf die Hellsicht allmählich nachließ.

Welchen **Phänomenen** begegnen wir, die mit dem **Sehsinn** zu tun haben?

Wenn wir zum Thema »Sehen« das **Repertorium** konsultieren, finden wir viele Beispiele für visuelle Sinnestäuschungen: Farben, Lichtblitze, Gegenstände, die sich drehen, Abstrahlungen um Gegenstände oder Buchstaben, Feuer, Flammen, Punkte, Flecken, Schleier, Glitzern, Flimmern, Funkeln, Nebel, Tropfen, tanzende Streifen, Strahlen und alle möglichen Arten optischer Täuschungen. Man findet praktisch die ganze Materia medica vertreten, und das ist auch nicht weiter verwunderlich, da alle Symptome jeder Mensch unter bestimmten Voraussetzungen erleben kann. Im »Dunkelzirkel«, also in totaler Finsternis, tauchen solche Phänomene auf, da das menschliche Auge etwa ein bis zwei Stunden noch Licht produziert. Es handelt sich daher nicht um hellsichtige Wahrnehmungen, denn diese sind nur in einem entspannten Zustand des vollkommenen Loslassens möglich. In der Dunkelheit ist aber kaum jemand entspannt, und von der Gabe des Loslassens kann bei den wenigsten Menschen die Rede sein. In den meisten Arzneimittelbildern, die in den Rubriken zum Thema »Sehen« auftauchen, spielt die Angst vor Dunkelheit eine große Rolle.
Schildert ein Patient visuelle Phänomene der oben genannten Art, so ist es wichtig, ihm zu erklären, dass sie von den eigenen Augen produziert werden.

In den **Rubriken zu Wahnideen** finden wir viele Formen der Halluzination, die vorzugsweise in der Alphaphase, also in einem leichten Entspannungszustand abends, nachts und am frühen Morgen auftauchen. Wenn ein Patient Phantome, Gesichter, Geister oder Gespenster »sieht«, so sind diese Phänomene in der Regel Wiederspiegelungen seines Unterbewusstseins, seiner exkorporierten Ängste und Unterdrückungsmechanismen. Sie haben für ihn eine Realität und deshalb müssen wir sie ernstnehmen. Es ist allerdings sehr aufschlussreich, dass diese visuellen Truggebilde nur in dem

Maße ängstigen, wie jemand negative Vorstellungen und Glaubenssätze mitbringt. Echte hellsichtige Phänomene machen keine Angst, auch wenn man sie zum ersten Mal erlebt!

Es ist deshalb so schwierig, eine Grenze zwischen Täuschung und Hellsicht zu ziehen, weil das menschliche Gehirn von Natur aus in Bildern »denkt«. Ob wir in der Gegenwart, in der Vergangenheit denken oder in die Zukunft hineindenken, wir machen uns permanent Bilder von etwas. Jede Zeitebene hat dadurch ihre eigene Realität. Hellsehen ist eine Form der mentalen Realität, die zukunftsorientiert ist. Das bedeutet, eine vorausgesehene Realität muss sich erst bestätigen. Eine hellsichtige Gabe zeigt sich am deutlichsten in Träumen, die Ereignisse voraussehen. Das entspricht im Wachzustand der leichteren Alphaebene, die wir durch Entspannung und Lenkung der Aufmerksamkeit nach innen erreichen.
Warum erschrecken die meisten Menschen im Mitteleuropa vor präkognitiven Wahrnehmungen, vor dem Voraussehen eines Ereignisses?

Darauf möchte ich zwei Antworten geben:
❶ Diese Wahrnehmungen sind von der Natur abgekoppelt.
Die Lebensenergie ist zukunftsorientiert und ist das ewig überlebende Schöpfungsprinzip. Was immer wir für Fähigkeiten entwickeln, sie sind nur ein schwacher Abglanz von der Weisheit der Natur. Um nur ein Beispiel zu nennen: Der Körper hält Immunglobuline bereit, die jetzt bereits auf Fremdeiweiße bzw. Mikroben spezialisiert sind, die wir noch gar nicht entdeckt haben. Der Körper ist auf alles vorbereitet, was die Zukunft bringt. Es gibt somit einen großen Informationsspeicher, den die Inder schon vor Jahrtausenden die »Akasha-Chronik« bezeichneten und die in der Neuen Physik die »Stehende Gravitationswelle« genannt wird. Die Natur hat jederzeit Zugang zu diesem Speicher. Da wir ein Kind der Mutter Natur sind, haben wir ebenfalls Zugang zu dem Speicher. In der Schöpferkraft waltet eine hohe Intelligenz, denn die Informationen dieses gigantischen Schwingungsfeldes können nur abgerufen werden, wenn die Zeit reif ist, d. h., wenn die adäquaten Energieträger vorhanden sind. Beim Menschen ist der wichtigste Energieträger das Bewusstsein. Die Zeitebenen sind nicht wirklich getrennt, sondern sind omnipräsent. Körperlich sind wir an das lineare Zeit- und Raummaß gebunden, aber geistig können wir zwischen den Zeitebenen und Energieebenen beliebig wechseln.
Das heißt zusammengefasst: die präkognitiven Fähigkeiten sind nur ein Abbild natürlicher Vorgänge zur Erhaltung von Leben. Diese tiefgreifende Erkenntnis hat die Engländer von Anbeginn der Medialschulung dazu bewogen, die Hellsicht wie überhaupt alle präkognitiven Wahrnehmungen zum Wohl des Menschen einzusetzen. Deshalb wird ein Medium jahrelang darin geschult, seine Wahrnehmungen so zu formulieren, dass der Ratsuchende aufgebaut, positiv und hoffnungsvoll die Sitzung verlässt. Ich habe in Hunderten von Sitzungen, in denen ich zunächst nur als Übersetzerin fungierte, erlebt, welche heilende Kunst darin liegt, die Potenziale eines Menschen als

erstes wahrzunehmen und erst danach das Geschwächte, Negative, Pathologische. So konnten auch Menschen, die wussten, dass sie bald sterben oder nicht mehr gesund werden, mit erhobenem Haupt ihrer Zukunft entgegen gehen. Es gibt eben immer eine Zukunft, einen Wandel zum Neuen, und wenn es auch der große Wandel in die Exkarnation ist.
Nach ein paar Jahren Schulung fand ich bestätigt, was unsere Lehrer immer wieder sagten: Das Besondere der Medialschulung ist nicht die sensitive oder auch mediale Wahrnehmung, denn jeder hat gewisse Talente. Die wirkliche Kunst liegt in der Vermittlung des Wahrgenommenen.

❷ Sie sind über Generationen in einem negativ geladenen Energiefeld abgespeichert. In knapp 400 Jahren Inquisition und Hexenverbrennung hat sich ein ungeheures Angstpotenzial aufgebaut. Es wurden sensitive und mediale Fähigkeiten für negativ und teuflisch erklärt. Folglich werden auch bis auf den heutigen Tag gerade hellsichtige und hellhörige Phänomene in dieses primitive Bewertungssystem eingebettet. So kommt es, dass die meisten Menschen hellsichtige Erfahrungen negativ erleben, das heißt, sie sehen Hiobsbotschaften, Katastrophen, Unfälle, Krankheit und Tod voraus. Trifft so etwas ein, heißt es: Ich habe es ja vorausgesehen.
Solche Erfahrungen macht nur ein in seiner Grundhaltung negativ, pessimistisch denkender Mensch. In seinem Bewusstsein sind Katastrophen, also sieht er Katastrophen und Unglücke. Das sensitive Talent wird negativ genutzt und lädt natürlich zu Machtspielen ein.
Wenn jemand seine Sensitivität zu seinem und anderer Lebewesen Wohl leben will, muss er das jahrhundertealte Muster durchbrechen und lernen, positiv zu denken, damit sich ein neues, lebensorientiertes Energiefeld aufbauen kann.
Aus eigener Erfahrung weiß ich, wie schwer es für uns Mitteleuropäer ist, zuerst das Potenzial in jemandem zu erkennen. Und dennoch liegt hier der Schlüssel, denn das positive Potenzial ist die Lebensenergie, der Lebenswille, die eine Anregung benötigen, keine zusätzlichen »Nackenschläge«.
So ist denn auch die Esoterikszene voll von Pseudomedien, die einem die Zukunft »lesen« und dabei hemmungslos die Angst des Gegenübers vor dem Ungewissen und Unwägbaren ausnutzen. Auf diesem Hintergrund, Macht auf andere auszuüben, wird auch die Gier nach Hellsichtigkeit verständlich. Man möchte andere überragen und etwas Außergewöhnliches sein. Verständlich, aber gefährlich!

Das Thema sei durch zwei typische Fallbeispiele illustriert:

Fallbeispiel 5

Eine in der Esoterikszene sehr aktive Heilpraktikerin von 36 Jahren litt unter Verfolgungswahn. Sie hatte etliche fruchtlose Psychotherapien hinter sich und war nahe daran, ihren Beruf wegen Arbeitsunfähigkeit aufzugeben. Immer wenn sie sich schnell umdrehte, meinte sie eine schemenhafte

Gestalt seitlich verschwinden zu sehen. Bevor ich detailliert in die homöopathische Anamnese einstieg, bat ich sie, dieses Phänomen erst noch einmal gründlich zu überprüfen. Wenn sie die Gestalt wieder spürte und sah, sollte sie sie direkt und laut ansprechen und sie fragen, wer sie sei, wozu sie da sei. Die Patientin tat wie geheißen, und zu ihrem großen Erstaunen wandelte sich das Phantom für ein paar Sekunden zu der klaren Gestalt eines Jünglings, der sie anlächelte und ihr mental mitteilte, dass sie ihm einmal vor Jahren geholfen habe. Er sei nur da, um sich zu bedanken.

Wie im Falle hellhöriger Phänomene lösen sich auch die meisten Phänomene auf, wenn sie angesprochen werden. Die Stimme als Energieträger wirkt wie ein Antenne, die ausgefahren wird. Gibt es tatsächlich einen Sender wie in diesem Falle, klärt sich die Wahrnehmung zum Wohl des Empfängers. Diese einfache Vorgehensweise der Überprüfung ist keine Erfindung von mir, sondern spielt in allen Bewusstseinsschulungen eine zentrale Rolle, ganz besonders in der englischen Medialschulung. Sie zielt darauf ab, das was hinter einem zu sein scheint, nach vorne zu holen, um es anzuschauen. Gibt es eine Resonanz, so geschieht noch etwas Gravierendes wie bei dieser Dame. Es tritt Erleichterung an die Stelle der Angst. Sie war erstaunt, wie normal ihr das plötzlich alles vorgkam. Ihre Angst war wie weggeblasen.

Aber es war noch unklar, welche Entität sich mitteilte, denn die Dame konnte sich zunächst nicht an einen jungen Mann dieses Aussehens erinnern.

Bei unserem ersten Treffen klärte ich die Patientin darüber auf, dass es sich um eine hellsichtige Begabung handle und diese Erscheinung offensichtlich wichtig sei, denn echte mediale Wahrnehmungen geschehen nie »just for fun«. Wir sprachen über die möglichen Auslöser der Erscheinung. Dabei stellte sich heraus, dass die Dame eine Form von Yoga bei einem »Meister« übte, der ohne jeglichen energetischen Unterbau die Leute den Atem stauen ließ. Währenddessen sollten sie sich mit geschlossenen, nach oben gedrehten Augen vorstellen, wie eine Feuersäule im Rückenmark nach oben steige und aus der hinteren Fontanelle austrete. Dieses Fragment einer tantrischen Übung nannte der Lehrer großspurig Kundalini-Yoga.

Der gesunde Menschenverstand sollte hier vier Fragen stellen:

❶ Welche vorbereitenden Übungen führten zu dieser Übung?

Antwort der Dame: das ist eine Grundübung, sagt der Meister.

❷ Legen Sie die Hände auf den Bauch, lenken Sie Ihr Bewusstsein dorthin. Spüren Sie aus dem Bauch heraus, ob Ihnen die Übung gut tut.

Antwort der Dame: Ich fühle mich überfordert.

❸ Was hat diese tägliche Übung und Ihre Schulung allgemein positiv in Ihrem Alltag verändert?

Antwort der Patientin: Zuerst ging es mir sehr gut. Ich hatte ein entspannteres Verhältnis zu meinen Problemen. Aber nach einer Weile tauchten während der Meditation unangenehme Bilder auf. Mein Meister sagte, ich solle sie einfach vorbeiziehen lassen. Sie wurden aber immer stärker und schließlich bekam ich das Gefühl, jemand stünde hinter mir und verfolge mich Tag und Nacht.

❹ Warum machen Sie diese Schulung?
Antwort der Patientin: Persönliche Probleme mit vielen Enttäuschungen brachten mich an den Punkt, wo ich erkannte, ich muss etwas in meinem Leben ändern, ich muss mich ändern.

Für uns Therapeuten ist ganz wichtig, dass wir einen Schulungsweg oder eine Übung nicht bewerten, seien sie auch nach unserem Dafürhalten noch so absurd. Jeder Weg, jede Übung ist in Ordnung, wenn der Übende dadurch ein besserer Mensch wird und sein Leben in eine Ordnung kommt, die die Lebenskraft stärkt und hilft, lösungsorientiert zu denken und zu handeln. Wie gut eine Übung ist, welche Energien angeregt werden, zeigt sich erst, wenn die anfängliche Faszination, die Begeisterung für das Neue nachlässt und sie Teil des Alltags wird. Der Alltag ist der wahre Lehrmeister und zeigt uns, wo wir stehen, wie wir sind. Deshalb gilt die uralte Regel in allen Bewusstseinsschulungen, das Augenmerk nicht auf die Übung zu lenken, sondern auf ihre Auswirkung im alltäglichen Leben. Dort entsteht die positive Wandlung, dort entsteht das pathologische Verhalten.

In diesem Fallbeispiel wurde durch das weitere Gespräch klar, dass die junge Frau aus einer pietistischen Familie stammte, Probleme hatte, das Weibliche in ihr anzunehmen und immer wieder im Leben durch Beziehungen zu Männern enttäuscht wurde. Ich ging zu einer homöopathischen Anamnese über, bei der alle Zeichen auf **Ignatia** standen und verordnete das Mittel als einmalige Gabe in der Potenz **C1000**. Dazu bekam sie folgende Übungen:
❶ Es stellte sich aufgrund des Geburtsdatums heraus, dass sie ein solarer Atemtyp (1) ist. Entsprechend zeigte ich ihr die solare Grundatemübung im Sitzen. Das ist die allgemein bekannte Tiefatmung aus dem Unterbauch (Hara) heraus. Ich empfahl ihr, diese Atemübung 5 Minuten lang vor ihrer Meditationsübung auszuführen.
❷ Zur Förderung ihrer sensitiven Gabe empfahl ich ihr, vor dem Einschlafen die Affirmation zu formulieren: Ich vertraue darauf, dass mir zu meinem Wohl klar wird, wer die Erscheinung ist.
❸ Nach dem Aufwachen sollte sie noch 2 Minuten liegen bleiben, um den Übergang ins Tagbewusstsein bewusst zu erleben und erst dann aufstehen.

Die Dame berichtete nach einem Monat:
- die Verfolgungsängste waren nicht mehr aufgetaucht
- sie fühlte sich sicherer und besser geerdet
- sie betrachtete ihren Guru kritischer
- sie war insgesamt positiver gestimmt
- sie erinnerte sich eines morgens, dass der erschienene Jüngling einem Jungen glich, der vor ein paar Jahren in der Nachbarschaft bei einem Autounfall gestorben war. Sie hatte ihn, wie vereinbart, laut gefragt, warum er ihr erscheine. Seine Antwort war, sie möge der noch immer trauernden Mutter sagen, es gehe ihm gut, sie solle sich keine Sorgen machen.

Wir vereinbarten einen zweiten Termin, der allein der Aufklärung diente, wie die Patientin mit der medialen Botschaft umgehen könne. Ich riet ihr, mit der Mutter des Jungen Kontakt aufzunehmen und mit ihr ins Gespräch zu kommen. Dabei würde sich herausstellen, ob die Mutter offen ist für eine solche Botschaft oder nicht. Wenn nicht, dann reichen tröstende Worte, die die Möglichkeit vermitteln, dass es eine geistige Welt gibt, in der ein Bewusstsein körperlos existieren kann.
Die Patientin bewies viel Fingerspitzengefühl und überbrachte der Mutter die Botschaft des verstorbenen Sohnes. Wider aller Erwartung war die Mutter gar nicht überrascht, sondern sogar hocherfreut und beruhigt. Das wiederum bestärkte die Patientin im Verständnis, dass mediale Wahrnehmungen sinnvoll und zum Wohl des Wahrnehmenden und Empfängers sein sollten.
Danach tauchte kein Phantom mehr auf, und die Patientin befasste sich ernsthaft mit einer Sensitivitätsschulung. Das Homöopathikum **Ignatia** tat ein übriges, ihren Fokus mehr auf die innere Ordnung zu lenken und mehr geistige Nahrung aufzunehmen, anstatt immer neue Partnerschaften einzugehen. Sie blieb zwar weiterhin etwas kapriziös in ihrem Wesen, doch das gereichte ihr durch die ganzheitliche Therapie mehr zum Vorteil als zum Nachteil.

Fallbeispiel 6

Eine Dame von 48 Jahren kam wegen Kopfschmerzen und Depressionen. Im Gespräch kam zum Vorschein, dass sie unbedingt Geistheilerin werden möchte und überzeugt war, die Aura bei Menschen sehen zu können. Darauf reagierte ich spontan, indem ich sie bat, sich meine Aura anzuschauen und mir ihre Wahrnehmung zu beschreiben. Ich war interessiert, wie sie arbeitet und ging einfach davon aus, dass sie möglicherweise hellsichtig sei. Sie war aber so verwirrt und sagte, sie könne nicht auf Kommando die Aura sehen, sondern müsse sich in einen besonderen, entspannten Zustand versetzen. Darauf sagte ich ihr, sie könne sich in Ruhe in den Zustand begeben, ich hätte genug Zeit zu warten, weil ich ihre Gabe jetzt und hier erleben möchte. Tatsächlich schaffte sie es, sich ein wenig zu entspannen und meinte, ein paar Farben in meiner Aura zu sehen. Als ich sie fragte, was diese Farben bedeuten, auf welcher Energieebene sie sie wahrnimmt, musste sie passen. Sie sah etwas, was sie nicht erklären konnte. Immerhin hatte sie sich bemüht und dafür dankte ich ihr. Wir sprachen dann über Möglichkeiten, durch regelmäßiges Üben hier mehr Klarheit zu erhalten.
Obgleich thematisch von ihren Beschwerden abgekommen, zeigte sie dennoch zwei typische Merkmale für den lycopodischen Menschen: den Ehrgeiz und Willen sowie den Mut, etwas zu wagen. Im Laufe der Anamnese wurde mir klar, dass die Kopfschmerzen durch den Ehrgeiz und die Depressionen durch den Perfektionszwang ausgelöst wurden. Ich erklärte ihr, dass eine sensitive Entwicklung zwar den Motor der Willenskraft brauche, aber nur im Loslassen Früchte trage.

Ein weiterer Punkt war ihr Wunsch, Geistheilerin zu werden. Bei uns haben viele Menschen, die nicht im therapeutischen Beruf tätig sind, naive und idealistische Vorstellungen vom geistigen Heilen. Auf die Frage, warum sie denn ausgerechnet Geistheilung (mentales Heilen) als Ziel habe und nicht eine andere Heilweise, erwiderte sie, sie fände es »toll, wenn man einfach Heilenergie senden könnte, ohne einen Menschen körperlich zu berühren.«
Darauf konnte ich ihr nur sagen: »das fände ich auch wunderbar, nur ist das leider alles andere als einfach. Sind Sie bereit, dafür Jahre zu üben?« Da war sich die Patientin nicht so sicher. Sie hatte, wie viele Menschen, die Vorstellung, geistiges Heilen sei einfacher als Homöopathie oder Akupunktur und sei getrennt von irgendeiner Heilweise.
Sie bekam **Lycopodium LM6** 5 Tage lang, dann sollte sie beobachten, was sich in ihrer Einstellung ändert. Zugleich erhielt sie Grundübungen zur Förderung der Sensitivität und Atemübungen, um die Verspannungen zu lösen. Insgesamt dauerte die homöopathische Behandlung und therapeutische Begleitung drei Monate. In dieser Zeit nahmen die Kopfschmerzen ab und die Depressionen verschwanden, als sie regelmäßig ihre Übungen machte. Hinsichtlich ihrer sensitiven Begabung trat eine interessante Wandlung insofern ein, als sie nicht mehr auf das Hellsehen fixiert war und viel »fühliger« wurde, wie die Dame selbst sagte. Für das Hinspüren und Hinfühlen braucht man mehr Zeit, deshalb wächst auch in der Sensitivitätsschulung Geduld und Gelassenheit auf natürliche Weise heran und schwinden Ungeduld und krankhafter Ehrgeiz.

▷ Zu **Lycopodium** gehört nach meiner Erfahrung die Gabe der Beharrlichkeit, die positive Seite der sykotischen Grundlage. Disziplin, Fleiß und Beständigkeit im Üben sind Tugenden, wenn **Lycopodium** erlöst ist.

Fallbeispiel 7

Ein freundlicher, ausgezeichneter Musiker kam wegen chronischer Neurodermitis. Meine Erkenntnis zu dieser Krankheit ist das Erlebnis von Heimatlosigkeit, in welcher Form auch immer. Bei diesem Patienten stellte sich heraus, dass seine Familie unter schlimmen Umständen aus einem Kriegsgebiet flüchten musste und er als Kind trotz aller Behütung die Angst und den Terror der Umstände gespeichert hatte. Die Neurodermitis kam jedoch erst viele Jahre später und dauerte dann 12 Jahre an. Er hatte alles mögliche versucht und kam durch sein Leiden zur Kinesiologie und zum geistigen Heilen. Beide Heilweisen hatten seiner Psyche sehr gut getan und die Neurodermitis zumindest abgeschwächt. Er erzählte bescheiden, dass er eine Reiki-Schulung gemacht und durch seine Musik spirituelle Erlebnisse gehabt habe.
Die homöopathische Anamnese ergab **Phosphor-Acidum C1000**. Dazu gab ich ihm die Aufgabe, auf Alpha seine Flucht noch einmal zu visualisieren

Hingabe an die innere Fülle

und sie loszulassen durch neue Bilder, wie er jetzt Wurzeln bildet gleich einem schönen starken Baum.
Einem professionellen Musiker muss man nicht erklären, dass Üben den Erfolg bringt. Also übte der Patient täglich das Loslassen des Traumas und wandte sich dem Annehmen seiner neuen Heimat zu. Phos.-ac. half ihm, den abgespaltenen Teil seines Bewusstseins gleichsam zu inkarnieren. In dem Maße, wie ihm neue Wurzeln wuchsen, schwand die Neurodermitis und die Angst vor Heimatverlust.
Dieser Musiker war ohne Zweifel sehr sensitiv begabt, aber die Richtung war noch nicht klar. Als wir uns nach einem Jahr – so lange ließen wir Phos-ac. auswirken – wieder trafen, weil es noch einen fleckigen Rest der Neurodermitis seitlich auf dem Bauch gab (Lokalisation des Dickdarm-Alarmpunktes!), kamen wir auf einen ganz anderen Aspekt zu sprechen. Der Patient war ungeheuer sparsam bei eigenen Bedürfnissen, aber sehr großzügig gegenüber anderen Menschen. Nur in einem Punkt gestand er sich die große Fülle und Üppigkeit zu: in der Wahl eines »dicken Autos«. Er litt unter der Beschneidung seiner Bedürfnisse und gestand sich das jetzt zum ersten Mal ein. Ich erklärte ihm, dass die zwanghafte Kontrolle innerer Üppigkeit sich auf alle Seinsebenen auswirkt. Das Restfleckchen Neurodermitis sei hierbei das Unwichtigste. Sie Beschneidung seiner sensitiven und künstlerischen Gaben sei viel gravierender und hier müsse eine vollkommene Hingabe an die innere Fülle erlaubt werden. Ich verordnete **Medorrhinum LM12**. Die Wirkung war geradezu bilderbuchhaft, denn die volle Größe seiner Begabung brach sich Bahn. Wenn er sich entspannte, sah er seine Großeltern deutlich im Raum und konnte mit ihnen kommunizieren, er sah momenthaft die Farben des menschlichen Energiefeldes, er spielte mehr romantische Musik und genoss sein Leben in vollen und doch geordneten Zügen. Musiker, die wir zu ihm in Reiki-Behandlung schickten, waren begeistert von der Heilkraft, und nebenbei verschwand auch der Rest Neurodermitis.

Dies ist ein besonders deutliches Beispiel für den Zusammenhang zwischen Neurodermitis, Heimatlosigkeit im Sinne fehlender Erdverwurzelung und großer sensitiver Begabung. Ich habe ihn des öfteren erlebt, weil ich die Hautkrankheiten nicht nur als Reibung an der sichtbaren Erlebniswelt und Verneinung des Lebens verstehe, sondern auch als Hinweis auf Hellfühligkeit, die nicht gelebt wird. Versteht man die Haut als »dritte Niere« und die Nierenenergie als strukturgebend (Knochen, Skelett), so offenbart sich auch die Tatsache, dass zu einer Entwicklung »nach oben« eine gute Basis gehört. Viele Wahnideen in der Homöopathie wandern in den Normbereich, wenn die davon heimgesuchten Menschen lernen, sich zu erden. Allein das löst schon so viele pathologische Züge auf, dass die homöopathische Behandlung noch besser greifen kann.

7. Sensitive und mediale Wahrnehmungen im Sterbeprozess

Medialität und Sterben haben sehr viel miteinander zu tun. Die Energetik des Lebens und des Sterbens zeigen uns, dass wir ein Leben lang nichts anderes tun, als zwischen Inkarnation und Exkarnation zu pendeln. Wir bewegen uns gleichsam auf einer Brücke, die ich gerne als Regenbogen sehe, und üben im Atmen, im Schlaf, dem kleinen Bruder des Todes stündlich, täglich, den Körper zu verlassen. Manche Menschen sind in ihrem Unterbewusstsein davon so fasziniert, dass sie sich in Gemütszustände oder Krankheitszustände begeben wie z. B. im Falle von Autismus, Rett-Syndrom, Wach-Koma usw., in dem sie zwischen Leben und Tod schweben. Es gibt viele Krankheiten, in denen sich Menschen zurückziehen vom Leben hin zum Sterben, auch wenn sie das nicht bewusst wahrnehmen und bewusst entscheiden. Heilung heißt aus dieser Sicht auch Re-Inkarnation, denn sie kommen nicht nur »In carne«, ins »Fleisch«, also in ihr Energiesystem zurück, sondern in unsere Dimension. Sie nehmen wieder ganz den Kontakt zur Erde auf und nehmen damit die Anforderungen des Lebens an. Ob nun dieser Prozess von Bildern aus anderen Zeitebenen begleitet wird und der Eindruck entsteht, man sei jemand anderer im Vorleben gewesen, spielt eine untergeordnete Rolle. Meine Erfahrung zeigt, dass immer mehr Menschen Mühe haben, in ihr jetziges Leben zu inkarnieren und im Heilwerdungsprozess zu begreifen, dass dies ihre Re-Inkarnation ist.

▷ Die Exkarnation ist ein Prozess, in dem **gleichzeitig** die Physis schwindet und die Energiekörper sich vergrößern.

Dies ist ein ganz natürlicher Prozess, der in den neuen Naturwissenschaften sogar sichtbar gemacht werden kann: Jeder Körper eines Lebewesens hat eine physische Aura, den so genannten Ätherkörper, das »physische Doppel« genannt. Wird zum Beispiel ein grünes Blatt von einem Zweig gezupft, so beginnt der Ätherkörper des Blattes in dem Maße zu strahlen wie seine physische Versorgung erlischt und damit das Welken beschleunigt wird. Buchenblätter verstrahlen sich im Sterbeprozess schneller als Eichenblätter, Holunderblätter schneller als Weidenblätter. Im großen Maßstab sehen wir es alljährlich im Herbst, wenn die Laubbäume, kurz bevor sie ihre vertrockneten Blätter abwerfen, noch einmal in verschwenderischer Farbenpracht erstrahlen. Das letzte Aufblühen vor dem Tode gehört zum Sterbeprozess. Durch wellenartige Energien (Wehen) werden wir in die physische Welt geboren und durch ebensolche Wellen werden wir in die körperlose Welt geboren. Das eine nennen wir Geburt, das andere Sterben und Tod. Der Sterbeprozess gilt in seinen wehenartigen Phasen für jedes Lebewesen, also auch für uns Menschen. Im Sterben können wir das Verstrahlen von Materie erleben. Der Sterbende erlebt dies bewusst durch das Licht, in das er ein-

geht. Ihn dazu zu ermuntern, ihn darin zu begleiten, gehört zu den Sternstunden des eigenen Lebens.
Der Sterbeprozess wird in unserer Kultur krampfhaft ausgeklammert und tabuisiert. Als ich vor vielen Jahren schon verschiedenen Verlagen mein Buch »Sterbeenergetik« anbot, kam die vielsagende Antwort: »Das ist nicht populär genug; das interessiert nur einen kleinen Leserkreis.«
Einen Vertreter der Heilkunst hat der Sterbeprozess zu interessieren, und erst recht einen Homöopathen, denn die Materia medica ist ein unerschöpflicher Quell von Wahrnehmungen, die typisch für den Sterbeprozess sind. Die Hellsinne erwachen auf ganz natürliche Weise, wenn die Materie abnimmt. Nur können sich oft die Sterbenden nicht mehr verständlich machen oder sie werden nicht verstanden, wenn sie ihre Wahrnehmungen mitteilen. Man spricht dann von geistiger Verwirrung. Der einzige, der in solchen Situationen geistig verwirrt ist, ist der Sterbebegleiter, der die Wahrnehmungen nicht einordnen kann!
Die medialen Wahrnehmungen im Sterbeprozess gehören zu den klarsten und eindeutigsten, weil sich die Lebensfunktionen verlangsamen und sich der Sterbende von seinem materiellen Körper löst. Sein Bewusstsein lebt und teilt sich nur noch über die Energiekörper mit, die Wahrnehmung geschieht somit auf einer anderen Energieebene. Da wir als westliche Menschen vor allem in Mitteleuropa in der Regel kein adäquates Vokabular erlernt haben und keine Ordnung, in der die Wahrnehmungen ihren natürlichen Platz einnehmen können, klingen die Wahrnehmungen paradox, para – normal, unverständlich.
Der Sterbende leidet viel mehr darunter, dass wir ihn nicht verstehen in seinen Mitteilungen als unter Schmerzen. Er möchte seine Erfahrungen mit uns teilen, und wir sagen: »Der ist ja geistig verwirrt« und machen ausgerechnet den klein, der gerade Großes erlebt. Wir haben meistens den Fokus auf die Materie gerichtet und verpassen deshalb das Mysterium der Lichtwerdung. Der Sterbeprozess ist die natürliche Erleuchtung, denn ein Leuchten findet nur dort statt, wo die Materie für einen Augenblick nicht mehr existiert. Dieser Augenblick kann im Rahmen einer spirituellen Schulung oder im Sterben bewusst erlebt werden. Da es endlos viele Grade von Erleuchtung gibt, die lediglich davon abhängen, wie bewusst ein Lebewesen den Prozess und den Moment der Lichtwerdung erlebt, relativiert sich auch die Frage, ob nur jemand zur Erleuchtung kommt, der ein Leben lang meditiert und vegetarisch lebt. Der Sterbeprozess lehrt uns, dass jeder Mensch die Chance bekommt, die Lichtwerdung oder Erleuchtung bewusst wahrzunehmen.
So wie Drogen im Leben den Geist tatsächlich verwirren, bewirken sie dies auch im Sterben. Deshalb wird es Zeit, dass die Homöopathen sich mit dem Sterbeprozess befassen, um damit zu einem bewussten Erleben der Lichtwerdung beizutragen und damit die im wahrsten Sinne des Wortes tödlichen Morphine zu ersetzen. Die Frage, ob und warum wir sterben, ist müßig.

- Die wichtigste Frage ist, **wie wir sterben**.

Da das Sterben sozusagen ein Lebensprozess in umgekehrter Reihenfolge ist, ist es ratsam, sich schon zu Lebzeiten damit intensiv zu befassen, das heißt, mit den kleinen Todeserfahrungen wie Ausatmen, Schlafen, Träumen und medialen Wahrnehmungen.

Betrachten wir den Sterbeprozess und die Schulungssituationen, die den Radius des Bewusst-Seins vergrößern, als Quelle medialer Wahrnehmungen, wird deutlicher, warum ich nicht auf die Wirkung psycholytischer Drogen näher eingehe. Drogenkonsum ist der Versuch, auf einfachem, abgekürzten Wege das gleiche zu erlangen wie jene, die ihre Energien disziplinieren und ordnen. Drogenkonsum führt immer in den physisch-psychischen Abgrund, wenn eine inspirative Quelle durch regelmäßigen Konsum vergewaltigt wird. **Anhalonium, Agaricus, Cannabis, Opium, Morphium, Kokain** usw. können momenthafte Impulse zu einer erweiterten Wahrnehmung geben, aber dann beginnt die eigentliche Arbeit, und die wollen Drogenabhängige nicht tun. Es gibt in der seichten, weit verbreiteten Esoterikszene viele Versprechungen für »short cuts«, für Abkürzungen, für »instant enlightment«, für schnelle Erleuchtung ohne eigene Arbeit. Ob ich im Falle ständiger Kopfschmerzen immer sofort eine Tablette nehme und nicht erforsche, welche Ursache sie haben, oder ob ich jeden Wunsch nach Lichtwerdung mit einem Joint erfülle, ist vom Vorgang her das gleiche Konsumverhalten. Es führt in den Abgrund, in Krankheit und Tod. Drogenkonsum produziert krankhafte Einbildungen und macht den Menschen lebensunfähig und abhängig von anderen, die sich um ihn kümmern. Sie übernehmen keine Verantwortung für ihr Tun, für ihr Leben und beschäftigen ein Heer von Therapeuten. Das kann nicht der Sinn von Bewusstseinserweiterung oder gar Lichtwerdung sein. Echte mediale Wahrnehmungen stärken die Lebenskraft und machen den Menschen innerlich immer unabhängiger.
Ich möchte meinen Standpunkt der Betrachtung klären, indem ich eine Droge als ein Geschöpf der Natur ehre und darin keine destruktive Kraft sehe. Mehr noch: ich betrachte die Geschöpfe des Pflanzen- und Tierreichs als Helferwesen, die dem Menschen auf seiner Jakobsleiter zu höheren Bewusstseinsebenen altruistisch assistieren. Deshalb haben die giftigsten Pflanzen und Tiere eine heilende Wirkung, sofern wir ihre Energien im rechten Maß wahrnehmen und annehmen. Ich betrachte es als Gnade der Schöpferkraft, dass uns die Heilenergien aus dem Königreich der Mineralien, Pflanzen und Tiere auch dann noch im Sinne des Ähnlichkeitsgesetzes begleiten, wo wir mit unserer Körpergeistseele freveln.

Meine persönlichen Erfahrungen mit den Sterbephasen des Menschen und der Tiere basieren auf der indotibetischen Sicht in den kleinen und großen »Totenbüchern«, die in Wirklichkeit Schulungsanweisungen für die verschiedenen Bewusstseinszustände darstellen. Das bekannteste Werk ist das **»Tibetische Totenbuch«** (Bardo Tödol). Die Essenz habe ich für die Praxis herausgearbeitet und sie in Zusammenarbeit mit Menschen überprüft, die beruflich mit Sterbenden Umgang haben. Meine Erfahrungen schrieb ich vor 15 Jahren nieder und fand für das Buch keinen Verleger. Es spricht für sich, dass ausgerechnet ein Verlag für ganzheitliche Tiermedizin (Sonntag) Interesse an der Idee bekundete, die Sterbephasen für das Tier zu veröffentlichen. Da ich Menschen und Tiere in ihrem Sterben oft genug begleitet habe, sehe ich auch keinen Unterschied in der Qualität und im Ablauf der einzelnen Sterbephasen. Der Unterschied besteht im wesentlichen darin, dass ein Tier, je nach Tierklasse und Tierart, schneller als ein Mensch stirbt. Auf Kongressen und in meinen Kursen für Tierärzte stieß ich durchweg auf positive Resonanz, da Tierärzte euthanasieren dürfen, aber mit der Energie, die dahinter steht, immer weniger zurecht kommen und nach Alternativen suchen. So stellt es sich vom Vorgang her dar. Die Kenntnis der Sterbephasen ist jedoch keine Alternative, ein Ersatz für den bestehenden, panikbesetzten Umgang mit Tod durch Euthanasie, sondern die Basis von einer Ganzheitsmedizin. Ob in Amerika oder bei uns in Europa: wer die Sterbephasen kennenlernte und sie in der Praxis erlebte, gab mir das Feedback, dass die Euthanasie immer überflüssiger wurde und wird. Sie ist als letzte Instanz vorhanden, regiert aber nicht die Tierheilkunde.

Damit klarer wird, warum auf natürliche Weise Sterbende mediale Wahrnehmungen erleben, möchte ich den **Sterbeprozess** zunächst an einer einfachen Zeichnung illustrieren:

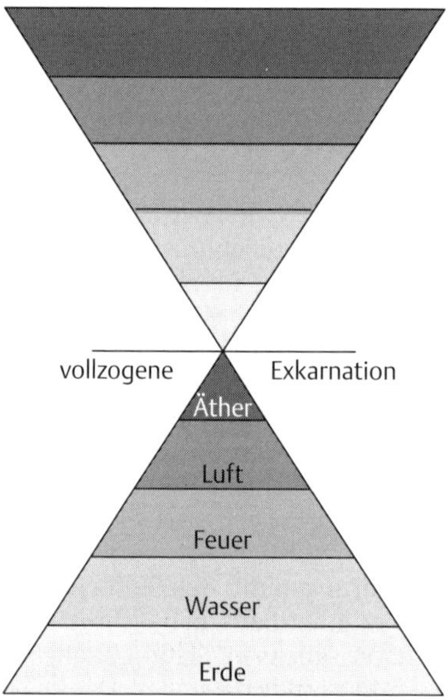

Abb. 1 Der energetische Prozess der Exkarnation

Der **Sterbeprozess** ist die Geburt in eine körperlose Dimension. Das nenne ich **Exkarnation**. Der Ausgangspunkt ist unser Körper, der aus Materie und seinem energetischen Doppel besteht. Dieses »Doppel« besteht aus verschiedenen Energieebenen, dem Ätherkörper, den wir heute durch die Kirlianfotografie und ähnlichen Methoden sichtbar machen können, dem Astral- und Mentalkörper, den wir heute noch nicht fotografieren, wohl aber präzise wahrnehmen lernen können.

Die Tibeter und Inder haben sich generationenlang und intensiv mit der Koexistenz von Bewusstseinserweiterung und Sterbeprozess wissenschaftlich befasst und haben uns die zeitlos gültigen Gesetze überliefert. Sie sprechen natürlich in ihrer Sprache und verwenden entsprechende Bilder. Wenn man jedoch die Schlüssel versteht, öffnen sich auch dem westlichen Menschen die Türen des Verstehens.

Die Pyramide und ihre Umkehrung ist eine Darstellung des Vorgangs aus dem Erleben des Sterbenden und des Sterbebegleiters. Wir sehen im unteren Teil verschiedene Phasen, die dem physischen Körper entsprechen. Jede Phase der physischen Existenz hat eine energetische Entsprechung in der umgekehrten Pyramide. Dieses einfache Bild bestätigt, dass es in der Natur keinen Stillstand, keine Konstante gibt, sondern ständigen Wandel. Deshalb spricht man in der indotibetischen Kultur vom Tod als dem »Großen Wandel«.

Wir können unschwer erkennen, dass mit der Abnahme der Physis in der unteren Pyramide der Energiekörper in der Umkehrpyramide wächst. Die Pyramidenspitze ist der Moment, wo sich Physis und Energiekörper trennen.

Durch die Nahtoderlebnisse wissen wir, dass es im Sterbeprozess verschiedene Phasen gibt, in denen der Mensch wieder in seinen Körper zurückkehrt. Daran erkennen wir den wellenartigen, beweglichen Prozess. Die Nahtoderlebnisse betrachte ich ebenfalls als einen Akt der Gnade, uns im Westen eine andere Sichtweise zu lehren. Menschen, die sich aus ihrem Körper bis zu einem gewissen Grade lösten, erlebten Farben, leuchtende Wesen, begegneten verstorbenen Freunden und Verwandten und sahen helle Lichterscheinungen. Sie hatten auch ein Tunnelerlebnis, und dies zeigt anschaulich, dass auch das Sterben einen Geburtskanal hat.

Die Pyramidendarstellung zeigt bestimmte Farben (hier Raster), die symbolisch für die einzelnen Phasen der physischen Auflösung und für das Wachstum des Energiekörpers stehen.

▷ Wenn ich im folgenden tabellarisch die **medialen Phänomene** und ihre **Mittelentsprechung** vorstelle, so verzichte ich bewusst auf die Mittelwertigkeit, wie sie im Repertorium steht. Im Sterbeprozess herrschen andere, höher schwingende Gesetze. Deshalb müssen wir als Therapeuten unserer Intuition und Sensitivität vertrauen und das Mittel wählen, das die Bedürfnisse des Menschen in der jeweiligen Sterbephase erfüllt.

7.1 Wahrnehmungen in der 1. Sterbephase

Diese erste Sterbephase ist so zu verstehen, dass die Waage zwischen Leben und Tod zu schwingen beginnt. Energetisch zeigt sich das in längeren Alphazuständen auch tagsüber und in einer ersten, sanften Lockerung zwischen materiellem Leib und Ätherkörper. Die Farbe Gelb steht für das Element Erde. Oft verstehen wir als Sterbebegleiter erst im Nachhinein die ersten Anzeichen des Sterbeprozesses, die unabhängig davon sind, ob jemand schwer krank ist oder sehr alt. Sobald die Erdung nachlässt, der Mensch mehr liegt als steht oder sitzt, wird die Traumwelt angeregt und das Erdelement schwächer. Auf der Pyramide sehen wir, die physische Existenz ist noch dominant im Vergleich zur energetischen Entsprechung. Dennoch tauchen in dieser Phase schon erste psychische und mentale Zustände auf, die für den Patienten ungewohnt sind und ihn durchaus verwirren können. Es kommt zu ersten, momenthaften veränderten Wahrnehmungen. Es ist nicht leicht, in der ersten Sterbephase aus den Ängsten und möglicherweise auch Schmerzen die Wahrnehmungen herauszufiltern, die sensitiver und medialer Natur sind. Es kommt auch erschwerend hinzu, dass diese Phase sehr lange dauern kann, weil die Waage hin und her schwingt und eine Gesundung für längere Zeit wieder eintreten kann. Wie schon die alten Tibeter und Inder lernen wir die Bewusstseinszustände durch Menschen, die den Sterbeprozess relativ angstfrei durchlaufen und sich bis zuletzt mitteilen. Wir im Westen haben wenigstens die Zeugnisse von Nahtoderlebnissen, um offener und aufmerksamer dem ersten Sterbeprozess zu begegnen. Ob wir dem Patienten ein Homöopathikum geben müssen oder nicht, hängt von dem Allgemeinzustand und von seiner potenziellen Konstitution ab. Es leuchtet ein, dass ein ängstlicher Silicea- oder Arsen- Mensch eher eine Unterstützung braucht als ein mutiger Lycopodium-Mensch. Was aber allen Sterbenden gemeinsam ist, ist eine gewisse Abgeklärtheit in ihrem energetischen Ausdruck, ist eine häufige Art von Entrücktheit. Sie nähern sich damit bestimmten Zuständen, die zu Arzneimittelbildern und ihrem Persönlichkeitsprofil gehören.
Sterben hat mit Loslassen zu tun und macht die Menschen in gewissem Sinne gleich. Solange wir noch auf der Lebensseite verweilen, dünkt es uns, Persönlichkeiten mit einer starken Aspektierung von **Phosphor** oder **Calcium** hätten es leichter zu gehen, weil sie sich für spirituelle Dinge interessieren. Aber das ist nur eine Vorstellung von uns Beobachtern. Die erste Sterbephase lehrt oft das Gegenteil, denn in ihr herrschen andere Gesetze: die der exkarnierenden Geburt. Es kommt nur darauf an, wie ein Mensch auf die Zeichen reagiert, ob mit Angst und krampfhaftem Festhalten am Lebensfaden oder mit Nachgiebigkeit und Gelassenheit.

▷ In den folgenden Darstellungen habe ich die Bezeichnungen der Materia medica nur dann in Klammern gesetzt, wenn es sich um die mittelalterlichen Begriffe wie **»Gespenst, Poltergeist, Phantom, Geister«** handelt. In einer modernen homöopathischen Heilkunst haben diese Begriffe ausgedient, denn sie stammen aus dem Bewusstsein »Es kann nicht sein, was nicht sein darf«, dem wichtigsten Postulat der Inquisition. Sie sind eine Wahrnehmung hellsichtiger, hellfühliger oder hellhöriger Art.

Sensitive Wahrnehmungen in der ersten Sterbephase:

❶ Diffuse hellsichtige Momente, die dem Sterbenden so vorkommen, als öffne sich ein Vorhang, aber die Erscheinungen dahinter kann er nur ahnen.

Veränderte, sensitive, mediale Wahrnehmungen	besondere Umstände	Mittel
Schließen der Augen		**calc., caust., graph., ign., lach., lyc., puls., stram., sulf., thuj.**
Einbildung	Tag und Nacht	**aeth., ars**
Einbildung	abends	**alum., calc., camph., graph., ign., lach., lyc., merc., ph-ac., phos., sulf.**
Einbildung	abends im Bett	**alum., calc., graph., ign., merc., puls., sulf.,**
Einbildung	beim Einschlafen	**calc., camph., ign., lach., lyc., merc., puls., sulf., thuj.**
hört Geräusche (Poltergeist)		**anh., nat-m., nit-ac., plat., thuj.**
sieht Gesichter		**Agar., anac., arg-n., aur., bell., calc., cann-i., caust., cupr., kali-c., lac-c., lach., lyc., med., merc., nat-m., nux-v., op., phos., plat., puls., stram., sulf., tarent., verat.**
sieht Gesichter	im Dunkeln	**lac-c.**
sieht Gesichter, nicht sein eigenes	im Spiegel	**anac.**

Tab. 1

Zum Phänomen **»erlebt einen Poltergeist«** ist folgendes zu sagen. Es entsteht durch das Zusammenspiel zweier Voraussetzungen: einerseits durch die Gabe, die eigene Solarplexusenergie zu kanalisieren und andererseits durch eine Raumenergie, die mit ähnlichen Informationen programmiert ist, so dass auch hier ein besonderes Energiefeld entsteht. Das Phänomen wird in der Regel unbewusst ausgelöst. Je weniger ein Mensch über die Kräfte seiner Energiekörper weiß, um so eher delegiert er seine Wahrnehmungen an irgendwelche Kräfte oder Entitäten außerhalb seiner selbst. Die Geräusche sind durchaus auch für andere Menschen, die sich in einem solchen Raum befinden, hörbar. Auch sie sind an dem Phänomen mitbeteiligt. Da wir in Mitteleuropa über keinen traditionellen Hintergrund verfügen, mit unseren Energien umzugehen, verlegen wir solch ein Phänomen gerne in das Schubfach der Geisteskrankheit. Die Natur produziert jedoch keine Geisteskrankheiten, sondern Phänomene, die aus Unverständnis pathologische Züge annehmen können, so dass der Wahrnehmende in seinem Alltag nicht mehr lebensfähig ist.
Im Sterbeprozess kann es immer wieder zu ähnlichen Wahrnehmungen kommen, die mal von den Anwesenden, mal nur vom Sterbenden gehört werden.

Zu den bedeutsamen hellsichtigen Wahrnehmungen in der ersten Sterbephase gehört auch das **momenthafte Auftauchen von Gesichtern,** die teils erkannt werden oder fremd sind. Dieses Phänomen kennen wir aus den Berichten der Nahtoderlebnisse. Es sind (noch) nicht ganze Gestalten, sondern Gesichter, die aus der körperlosen Welt plötzlich auftauchen.
Sagt ein Mensch in der ersten Sterbephase, dass er im Spiegel nicht mehr sein eigenes Gesicht, sondern jemand anderen sieht oder sieht er Gesichter im Raum, an der Wand, im Traum usw., so versichern wir ihm, dass er/sie den Blick in eine andere Dimension gewagt hat. Fürchtet er sich, empfehlen wir ihm, das Gesicht anzusprechen: »Wer bist du, warum bist du da?« Sehr oft verschwinden die Erscheinungen. Wenn aber ein Gesicht bleibt und der Sterbende eine Antwort bekommt, beruhigt und entspannt er sich.
In der englischen Sensitivitätsschulung gibt es die Übung, im Dunkeln vor einem Spiegel zu sitzen und damit den Blick in die körperlose Ebene zu schulen. Selbstverständlich ist das keine Übung für Anfänger, und schon gar nicht für Sensationshungrige, weil sich die Wahrnehmung zum Beispiel einer geistigen Helfergestalt oder eines verstorbenen, geliebten Menschen nicht herbeiwünschen lässt. Vollkommene Gelassenheit und Angstfreiheit sind die Voraussetzungen für eine solche Übung.
Der Sterbende erlebt dies auf natürliche Weise. Nur wenn er in einer ängstlichen Umgebung lebt und sich alleingelassen fühlt, braucht er die homöopathische Hilfe von **Anacardium, Agaricus, Belladonna** oder ein anderes der oben genannten Mittel.

❷ Hellfühlige Wahrnehmungen, die telepathischen Charakter annehmen können

Veränderte, sensitive, mediale Wahrnehmungen	Mittel
kann Gedanken lesen	**Kola**
erwartet Nachrichten	**merc**
spürt, etwas Wichtiges sei geschehen	**calc., med., nux-v., staph., sulf.**
Tastsinn wird überempfindlich	**acon., alum., ars., bar-c., bell., calc., cann-s., canth., caust., glon., graph. hyos., ign., kali-c., kali-n., lach., lyc., mag-c., mag-m., merc., mosch., nat-m., nux-v., op., ph-ac., phos., plat., puls., sep., sil., staph., stram., sulf., thuj., verat.**
hält sich für körperlos, leicht	**agar., camph., cann-i., lac-c., lach., neon., op., phos., puls., stram., thuj.**
alles erscheint unwirklich	**alum., anac., anh., aran., cann-i., cann-s., lac-c., lil-t., med., staph.**
alles erscheint verändert	**arg-n., bar-m., nux-m., plat., stram.**

Tab. 2

Es leuchtet ein, dass im energetischen Ausnahmezustand des Sterbens vieles verändert und sogar unwirklich erscheint. Besonders in der ersten Phase staunt der Sterbende und kann manches noch nicht einordnen. Das Leichtigkeitsgefühl ist oft ein Segen, wenn eine schwere Krankheit vorliegt. Damit geht auch oft eine Ausschüttung von Endorphinen und ein Herabdimmen des Schmerzempfindens einher.

▷ Ich habe hier nur solche **Arzneimittel-Persönlichkeiten** gewählt, die uns zum einen in diesem Buch ständig begegnen werden, weil sie außerordentliche sensitive und mediale Fähigkeiten haben und zum andern typische Konstitutionen sind, die uns im Sterbeprozess begegnen.

Die Frage erhebt sich, wann braucht der Patient, die Patientin eines der Mittel?

Es sollte uns klar werden, dass die Wahrnehmungen an sich nicht pathologischer Natur sind. In dem Moment, wo wir dem Sterbenden versichern, es ist alles in der Ordnung, beruhigt er/sie sich oft sehr schnell. Erst wenn mit einer Wahrnehmung große Ängste verbunden bleiben, so dass sich der Mensch nicht dem energetischen Geschehen hingeben kann, müssen wir erwägen, welcher Persönlichkeitsanteil im Vordergrund steht. Das bedeutet zum Beispiel, ein von Natur aus stark arsenisch aspektierter Mensch braucht vielleicht **Agaricus**, wenn er mit dem Zustand »Ich bin schwerelos« nicht zurechtkommt. Was, wie immer in der Homöopathie zählt, ist das Symptom, die Beschwerde.

Ganz allgemein zum Sterbeprozess ist zu sagen, dass die Mittel nicht eingenommen werden müssen. Es reicht, wenn sie mental gesendet, per Tropfen aufgerieben werden oder in der Nähe des Sterbenden stehen.

7.2 Wahrnehmungen in der 2. Sterbephase

Auf der Energiepyramide sehen wir, dass die Physis kleiner geworden ist und das Energiefeld größer. Vergleichen wir den Sterbeprozess mit der Geburt, so entspricht die erste Sterbephase den ersten Wehen, die noch in längeren Abständen kommen. Die zweite Sterbephase ist den schon etwas häufigeren Wehen vergleichbar. Es entsteht ein deutlicherer Sog in Richtung Exkarnation. Das wühlt die Emotionen insofern auf, als der/die Sterbende dies spürt und mit seinem Leben ins Reine kommen möchte. Von Zeugen des Nahtoderlebnisses wissen wir, dass sie ihr Leben wie in einem Film sahen, dass ihnen leuchtende Farben erschienen, dass sie laute knallende, Geräusche oder engelhafte Musik hörten und erstmals ein Gefühl für die körperlose Existenz hatten, das sie nicht ängstigte, sondern erleichterte.

Da die zweite Sterbephase nicht unabdingbar in den Tod führen muss, also eine Rückkehr ins Leben potenziell möglich ist, erhalten wir auch von einem Sterbenden noch Kunde, was er/sie wahrnimmt.

Die Farbe Blau steht für das Wasserelement und dieses für die Emotionen. In der zweiten, emotional betonten Sterbephase wird der innere Frieden angestrebt, die Klärung, die Erleichterung, die Ruhe. Energetisch wird nicht nur das physische Doppel, der Ätherkörper vom materiellen Leib gelockert, sondern auch der astrale Energiekörper, den wir auch den Emotionskörper nennen. Dabei kommt es zu elektrischen Entladungen, denn die Energiekörper aller Lebewesen sind elektromagnetische Felder. In der Regel nimmt nur der Sterbende die Entladungen als akustische Phänomene wahr und ist erstaunt, dass wir sie nicht hören. Nichts ist schlimmer für einen Sterbenden, als in seinen Wahrnehmungen nicht verstanden zu werden. Wir tun gut daran, alles ernst zu nehmen, was uns der Exkarnierende mitteilt. Was er/sie sucht, ist Verständnis und die Möglichkeit, die neuen Erfahrungen miteinander zu teilen. Wir Therapeuten und Begleiter begegnen hierbei folgenden Wahrnehmungen:

mediale Wahrnehmungen	Mittel
Versucht Gegenstände zu ergreifen	**ars., bell., hyos.**
Gegenstände erscheinen leuchtend, strahlend, in leuchtenden Farben	**anh., bell., camph., stram.**
Sieht leuchtende Farben	**anh., bell., camph.**
greift nach Erscheinung	**hyos., stram.**
Haus ist voller Menschen	**ars., cann-i., lach., lyc., merc., nat-m., nux-v., sil., stram.**
schwebt in der Luft wie ein Gespenst	**lac-c., lach.**
spürt eine andere Person im Raum	**anac., cann-i., hyos., lyc., mag-p.**
spürt/sieht eine andere Person beim Erwachen	**mag-p.**
versucht, fremde Personen im Zimmer zu ergreifen	**stram.**
sieht große Personen nachts im Zimmer	**med.**
redet mit abwesenden Personen	**agar., aur., bell., calc., hyos., lach., op., stram., thuj., verat.**
redet nachts mit abwesenden Personen	**dig.**
redet mit toten Personen	**bell., calc-sil., canth., hyos., nat-m., stram.**
Personen kommen herein, sehen ihn an, flüstern »Komm«	**med.**
spricht unablässig mit Personen	**verat.**
zeigt auf Personen	**op., sep.**
redet mit körperlosen Wesen (Geistern)	**bell., nat-m., nit-ac., plat., stram.**
meint durch Welten zu reisen, sei unterwegs	**aether, bell., cann-i., cann-s., crot-h., hyos., lach. op.**

mediale Wahrnehmungen	Mittel
ruft nach abwesenden Personen	**hyos.**
Eindruck, er schwebe in der Luft	**acon., agar., arg., anh., bell., calc., camph., cann-i., canth., hyos., kali-br., lac-c., lach., mosch., nat-m., nux-m., op., ph-ac., phos., sep., stram., tarent., thuj.**
schwebt abends in der Luft	**bell.**
schwebt nachts in der Luft	**bani-c.**
schwebt beim Schließen der Augen	**pen.**
spürt, die Zeit zum Sterben sei gekommen	**ars., bell., lach., med., thuj.**
spürt, die Zeit zum Sterben sei gekommen	**ars., bell., lach., med., thuj.**
sieht abwesenden Bekannten auf dem Sofa und hat Angst	**ars.**
sieht tote Personen	**agar., alum., anac., arg-n., ars., bar-c., bell., calc., calc-i., calc-sil., cann-i., canth., caust., graph., hyos., kali-ar., kali-br., kali-c., kali-p., kali-sil., lach., mag-c., mag-m., nat-m., nit-ac., nux-v., op., ph-ac., phos., plat., sil., stram., sulf., thuj.**
sieht tote Personen nachts, um Mitternacht, beim Erwachen, morgens	**cann-i.**
sieht tote Verwandte im Zimmer	**crot-c.**
hält sich für fast tot und bittet, ihr heraus zu helfen	**lach**
hält sich für tot	**lach.**
lebt seine Vergangenheit noch einmal	**ratt-n.**

Tab. 3 Bewusstseinszustände der 2. Sterbephase

Sensitive, mediale Wahrnehmungen	Mittel
hört Glocken	**ether., ars., cann-i., med., ph-ac.**
lieblich klingende	**cann-i.**
hört Telefon	**bell-p.**
hört Türklingel	**neon, Thea**
hört Uhrschläge	**ph-ac.**
hört Gegenstände sich bewegen	**ph-ac.**
hört Klänge	**hyos.**
hört Lärm, Geräusche	**anh., bell., calc., cann-i., canth., hyos., mag-m., ph-ac., sulf., verat.**
hört Klopfen an der Tür	**ant-c.**
hört flüsternde Stimme hinter sich	**med.**
hört Stimmen, die Lärm machen (Poltergeist)	**puls.**
Personen setzen ihm mit Fragen zu und er muss antworten	**nux-v.**
hört Schritte	**canth., crot-c., med., nat-p.**
hört Schritte hinter sich	**crot-c., med.**
hört Schritte im Nachbarzimmer	**nat-p.**
hört Stimmen	**acon., agar., anac., anh., ars., bell., calc., cann-i., cann-s., canth., CHAM., crot-h., cupr-acet., hyos., ign., kali-br., Kola, lac-c., lach., lyc., mag-m., med., nat-m., nit-ac., ph-ac., phos., stram., sulf., thuj., verat.**
hört Stöhnen, Seufzen	**crot-h.**
hört Klopfen oder Klingeln an der Türe	**neon**

Tab. 4 Phänomene der Hellhörigkeit in der 2. Sterbephase

Hellhörigkeit hat, wie schon an früherer Stelle erklärt, mit Fühlen zu tun, und Fühlen oder Gefühl ist etwas sehr Bewegliches, den ganzen Menschen Erfassendes. Der emotionale Zustand wirkt wie aufgewühltes, dann wieder gleichmäßig fließendes Wasser. Besonders die hellhörigen Phänomene machen deutlich, dass der Sterbende Kontakt mit der »anderen Welt« aufnimmt und uns nur bruchstückhaft sagen kann, was er/sie wahrnimmt.
Es ist kein Zufall, dass Sterbende oftmals in den **»Chamomilla-Zustand«** geraten. Sie wollen von Verständnis und Annahme getragen werden und brauchen von uns die Zusicherung, dass alles was sie erleben in der Ordnung des Sterbeprozesses ist.
Auch die hellsichtigen oder hellfühligen Phänomene zeigen die Kommunikation mit der körperlosen Welt, die der Sterbende ganz real erlebt. Wie bei den Nahtoderlebnissen begegnet er Verwandten, Freunden oder Helfergestalten, die er je nach seinem Bewusstseins- und Erfahrungsniveau im Leben als Engel, Geister oder Gespenster beschreibt.
Ein sicheres Zeichen für uns als Begleiter der/des Sterbenden ist die Mitteilung, zu schweben, denn so werden die ersten Versuche der Loslösung vom physischen Körper beschrieben. Können wir angstfrei mit den Wahrnehmungen umgehen, überträgt sich dies 1 : 1 auf den Sterbenden. Nach meiner Erfahrung sind die negativ empfundenen Wahrnehmungen in den meisten Fällen Projektionen von Ängsten oder negativen Glaubenssätzen der Begleiter auf den Sterbenden. Man bedenke, es herrschen im Sterbeprozess erhöhte energetische, mediale Zustände. Der Sterbende hat somit nicht nur seine »Antennen« auf das gerichtet, was vor ihm/ihr liegt, sondern nimmt auch intensiv und im vergrößerten Maßstab Gefühle und Gedanken um ihn herum wahr. Das bedeutet, selbst kleine Zweifel oder Ängste von uns übertragen sich vergrößert auf den Sterbenden!

7.3 Wahrnehmungen in der 3. Sterbephase

In der Sterbeenergetik erleben wir wie in der menschlichen Inkarnation wellenartige, pulsierende Bewegungen. Pulsation ist das wichtigste Zeichen von Leben, ob in die physische Welt hinein oder aus ihr heraus. Auf der Energiepyramide sehen wir, dass sich in der roten Phase, die dem Element Feuer entspricht, physischer und Energiekörper die Waage halten. Der Mensch steht an der Wegscheide zwischen Leben und Tod. Im Nahtoderlebnis ist das der Moment, in dem der Mensch wieder einen Sog in seinen Körper spürt oder andere Zeichen erlebt, die ihm deutlich sagen: Du musst in deinen Leib zurück. Deine Zeit zu gehen ist noch nicht gekommen, aber du hast einen Vorgeschmack bekommen, wie schön es ohne Körper sein kann. Die momenthafte Rückkehr in den physischen Körper wird als schmerzhaft empfunden.
Das gleiche erlebt die/der Sterbende im letzten Aufgebot seiner physischen Kraftreserven. Die **Feuerphase** ist ein letztes Aufblühen und für uns ein sicheres Zeichen, dass der Tod nahe ist. Dennoch wird keine Sterbephase so

oft missverstanden wie diese, denn es kommt zu wahren Wundern der Kräftemobilisierung. Ich nenne es das »Lazarus-Phänomen«, denn ich habe Menschen erlebt, die schon dem Tode nahe schienen, die aufstanden, das Krankenhaus oder Sterbezimmer verließen und noch drei Monate lebten. Die längste Feuerphase, die ich je erlebte, war die eines Mannes mit Rückenmarkkrebs, der für zwei Jahre die Tumorstation verließ, bei dem zur größten Verblüffung der Ärzte die Krankheit von den Röntgen- und CT-Aufnahmen verschwand. Es kommt zu Spontanheilungen, die für eine bestimmte Zeit wirksam sind.

Was hat sich die Schöpferkraft dabei »gedacht«, eine solche gigantische Energiewelle im Sterbeprozess zu erschaffen?!

Immer wenn ich bei Mensch und Tier die Feuerphase erleben durfte, sank ich voll Demut und Andacht auf die Knie vor so viel Weisheit, so viel Güte. Die Lebenskraft gibt uns bis zum letzten Augenblick die Wahl zur Heilung. Dies erlebt der/die Sterbende als Chance, zum Beispiel in seinem Leben noch Dinge zu ordnen, sich einen sehnlichsten Wunsch noch zu erfüllen, noch einmal etwas zu erleben, das ihm/ihr so viel bedeutete. Die Lebensenergie kommt an den Wendepunkt, ihre physische Existenz ist nur noch ein Hauch, ihre energetische Existenz ist angewachsen und bietet sozusagen ein gleichwertiges Pendant zum physischen Leben.

Ist der Sterbende schon mit sich ins Reine gekommen, muss und will er nicht mehr in die physische Welt zurück, so bedeutet die Feuerphase im Sterbeprozess das anstrengende Abschütteln des materiellen Leibes, das sich für uns draußen durch heftige Konvulsionen, Aufbäumen, Schreien mitteilen kann. Die dritte Phase kann aber auch ganz sanft vonstatten gehen, indem die/der Sterbende noch einmal sanft errötet, die Augen aufschlägt, uns musternd anschaut und lächelt. Die dramatische Welle der Exkarnation kann ganz klein und ganz groß sein. Entscheidend ist, dass wir den Menschen auffangen durch Zusicherung, dass dies alles seine Ordnung hat. Wir meinen fast immer, der Sterbende leide, weil er stöhnt oder einmal schreit und sich aufbäumt. Die Natur ist weise. Sie lehrt, wie man geboren wird, sie lehrt wie man stirbt und sie agiert immer zum Besten eines Lebewesens. Wir draußen haben viel mehr Probleme mit der dritten Sterbephase als der Sterbende. Ja, es können noch einmal Schmerzen auftauchen, die wir mit bewusstseinserhaltenden Schmerzmitteln, am besten Homöopathika wie **Arsen** oder **Phosphor** mildern sollten. Nach meiner Erfahrung leidet der Sterbende gerade in dieser Phase am meisten, wenn zu früh Morphium gegeben wird. Der Mensch wacht aus einem diffusen, vernebelten Zustand auf und versteht nicht, was mit ihm geschieht. Man kann diese Situation ungefähr mit einer Steißlage des Kindes bei der Geburt vergleichen. Mutter und Kind geraten in Todesängste, weil beide spüren, dass etwas außerhalb der Ordnung abläuft. Das Kind kann dadurch traumatisiert werden und noch als Erwachsene alle möglichen Wahnideen im echten Sinne produzieren.

Im Sterbeprozesse herrschen energetische Ausnahmezustände, die wir am besten meistern, indem wir keine Ängste auf den Sterbenden übertragen und ihm Verständnis entgegenbringen. Was ich in Krankenhäusern oder in

Sterbezimmern während der Feuerphase erlebte, war pure Angst und Ignoranz, die Ärzte und Pflegepersonal – von den Verwandten ganz zu schweigen – dazu veranlassen, den Sterbenden mundtot zu machen, ihn zu entmündigen. Sterbehilfe ist keine Entmündigung, sondern an erster Stelle verstehen, was vor unseren Augen abläuft, um sanft zu assistieren.
Ich sage dies mit aller Deutlichkeit, weil ich mediale Balancen mit Sterbenden durchführte und dabei erlebte, wie furchtbar sie es empfinden, wenn »draußen« niemand ihren Zustand versteht und wie glücklich sie sind, wenn man sie ihren Prozess mit allen Zeichen, die ihnen physisch zur Verfügung stehen erleben lässt. In keinem Bereich der Heilkunst betrachte ich die Möglichkeit, einen medialen Kanal zu Menschen legen zu können und ihn, den oftmals Sprachlosen, zu verstehen als großes Geschenk wie bei Sterbenden. Viele können sich nicht mehr verbal mitteilen, aber sie wollen sich mitteilen, selbst die, die ihr Leben lang Probleme mit Kommunikation hatten!
Wenn wir nicht wie die Tibeter oder Inder hellsichtig den Sterbeprozess miterleben können, so ist es doch tröstlich, dass wir über eine Mediumperson die Bedürfnisse des Sterbenden erfahren und die Gewissheit, dass unsere Wahrnehmungen richtig sind.

- In der 3. Sterbephase des Elements Feuer kann es turbulent zugehen, sowohl körperlich durch Aufbietung aller Kraftreserven, als auch sensitiv durch vielerlei Wahrnehmungen. Selbst bei völlig geschwächten Menschen besteht in dieser Phase der Drang, sich mitzuteilen, manchmal in unverständlicher Sprache. Aber es gibt auch genügend Beispiele deutlicher Beschreibungen, was der Sterbende sieht, fühlt und hört.

Hellsichtige Wahrnehmungen	**besondere Umstände**	**Mittel**
sieht Feuer		**alum., ars., bell., calc., lach., mag-m., nat-m., op. phos., plat., puls., stram., sulf.**
sieht Feuer	nachts	**lach.**
sieht schemenhafte Gestalten (Phantome)		**alum., calc., graph., hyos., ign., lach., lyc., merc., ph-ac., phos., puls., stram., sulf., thuj.**
Schemen (Phantome)	tagsüber	**lyc.**
Schemen (Phantome)	nachmittags	**lyc.**
Schemen (Phantome)	beim Mittagsschlaf	**lyc.**
Schemen (Phantome)	abends	**calc., lyc.**

Hellsichtige Wahrnehmungen	besondere Umstände	Mittel
Schemen (Phantome)	nachts	**calc., camph., graph., ign., lyc., merc., phos., puls., thuj.**
angenehme Schemen (Phantome)		**lach.**
Schemen (Phantome) beim seitwärts Blicken		**stram.**
Schemen (Phantome) im Dunkeln		**puls., stram.**
sieht Schemen (Phantome) kommen und gehen		**nit-ac.**
sieht Schemen (Phantome) beim Hinlegen	tagsüber	**arg-n., cupr., laur.**
sieht viele Bilder, Schemen (Phantome)		**bell., calc., graph., hyos., nat-m. op.**
sieht Bilder an der Wand		**lyc.**
sieht wechselnde Bilder		**graph., lyc.**
sieht zukünftige Bilder		**oleander**
Gestalten kommen	aus der Ecke	**stram.**
steht unter mächtigem Einfluss		**hyos., lach., stram., thuj., verat.**
sieht Engel		**aether, bani-c., cann-i., stram.**
déjà vu		**kali-br.**
sieht körperlose Wesen (Geister, Gespenster)		**agar., alum., anh., arg-n., ars., bell., calc., camph., cann-i., cann-s., caust., cupr., cup-acet., hyos., ign., kali-br., kali-c., kali-j., lach., lyc., mag-m., merc., nat-m., phos., plat., psor., puls., sep., sil., stram., sulf., tarent., thuj., verat.**

Hellsichtige Wahrnehmungen	besondere Umstände	Mittel
sieht körperlose Wesen (Geister)	Tag und Nacht	**acon., ars., puls.**
sieht körperlose Wesen (Geister)	abends, im Zwielicht	**phos.**
sieht körperlose Wesen (Geister)	nachts	**hell., merc.**
sieht nie zuvor gesehenen Ort		**sil.**
sieht Personen		**ars., bell., calc., cupr-acet., hyos., kali-c., Kola, lach., lyc., lyss., mag-c., mag-s., med., merc., nat-m., op., puls., sep., stram., tarent., thuj., verat.**
sieht Personen	morgens	**sulf.**
sieht fremde Personen		**bell., mag-s., tarent.**
sieht Personen	beim Eintreten in ein Zimmer	**lyc.**
sieht viele Personen		**nat-m., stram.**
Fantasiegebilde tauchen scharenweise auf		**berb., psor.**
Fantasiegebilde drängen sich auf	bei leichtem Schlaf	**berb.**
sieht Tiere		**u. a. bell., hyos. stram, cann-i., med**
Visionen		**alum., alum-sil., anac., anh., arg-n., ars., bell., calc., camph., cann-i., cann-s., canth., caust., croth-c., graph., hyos., ign., kali-br., kali-c., lac-c., lach., lyc., mag-m., mag-s., merc., nat-m., nit-ac., nux-m., nux-v., op., ph-ac., phos., plat., psor., puls., sep., sil., stram., sulf., tarent., thuj., verat.**

Hellsichtige Wahrnehmungen	besondere Umstände	Mittel
Visionen	tagsüber	**bell., lac-c., lyc., nat-m., stram.**
Visionen	morgens	**hep.**
Visionen	abends	**cupr., ign., phos., puls**
Visionen	nachts	**camph., canth., stram., thuj.**
Visionen farbenfroh		**anh.**
Visionen von Farbwolken		**lach.**
Visionen fantastisch		**arg-n., ars., bell., hyos., lach., nit-ac., op., sep.**
Visionen	beim Wachliegen	**arn.**
Visionen	im Schlaf	**nat-m., stram.**
Visionen beim Schließen der Augen		**anh., arg-n., ars., bani-c., bell., calc., camph., caust., graph., ign., lach., lyc., op., psor., puls., sep., stram., sulf., tarent., thuj.**
Visionen schön		**bell., cann-i., cann-s., lac-c., lach., op., sulf.**
Visionen	beim Einschlafen und Erwachen	**ign.**
Visionen	bei Licht	**lac-c.**
Visionen	an der Wand	**bell., cann-i.**
Visionen wunderbar		**calc., calc-acet., calc-ar., camph., cann-i., lach.**

Tab. 5 Hellsichtige Wahrnehmungen in der 3. Sterbephase

Die Rubrik **»Sieht Feuer«** teilt uns mit, dass es im Sterbeprozess der dritten Phase, Menschen gibt, die den verzehrenden Prozess, in dem sie sich befinden, bildhaft wahrnehmen. Sie fühlen auch oft eine große Hitze, die mit Kälte abwechselt.

Die Rubriken, in denen von Phantomen, Geistern, Gespenstern, Fantasiegebilden und Visionen die Rede ist, bezeugen den Aufruhr, aber auch die Hilflosigkeit, das Wahrgenommene in Worte zu kleiden. Wir müssen hier stets nachfragen, wenn es möglich ist, denn verständlicherweise entstehen auch Ängste, weil plötzlich so viele Geistwesen auftauchen. Sie werden nicht immer sofort als Helfer verstanden, sondern durchaus auch als Bedrohung.
Wie wir sehen, wiederholen sich die meisten Mittel. Unter **»Phantomen«** werden sowohl schwarze als auch weiße schemenhafte Gestalten verstanden, die durch den Raum gleiten. **»Geister«** sind oft konkrete, transparent wirkende Gestalten verstorbener Verwandten. Mit **»Gespenst«** sind meistens bewegliche, schwebende oder durch den Raum huschende Wesen ohne Beine und Füße gemeint. Die Rubrik **»Personen«** ist die konkreteste, da hier oft bestimmte Personen, die der Sterbende kannte oder kennt, erscheinen oder die Geistwesen konkret als menschliche Personen gesehen werden, was auf den höchsten Grad hellsichtiger Wahrnehmung hinweist.

▷ Unter **»Vision«** versteht man zukunftsweisende Bilder, die sowohl Personen als auch Szenerien, Landschaften oder Ereignisse beinhalten können.

Bei allen hellsichtigen Wahrnehmungen, die der Sterbende ohne Angst erlebt, ist eine Behandlung mit dem entsprechenden Mittel unnötig. Gerät er/sie aber in emotionale Bedrängnis, so muss man entscheiden, welcher Zustand daraus spricht.
Ich habe einige Beispiele von negativ erlebten Clairvoyancen zusammengestellt, um deutlich zu machen, dass die Mittel die gleichen sind:

Wahnidee	besondere Umstände	Mittel
Absurde Gestalten sind anwesend		**caust.**
Absurde Gestalten	Beim Schließen der Augen	**calc., caust., graph., ign., lach., lyc., puls., stram., sulf., thuj.**
Besessenheitsgefühl		**anac., hyos., manc., stram., sulf.**
abscheuliche Wesen (Phantome)		**lyc.**
furchterregende Wesen (Phantome)		**calc., graph., hyos., ign., lach., lyc., merc., ph-ac., phos., puls., stram., sulf., thuj.**

Wahnidee	besondere Umstände	Mittel
Visionen grauenhaft		**bani-c., bell., calc., camph., caust., ign., kali-br., lac-c., lach., lyc., merc., nat-m., op., phos., puls., stram., sulf., tarent.**

Tab. 6 Negative hellsichtige Wahrnehmungen in der 3. Sterbephase

Ich stelle hierbei immer die Frage: Was ist ein abscheuliches Wesen, was ein furchterregendes? Für den einen ist eine Fliege an der Wand furchterregend, für den anderen eine hässliche Gestalt mit Fratze. Die genannten Rubriken sind leider nur Allgemeinplätze; es wäre hilfreich gewesen, wenn die Prüfer in der Lage gewesen wären, ihre Wahrnehmungen genau zu beschreiben.

Ob die Clairvoyancen positiv oder negativ erlebt werden, hängt vom Bewusstsein des Sterbenden ab, vor allem aber von der Reaktion des Begleiters. Ich habe immer wieder erlebt, dass sich die/der Sterbende schnell beruhigt, wenn versichert wird: Schau auf die Lichtgestalten, geh ins Licht.
Im Leben wie im Sterben begegnen wir auf dem Weg ins Licht unserem Schatten. Hat man keine Schattenarbeit im Laufe des Lebens geleistet, so steht sie im Sterbeprozess an, und zwar in der Feuerphase, denn diese ist die Purifikation, die Läuterung des Bewusstseins.
Wer meditierte, streng vegetarisch lebte und nur esoterische Literatur las, hat keinen Freibrief für ein leichteres Sterben. Was echt ist in unserer spirituellen Entwicklung und uns deshalb tragen kann, zeigt sich in der Sterbestunde. Der Weg ins Licht ist von dem eigenen Schatten begleitet. Wer den Schatten anschaut, schwächt seine destruktive Energie und stärkt die positiven Kräfte.

Mediale Wahrnehmungen	Mittel
Geräusche erscheinen wie Farben	**anh.**
hört jemanden an sein Bett treten	**carb-v.**
Töne, Klänge, Laute, kommen aus einer anderen Welt	**carb-an**
hört Musik (lieblich, Melodie, überirdische)	**aether, anh., cann-i., cann-s., ign., lach., lyc., merc., stram., sulf., thuj., puls.**

Mediale Wahrnehmungen	Mittel
jemand ruft	**anac., ars., bell., cann-i., hyos., kali-c., plat., sep., stram., thuj., verat.**
jemand ruft beim Erwachen	**ars., bell., sep.**
meint, jemand rufe nach ihm	**anac., cann-i., med., sep., sulf.**
meint, jemand ruft im Schlaf	**sep.**
hört nachts Stimmen	**cham., sulf.**
hört Stimmen von abwesenden Personen	**anac., cham., germ.**
hört Stimmen und antwortet	**aster., calc-sil.**
hört Stimmen, denen er meint, folgen zu müssen	**anac., crot-c., lach.**
hört Stimmen von Fremden	**bell., cham.**
Stimme scheint unter dem Bett zu sein	**stram.**
hört Stimmen von toten Menschen	**anac., bell., calc-sil., nat-m., stram.**
hört weit entfernte Stimmen	**cann-s., cham., nat-m., stram.**

Tab. 7 Hellfühlige und hellhörige Wahrnehmungen in der 3. Sterbephase

Der wichtigste Aspekt hellhöriger Wahrnehmungen ist, dass die/der Sterbende den Eindruck hat, gerufen zu werden. Dieses Phänomen kennt man auch aus Nahtoderlebnissen. Im Einzelfall können die Stimmen auch identifiziert werden. Je nachdem, welche Bilder ein Sterbender sich zu Lebzeiten vom Tod gemacht hat, ob er ihn zum Beispiel personifizierte, wird auch in der Rubrik »hört jemanden an sein Bett treten« dieser Jemand als der Tod beschrieben. Oft kommt zum hellhörigen Phänomen ein hellsichtiges hinzu, so dass der Sterbende den Tod als »Sensemann« beschreibt oder als eine weiße Helfergestalt, die ihm die Hand reicht, um ihn abzuholen. Wer je noch Zweifel hat, dass wir Menschen in Bildern denken, sollte sich in Sterbebegleitung üben. Hier finden überhaupt keine abstrakten Gedankengänge mehr statt, sondern mit allen Sinnen wird das Sterben erlebt. Aus der Sterbebegleitung geht auch der Begleitende verwandelt hervor.

▷ Sollte der/die Sterbende die dritte Phase mit Ängsten erleben, sind die entsprechenden Mittel angezeigt, aber nicht oral. Es reicht schon, das Heilmittel in die Nähe des Menschen zu legen oder in etwas Wasser aufgelöst auf die Stirn zu tupfen.

Das Ende der feurigen Sterbephase zeigt sich klar und deutlich in der nun folgenden totalen Entspannung, in der Ruhe nach dem Sturm. Der Eindruck entsteht, als verebbe der physische Leib, als sei die Körperhülle fast leer, während der Raum voller Energie ist.

7.4 Besondere Zustände der 4. und 5. Sterbephase

Kola

Auf der Energiepyramide sehen wir erstmals eine Umkehrung der Energien. Der materielle Körper nimmt deutlich ab, das Energiefeld deutlich zu. Diese Phase wird dem Element Luft zugeordnet. Die Luft steht für Leichtigkeit und Bewegung nach oben. Aus dieser Sterbephase erfahren wir nur in Ausnahmefällen verbale Mitteilungen. Wenn wir aber mit dem Sterbenden zum Beispiel über eine Mediumperson Kontakt aufnehmen, erfahren wir von der Bereitschaft zu gehen, von innerem Frieden und starken Lichteindrücken. In dieser Phase kommen alle Körperfunktionen zur Ruhe; der letzte Herzschlag und der letzte hörbare Atemzug kündigt das Finale des Sterbeprozesses an. Das Bedürfnis, mit uns und unserer Seinsebene zu kommunizieren, versiegt allmählich. Die Sinne des Sterbenden sind nun in die körperlose Dimension gerichtet.

▷ Wenn wir überhaupt von einem **»homöopathischen Geisteszustand«** in der 4. Sterbephase sprechen wollen, dann fällt die Wahl auf das Mittel mit der größten Energie, Gedanken lesen zu können: **Kola**. Der Kontakt zwischen Begleiter und Sterbendem geschieht am besten mental und durch Gedankenübertragung (Telepathie).

Die Loslösung vom physischen Körper sehen wir als Begleiter in der Regel nicht hellsichtig, aber die meisten berichten, dass sie es spüren und automatisch nach oben schauen, wenn sie mit dem Sterbenden sprechen. In der Tat schwingt der Sterbende wie ein Jojo aus dem Körper heraus und wieder in ihn hinein. Die erhöhte Energie im Sterbezimmer lässt mediale Wahrnehmungen beim Sterbebegleiter zu, so dass viele Bewusstseinszustände, die vormals beim Sterbenden stattfanden nun bei ihm/ihr geschehen.
Für uns als Therapeuten ist wichtig, dass wir auf den Begleiter ein Auge haben, ob er mit der Situation zurecht kommt oder nicht, ob Ängste oder Hysterie auftauchen. Für den Sterbenden ist auch im äußeren Umfeld Ruhe wichtig, darum sollten wir, wenn nötig, dem Begleiter im eventuellen Loslösungsschmerz beistehen.

Geschieht der Sterbeprozess für den Sterbenden und Begleiter in der Ordnung der Natur, zeichnet sich die 4. Sterbephase durch Harmonie und Frieden aus. Zwischen beiden Menschen kommt es zu einer Annäherung des

Bewusstseinszustandes insofern, als die sensitive Kommunikation auch den Begleiter leichter macht. Er/sie begleitet den Sterbenden gleichsam auf einem Regenbogen auf die »andere Seite« und nimmt Abschied. Der/die Sterbende betritt eine neue Welt und lässt den »alten Wintermantel« zurück. Für eine kleine Weile ahnen wir als Begleiter, dass Sterben der größte Wandel ist, den wir erleben können und dass seine Erhabenheit größer ist als aller Schmerz, einen lieben Menschen zu verlieren.

Auf der Energiepyramide sehen wir das letzte verbleibende Körperzeichen in der Pyramidenspitze, die in die Umkehr mündet. Im Vergleich dazu entsteht ein großes Energiefeld, das sinnbildlich dafür steht, dass das Bewusstsein des Sterbenden bzw. soeben Verstorbenen im Begriff ist, in das große Bewusstsein der Natur einzugehen.

▷ Die 4. und 5. Sterbephase gehen meistens nahtlos ineinander über.

Es gibt keine äußerlich sichtbaren Lebenszeichen mehr, wohl aber noch Delta-Gehirnwellen, die gemessen werden können. In dieser Phase haben Sterbebegleiter oftmals mediale Wahrnehmungen, indem sie farbige Wolkenschleier sehen (**lach.**) oder den Sterbenden als Person im Raum sehen (**ars., bell., calc., cupr-acet., hyos., kali-c., Kola, lach., lyc., lyss., mag-c., mag-s., med., merc., nat-m., op., puls., sep., stram., tarent., thuj., verat.**)
In dieser letzten Sterbephase habe ich selten erlebt, dass jemand ausrastet und deshalb sofort behandelt werden muss. Viel häufiger sind die genannten Mittel nötig, wenn der Begleiter wieder in seinem Alltag ist und den Verstorbenen im Raum, im Traum, vor der Türe oder sonst wo plötzlich hellsichtig wahrnimmt und damit nicht klarkommt. Dieses Phänomen taucht öfter auf als wir vermuten. Deshalb ist es für uns Therapeuten wichtig, zu fragen, ob die Patientin oder der Patient jemanden im Sterben begleitet hat und sollte darüber aufklären, dass in der Sterbebegleitung ein großes Energiefeld aufgebaut wird, das, wie in der Sensitivitätsschulung, dazu dient, die eigene Wahrnehmung und die des Sterbenden zu verstärken. Postmortal wirkt das Energiefeld nach, so dass sich in diesem »morphogenetischen Feld« der Verstorbene noch einmal manifestieren kann.
In der Zeit, als ich Sterbebegleiter (Ärzte, Heilpraktiker, Psychotherapeuten, Pflegepersonal, Pfarrer) darin schulte, die einzelnen Sterbephasen wahrzunehmen, wies ich von Anbeginn auf die Möglichkeit hin, dass der Verstorbene sich im gemeinsam aufgebauten Energiefeld zeigt. Dadurch wurde auf der einen Seite bei den Skeptikern das Vertrauen in die eigenen sensitiven Fähigkeiten gestärkt und auf der anderen Seite der Schreck und Schock ausgeschlossen. Diese so vorgebildeten Sterbebegleiter konnten dies wiederum an die Angehörigen weitergeben – mit dem positiven Feedback, dass auch bei ihnen weniger Angst vor diesen Phänomenen entstand.

Ich habe ganz bewusst den Sterbeprozess so dokumentiert, wie er im Normalfall abläuft, denn wir brauchen bei dieser tabuisierten Thematik ein Vorbild, das wir anstreben können. Für jeden Therapeuten, für jeden Angehörigen ist es eine große Erleichterung, das Mysterium des Sterbens besser zu begreifen und seinen Platz darin zu finden. Natürlich gibt es Trauer und Schmerzen. Doch ehe wir nun auch an die Euthanasie beim Menschen denken und meinen, die Palliativmedizin sei die beste Lösung, mit Sterben umzugehen, sollten wir erst einmal die Sterbephasen bewusst wahrnehmen. Das betrachte ich als Pflicht für jeden Vertreter der Heilkunst. Nirgendwo wird der eigene Schmerz, die eigene Angst so perfekt auf einen anderen Menschen projiziert wie im Sterbeprozess. Erst wenn wir in der Lage sind, stressfrei und angstfrei an dem großen Wandel, an der Exkarnation eines Menschen teilzuhaben, wird klar, was wirklich noch an erleichternden Maßnahmen für den Sterbenden nötig ist.

Wie die ersten Wissenschaftler der Sterbeenergetik, die Tibeter und Inder, uns überlieferten, bedeutet das ideale Sterben der Energiefluss von den Füßen über den Körper zum Scheitel des Kopfes hinaus in den Kosmos. Das »schlechte Sterben« wird als ein Vorgang beschrieben, bei dem der Kopf bzw. das Bewusstsein zuerst ausgeschaltet wird und die Energie von dort zu den Füßen fließt. Für die Inkarnation ist die Reihenfolge Kopf → Körper → Füße sowohl für die Embryoentwicklung als auch für die physische Geburt richtig. Für die Exkarnation ist die Reihenfolge Füße → Körper → Kopf richtig. Alles was davon abweicht, bringt Erschwernis und Schmerz.

Wenn wir uns dies bewusst machen, wird klar, was durch Organtransplantation angerichtet wird. Damit die Organe noch durchblutet sind und die Zersetzung innehält, muss die 1. und 2. Sterbephase gewählt werden. Der klinische Tod wird einfach neu definiert, nämlich nach vorne verlagert. Für den Sterbenden bedeutet das nicht nur ein unverzeihlicher Eingriff in seinen Exkarnationsprozess, sondern auch ein großes Leid, da sein Bewusstsein gewaltsam von seinem Körper getrennt wird.

Öffnen wir unser Bewusstsein für die sensitive und mediale Wahrnehmung, wählen wir diese, um mit einem Sterbenden Kontakt aufzunehmen, erfahren wir aus erster Hand, was in ihm vorgeht und was er wirklich braucht. Aus meiner Erfahrung und aus der Erfahrung vieler, die sich mit den Sterbephasen intensiv befasst haben, kann ich nur sagen: die natürliche Reihenfolge ist das Verstehen und Erleben der Wandlungsphasen im Sterbeprozess. Dann folgt die naturheilkundliche Behandlung des Sterbenden, da sie das Bewusstsein des Patienten klar hält. Danach können chemische Palliative in Betracht kommen. Und ganz zum Schluss, in der letzten Reihe auf dem letzten Platz kann für den Ausnahmefall die Euthanasie erwogen werden.
Die heißen Diskussionen und geplanten Gesetzeserlasse zum Thema Euthanasie, die gigantischen Organspendeaktionen zäumen das Pferd von hinten auf und erzeugen einen »schlechten Tod«, den auch schon die alten Tibeter und Inder kannten.

Abschließend zu diesem Kapitel ist zu sagen, dass die Homöopathie hervorragende Heilmittel für eine Sterbehilfe zur Verfügung hat. Schon James Tyler Kent nennt die wichtigsten Mittel: **Phosphor, Lachesis, Carbo vegetabilis, Arsenicum album** und **Tarantula** für die verschiedenen Sterbephasen (Zur Theorie der Homöopathie, Haug, S. 402 ff.). In meiner Erfahrung spielen **Camphora, Murex** und **Psittacus erittacus** eine wichtige Rolle, um ganz allgemein das Sterben zu erleichtern.

8. Die Trance auf der Alpha-Ebene

Das menschliche Gehirn arbeitet bzw. denkt in Bildern, die je nach Gehirnwellen schwächer oder intensiver wahrgenommen werden. Die Alpha-Gehirnwellen produzieren die reichhaltigste Bilderwelt; sie werden auf natürliche Weise vor dem Einschlafen, im Traum und beim Aufwachen angeregt. Das Besondere ist, sie erzeugen physisch, psychisch und mental einen leichten Entspannungszustand, eine leichte Verwischung der Grenze zwischen Tagbewusstsein (Beta-Wellen) und Traum (Alpha-Wellen) und sie aktivieren beide Gehirnhemisphären mit einem leichten Überhang der rechten Hemisphäre. Das rechte Gehirn ist maßgeblich an dem Vermögen, **ohne Raum- und Zeitbegrenzung** denken zu können, beteiligt. Dadurch ist prinzipiell alles möglich, es gibt nichts, was sich der Mensch nicht ausdenken könnte.

▷ Die **Alpha-Ebene** ist jene, auf der wir Inspiration erfahren und auf der alle Erfindungen und geistige Errungenschaften entstanden.

Ob große Künstler oder Wissenschaftler, sie alle beschreiben ihre Idee oder ihren Ein-fall als eine Gnade, die ihnen zuteil wurde so, als ob sie es nicht selbst gewesen wären, sondern eine Kraft, die sie geleitet hätte. Inspiration ist ein durch Fleiß, Konzentration und anschließendes totales Loslassen vorbereiteter Nährboden, auf den eine höhere Kraft einwirken kann. Je nachdem, welcher Kultur jemand angehört, beschreibt man diese Kraft mit Gott, Göttern, Schutzengeln, Krafttieren (Totems), Geistwesen usw. Das sind bildhafte Versuche, einen irrationalen Prozess zu beschreiben. Die Alphaebene ist, wie gesagt, die bilderreichste Ebene, die für Inspiration offen ist. Sie kann willentlich herbeigeführt werden, aber nicht die Inspiration.

▷ Die **Alpha-Ebene** ist die Trance-Ebene, durch die wir Zugang zu unserer Bilderwelt haben.

Das machten sich die Menschen seit Urzeiten zunutze, indem sie rezitierten, sangen, im Kreis tanzten, trommelten und sich damit dem Mineral-, Pflanzen-, Tier-, Menschen- und kosmischen Reich öffneten. Die Trance kommt durch Rhythmus und Pulsation zustande. Sie kann auf vielerlei Weise herbeigeführt werden, sie kann verschiedene Tiefengrade erreichen, vom Wachzustand bis zum Tiefschlaf.
Keine Ebene regt so sehr die Fantasie und Kreativität an wie die Trance auf der Alpha-Ebene. Man dringt zum inneren Wesen einer Energie vor. Und genau dieses ist eine zentrale Gabe, die man in der Heilkunst entwickeln sollte.
Wir haben im Rahmen der Sensitivitätsschulung mit Fachärzten Alpha- oder Trancereisen zu den Medikamenten gemacht, die sie jeden Tag verschreiben. Die Damen und Herren waren sehr erstaunt, welche Botschaften sie

vom innersten Wesen des Cortisons, Aspirins, Valiums oder der Mixtur für die Chemotherapie wahrnahmen. Vor allen Dingen begriffen sie plötzlich, welchen Anteil sie als Heiler im Arzt an der Wirksamkeit eines Medikaments haben können. Arzneiwesen haben Licht und Schatten so wie jedes Wesen der Natur. Selbst bei einer chemischen Verbindung haben irgendwelche Elemente der Natur einmal Pate gestanden.

▷ Ein **Heilmittel** ist umso stärker, je näher es dem Lebensprinzip ist, das wiederum Rhythmus und Pulsation, Schwingung und Energie in verschiedenen Seinsformen und Seinszuständen bedeutet.

Diese Voraussetzungen erfüllt die Homöopathie wie keine zweite Heilweise. Es liegt daher nahe, sich einem homöopathischen Mittel in gleicher Weise anzunähern. Das geschieht durch die Prüfung und Herstellung. Durch die Arzneimittelerfahrung regen wir die Alpha-Ebene an und wir arbeiten mit den Wesenheiten = Energetisierung der Stoffe aus den drei Naturreichen. Wir erleben sogar das rhythmische Element durch Verreibung und Verschüttelung, dem im Schamanismus das Tanzen und Trommeln entspricht.

Auf diesem Hintergrund sind die Trancereisen oder Seelenreisen, wie Andreas Krüger sie im Rahmen der prozessorientierten Homöopathie durchführt, eine enorme Bereicherung unserer homöopathischen Heilkunst, die im Begriff war, sterile, zu intellektuell geprägte, fantasielose Züge anzunehmen. Das sind die größten Hindernisse, die eigene Heilkraft schwingen und fließen zu lassen!

Die Arbeit mit inneren Bildern, ich nenne das jetzt erst einmal so, ist die älteste spirituelle und heilerische Arbeit … Vielleicht entsprang sie der gleichen Zeit, in der auch das erste Handauflegen stattfand. Das Handauflegen und die Trance gehören zu den ältesten Praktiken heilerischer und spiritueller Natur …
Wir machen keine Trance, wir gehen in die Trance. Trance-Arbeit ist nie ein Machen, wie Heilkunst sowieso nie Machen sein sollte … Der Unterschied zwischen Trance machen und mit dem Klienten oder der Gruppe auf eine Trance gehen ist, dass der, der tranct, kein großer Guru ist, auf dem Stuhl sitzt und jetzt mal alle hypnotisiert, sondern, dass er anbietet, als jemand, dessen Bewusstsein vielleicht schon ein klein wenig mehr geschult ist, voranzugehen. Das ist die Aufgabe des Trancers, des Seelenreiseleiters oder Psychopompos.
Andreas Krüger: Manuskript »Weg und Wandlung«, S. 7 ff

Die Trance als Seelenreise in die eigene Bilderwelt zu beschreiben, ist sehr anschaulich und beinhaltet, dass hier angenehme wie auch unangenehme Bilder auftauchen können. Da die Trance auf der Alphaebene stattfindet, wo Bilder in Bewegung sind und wo jenseits von Raum- und Zeitbegrenzung wahrgenommen wird, erfährt man hier auch, was ganzheitliches Denken und Wahrnehmen ist. Ganzheitlich wahrnehmen impliziert die Licht- und Schattenseiten unserer Bilder. Auf der Alpha-Ebene gibt es keine Wertung,

sondern nur ein Erleben, das zwar angenehme oder unangenehme Gefühle und Assoziationen auslösen kann, aber wesentlich sanfter verläuft als im dualistischen Tagesbewusstsein, das nur aus Bewerten, Messen und Aufteilen besteht.
Die Natur hat es weise eingerichtet, dass das Tagesbewusstsein (Beta-Gehirnwellen) nur ein winziger Teil des Ganzen ist, das wir Bewusstsein nennen. Es hilft uns, zu unterscheiden, abzuwägen, Werte, Grenzen zu erkennen und ist das »Menschenmaß«. Der angeblich weise Ausspruch, »der Mensch ist das Maß aller Dinge« gehört zum kleinen Reich des Tagesbewusstsein. Das Traumbewusstsein, das Ganze Bewusstsein schließt das Unterscheidende oder Tagesbewusstsein mit ein. Wir im Westen sind mehr »auf Beta« und aktivieren durch bestimmte kreative Übungen wie zum Beispiel Trancereisen die Alpha-Ebene. Alle übrigen Völker der Erde sind mehr »auf Alpha« und müssen die Beta-Ebene bewusst wahrnehmen, damit die lebensnotwendigen Maßnahmen erkannt und ergriffen werden können.

»Stellen wir uns vor, das menschliche Tagesbewusstsein … kleines Ich genannt, habe ungefähr die Größe einer 5-Mark-Stück-großen Insel und unsere Gesamtseele, ab heute genannt: die reinen Länder unserer Seele, macht ungefähr die Größe des atlantischen Ozeans aus. Wenn wir Menschen davon sprechen, was wir wissen und was wir sind, beschreiben wir, ohne schamanistisches Bewusstsein erlangt zu haben, eine ›5-Mark-Stück-große Mini-Ausschnitt-Geschichte‹ aus einem unendlichen Meer von Seelensein. Das bedeutet, dass wir ausschließlich ein Bewusstsein für diese mittlere Welt haben. Mit mittlerer Welt bezeichne ich ab jetzt die Welt, die unserem kleinen Tages- sprich kleinem Ichbewusstsein zugänglich ist. Wer nur einen Zugang zu dieser mittleren Welt hat, lebt letztendlich auf einem 5-Mark-Stück und hat von diesem Ozean, der um ihn herum ist, keinerlei Ahnung … Der Seelenreisende macht primär nichts anderes, als diesen Ozean zu erkunden … Seelenreisen bedeutet, dieses 5-Mark-Stück zu verlassen, auf den Ozean unseres Seelenseins hinauszufahren und erst einmal zu entdecken. Jede Trance, ob getrommelt, geführt, eingeleitet durch psycholytische Substanzen, eingeleitet durch Trancemusik, Techno, ist nur ein Über-den-Rand-des-5-Mark-Stücks-Gucken und schauen, was mir da begegnet … Die Tore, die von diesem 5-Mark-Stück in diesen Ozean führen, diese ›Dreamgates‹ können durchschritten werden. Sie sollten aber mit kundiger Führung durchschritten werden, mit dem so genannten Seelenführer oder Psychopompos.«
A. Krüger: ebenda, S. 4 ff

Psychometrie – ein Schlüssel zur Seele

In der englischen Medialschulung gibt es den Begriff der »Psychometrie«, was übersetzt »Mit der Seele messen« heißt. Psychometrische Übungen dienen vorwiegend der Öffnung der Alphaebene und damit der Bilderwelt des Bewusstseinsozeans. Kursieren im Bilderspeicher oder Unterbewusstsein oder auf der Mentalebene viele negative Erfahrungen, Glaubenssätze oder Bilder, produziert der Mensch Ängste, Phobien und/oder Neurosen und

kann keine Medialität erlangen. Deshalb wird jahrelang durch unzählige Psychometrieübungen allmählich das Schattenreich »belüftet« und gereinigt.
Die Psychometrie ist ein weiteres Tor zum Ozean des »Seelenseins« mit spielerischen Übungen, die die Ängste vor den eigenen Gaben auflösen helfen. Sie wurde zugleich als wichtigste Voraussetzung zur Trancefähigkeit angesehen.
Wie oben im Zitat betont, braucht man für die Trancereisen einen »Seelenführer«, und so lernt man auch in der Medialschulung zunächst einmal geführte Trancen im Schutz einer Gruppe. Man unterscheidet viele Trancearten, die sich nur durch den Grad des Einlassens auf die Seelenreise differenzieren und durch die Geschwindigkeit, mit der man auf eine andere Wahrnehmungsart umschalten kann. Die Trance auf die Alpha-Ebene ist die einfachste, weil das Tagesbewusstsein präsent ist, wenngleich auch etwas weniger aktiv. Das wichtigste der Medialschulung ist, an der Basis erfahrbar zu machen, dass alles möglich ist. Die Wahrnehmungsebene »auf Alpha« ist der Ort, das zu erfahren. Den Zustand, den man dabei erreicht, nennt man Trance.
Im Rahmen der medialen Persona von **Hyoscyamus** gehe ich zwar noch ausführlicher darauf ein, aber schon an dieser Stelle möchte ich einen wichtigen Punkt erwähnen, der für die Trance von großer Bedeutung ist: das Vertrauen.

»Der, der uns in die Seele führt, sollte auch jemand sein, dem wir vertrauen, dem wir unseren Rücken zuwenden würden. Jemand den Rücken zuwenden, ist eigentlich immer der höchste Grad von Vertrautheit.«
A. Krüger: ebenda S. 8

Die Angst im Nacken
Der Rücken und Nacken ist der Sitz der Angst. In der ersten Stufe der Medialschulung, wenn die sensitiven Sinne bewusst eingesetzt werden können, merkt man seinen Fortschritt daran, dass man zum Beispiel mitten in einem Raumsitzen kann und nicht mehr mit dem Rücken zur Wand, dass man jemandem den Rücken zukehrt und dass man sich auf jemanden oder etwas einlässt, das sich hinter einem befindet. Letzteres ist ein eigenes Thema im nächsten Kapitel. Wir haben von unseren Lehrern oft gehört: »Solange du noch nach hinten schaust und Angst hast vor dem, was in deinem Rücken ist oder passiert, bist du nicht frei, dich nach vorne und in alle Richtungen hin zu entfalten.«
Im Mittelalter musste jemand, der zum Ritter erhoben werden wollte, eine Nacht am Altar, mit dem Rücken zum Kapellen- oder Kirchenraum knien, ohne sich umzudrehen. Diese Mutprobe bestand nicht jeder, mochte jemand auch noch so gut das Schwert vorne in der Schlacht führen! Wer den Rücken einem Raum zuwendet, leistet Schattenarbeit, denn nichts bringt vorhandene Horrorbilder des Unterbewusstseins so schnell an die Oberfläche.

Vertrauen heißt in der Entwicklung sensitiver und medialer Fähigkeiten, den Rücken frei zu bekommen von negativen Gedankenmustern. Das geschieht am leichtesten durch einen Begleiter, einen »Seelenführer«, dem man vertraut. Ein Zirkel bietet einen weiteren »Ort des Vertrauens«, weil sich dort Menschen einfinden, die sich gegenseitig trauen und mögen.

Mit dem Thema »Rücken« begegnen wir auch den Rubriken der Materia medica, da etliche Wahnideen damit verbunden sind:

- Wahnidee, von einer übergroßen Macht beherrscht zu werden
- Wahnidee, jemand steht hinter einem, neben einem
- Wahnidee, beim Blicken zur Seite zeigt sich ein Geist, Gespenst, Phantom

Die Angst im Nacken und im Rücken produziert besonders viele negative Einbildungen, weil die meisten Menschen in Mitteleuropa generationenlang gelernt haben, dass hinter einem nur etwas Negatives sein kann. Sie benutzen deshalb gerne die stress- und angstbesetzten, primitiven Begriffe von »Gespenst, Phantom« und »Geist«.
Es versteht sich von selbst, dass ein Homöopath erst seinen eigenen Rücken von Ängsten und Einbildungen frei manchen muss, damit er/sie einem Patienten mit solchen Wahrnehmungen begegnen kann. Hier ist noch viel zu tun! Darum ist das Angebot einer Trancearbeit von Andreas Krüger oder Dr. Roland Günther (Arzt, der seine schamanische Schulung bei Indianern durchlief) ein großer Lichtblick in der Homöopathie.

Homöopathische Trancearbeit
In der Trance erleben wir körperliche, emotionale und mentale Zustände und Szenen, die länger oder kürzer anhalten können. Die Trance auf der Alpha-Ebene ist beweglich. Es läuft alles ab wie in einem Film. Der Tranceleiter oder Seelenführer ist immer selbst im Prozess.

»Wenn wir als Psychopompos hinüberführen, sind wir selbst drüben. Wir führen nicht unbetroffen, intellektuell vorlesend, während wir nebenbei unseren Videorecorder bedienen. Wir können zwar trotzdem im schamanischen Bewusstseinszustand eine CD wechseln, aber wir sind immer drüben ... man kann nur selbst in die Trance gehen und dem Patienten so ein paar Hinweise geben, wo wir gerade sind.
A. Krüger: ebenda S. 8

Jeder Mensch ist trancebegabt, weil der normale, gesunde Mensch über eine rechte Gehirnhemisphäre verfügt, also ein kreatives Potenzial zur Verfügung hat, die Alphaphase täglich und nächtlich erlebt und sich durch irgendetwas entspannen kann. Es ist klar, dass jemand, der seinen intellektuellen Sinn überstrapaziert, mehr Mühe hat, auf die Alpha-Ebene umzuschalten und in einer Trancereise zu verweilen. Es sind auch eher die Intellektuellen und Analytiker, die Probleme mit hellsinnigen Wahrnehmungen haben, weil sie das höher achten, was kompliziert ist. Komplizierte philosophische Denkgebäude haben die Neigung, während einer Trance zu zerfallen und damit zerfallen auch mühsam aufgebaute Fassaden, um den Schmerz, den Verlust, die Schwäche zu verbergen. Ich habe dafür viel Verständnis und gehe deshalb behutsam mit Trancereisen oder Alphareisen um, denn sie sind ihrem Ursprung nach Heilungssitzungen. Kommen unangenehme Bilder, Visionen, Gestalten während einer Trance hoch, steigen die berühmten »Leichen aus dem Keller« auf, können sie mit den gleichen Mitteln der Trance, das heißt mit Bildern, Übungen und natürlich mit dem adäquaten Homöopathikum gelöst werden. Doch es führt kein Weg daran vorbei, die Altlasten von Körper, Geist und Seele sind abzutragen, soll ein Heilungsprozess vonstatten gehen.

Menschen, deren intellektuelle Fähigkeiten eher schwach sind, haben in der Regel statt dessen einen kreativen, schöpferischen, künstlerischen Geist und produzieren weniger Ängste, wenn die Trance in einem geschützten Rahmen stattfindet. Für sie ist die Gemeinschaft und der Tranceleiter wichtig, weil dadurch Vertrauen aufgebaut wird. Sie können sich leichter fallen lassen als Schnelldenker und kritische Analytiker. Konstitutionen wie **Pulsatilla, Barium, Calcium, Agaricus** und **Kalium** erlebe ich als trancebegabt. Was im Alltag oft ihr Problem ist, nämlich Disziplin und Struktur in ihr Leben zu bringen, gereicht ihnen in der sensitiven Arbeit der Trancereisen zum Vorteil, denn dabei geht es um Anschauen und Erleben und nicht um Ordnen, Gruppieren, Disziplinieren.

Auf Alpha oder in der leichten Trance haben wir kein ausgeprägtes Körpergefühl. Deshalb sind Wahrnehmungen wie: leichter, schwerer, dicker, dünner, kleiner, größer, durchlässig werden, schweben, fliegen, normale Zustände in diesem Rahmen. Es verändert sich auch das Raum-Zeitgefühl, die Zeit scheint stille zu stehen oder im Fluge vorbeizugehen. Man schließt die Augen und befindet sich in einem fremden Haus, auf dem Mond, in einem Käfer oder in einer Hibiskusblüte. Damit ist eine wichtige Gabe des Trancereisenden angesprochen: die Vorstellungskraft oder Imagination (image = sich ein Bild von etwas machen) und Visualisierung. Hier wird genau differenziert:

- man wird zu etwas oder zu jemandem in der Trance (Metamorphose)
- man sieht etwas oder jemanden vor sich in der Trance
- man beobachtet einen Vorgang, Wandel, ein Szenarium wie in einem Film

In der englischen Medialschulung beruft man sich bezüglich der Trance auf indotibetische Vorbilder, die sagen: Eine richtige Imagination und Visualisierung findet nicht im Kopf, sondern vor dem Kopf statt bzw. vor dem Körper, so, als würde man etwas betrachten. Für eine Betrachtung bedarf es eines Mindestabstands, damit man das Objekt oder die Person erkennen kann.

Die Imagination, sich in etwas zu verwandeln, heißt, etwas von innen her mit allen Sinnen wahrzunehmen. Angenommen, man fühlt sich in einem Stück Kalkgestein, dann wird man zu der Steinstruktur und setzt alle Sinne

ein und prüft, wie es darin aussieht, was man hört, schmeckt, fühlt und riecht.
Als falsch und schädlich wird jener Vorgang bezeichnet, bei dem man ein Lebewesen oder einen Gegenstand in oder an sich spürt. Das führt zu krankhaften Einbildungen, man sei zum Beispiel von einer Fremdenergie besetzt, von einem Verstorbenen oder Dämon besessen.
Für uns Therapeuten ist das wichtig zu unterscheiden, denn es wimmelt in der Esoterikszene von »Fremdbesetzungen« und »Besessenen«. Diese Bewusstseinstrübungen haben nichts mit Tranceerfahrungen, mit Imagination oder Visualisierung zu tun, sondern sind Exkorporationen unterdrückter Energien. Sie sind daher behandlungsbedürftig.

9. Die Transfigurations-Trance

Diese Sonderform der Trance ist von großer Bedeutung zum Verständnis vieler »Symptome« in der Rubrik »Wahnidee«. Es gibt keinen Bereich der Medialität, der so weit aufgefächert ist wie diese Art der Trance. Der Ausgangspunkt ist die Begabung einer Person, ihr gesamtes physisch-psychisch-mentales Energiesystem einem anderen Wesen zu »leihen«. Wir begegnen dieser Gabe zum Beispiel bei Therapeuten, die den Schmerz oder sogar die gesamte Krankheit eines Patienten im eigenen Körper spüren. Dieses Talent wird in der Schulung mentaler Heilweisen (spiritual healing) intensiv diszipliniert und verfeinert, so dass der Heiler angstfrei sein System zu Verfügung stellen und zu 100%, sofort im nächsten Augenblick die Informationen des Patienten loslassen kann.

Eine moderne Form dieses Talents mache ich mir in der Medialen Balance (Therapeutische Kinesiologie) zunutze, wenn ein sensitiv und medizinisch geschulter Mensch Kanal für einen Patienten ist, der sich nicht mehr verbal mitteilen kann.

Dieses Talent ist auch die Basis aller biophysikalischen und bioenergetischen Testverfahren (Muskel, RAC, Pendel, Rute, Radionikgerät, Mora, Bioresonanz usw.), denn der Tester ist für die Dauer des Testens die Mediumperson für ein krankes Lebewesen. Der sichtbare Indikator eines Gerätes verstärkt und ordnet lediglich die Wahrnehmungen auf allen Energieebenen. Das wird leider von vielen Vertretern dieser Testverfahren missachtet und fördert das »Burn-out-Syndrom« und vergeudet das kostbare Talent. Es spielt keine Rolle, ob am Ende des Kanals ein Mensch, Tier oder eine Pflanze steht. Die Qualität der Wahrnehmung, wie es einem anderen Biosystem geht, hängt von der Angstfreiheit ab, mit der sich die begabte Person auf den Kontakt einlässt. In der Sensitivitätsschulung britischer Provenienz geht man noch einen Schritt weiter, indem der Kontakt zu einem Geistwesen aufgenommen wird. Die Idee dahinter ist:

- Es gibt ein Fortleben nach dem Tod
- Das körperlose Bewusstsein (die Seele) entwickelt sich weiter
- Die weiter entwickelte Seele (im indischen Weltbild Avatara und Bodhisattva genannt) nähert sich der irdischen Welt an, um den Suchenden zu inspirieren
- Die Seelenenergie teilt sich mental oder durch eine Person mit
- Eine medial geschulte Person kann ihr Sensorium samt Körper und den drei Energiekörpern der Seelenenergie leihen
- Die Botschaften, die so zustande kommen, dienen der Bewusstseinserweiterung des Mediums und der anwesenden Zirkelmitglieder

Solch eine Sitzung (séance) findet nur in Anwesenheit eines erfahrenen Mediums statt und die Teilnehmer müssen fortgeschritten sein, das heißt, sie brauchen viele Jahre Zirkelerfahrung. Der äußere Rahmen ist vorgeschrieben:

- Der/die Trancebegabte sitzt in einem schwarz ausgekleideten Kabinett, in dem gerade ein Stuhl Platz hat
- Es wird eine rote 25 Watt-Birne aus etwa 2 m Entfernung auf das Kabinett gerichtet, so dass man das Gesicht und den Körper des Mediums sehen kann
- Ansonsten ist der Raum dunkel
- Die übrigen Zirkelmitglieder sitzen im Halbkreis vor dem Kabinett und senden mit geöffneten Händen Energie in das Kabinett
- Das die Séance leitende Medium sitzt oder steht hinter diesem Halbkreis und beobachtet genau die Vorgänge, gibt Anweisungen und interveniert sofort, wenn das Medium im Kabinett energetisch überfordert wird.

Wie in allen Bereichen und Zweigen der englischen Medialschulung wird niemals ein Geistwesen angerufen, sondern nur die optimale Voraussetzung geschaffen, damit ein Medium inspiriert werden kann. Wie bereits gesagt, ist diese Voraussetzung die Verschmelzung von völliger Hingabe an den Prozess, vollkommener Wachheit und Freisein von Erwartungen.
Wir haben sowohl in England solche Séancen »live« erlebt, als auch eigene Erfahrungen in der »Transfigurationstrance« unter der Leitung unserer Lehrer gemacht. In diesem geschützten Rahmen entstanden Wahrnehmungen, die außerhalb desselben als Wahnideen, Wahnsinn oder Geisteskrankheit bezeichnet würden. Es ist aber wichtig zu wissen, dass etliche Rubriken ein gesundes, natürliches Pendant aufweisen, wenn die Bedingungen stimmen. Das hilft uns, genau zu prüfen, inwiefern solche Wahrnehmungen einen Menschen behelligen und lebensuntüchtig machen oder Ausdruck eines Talents sind, das nach Schulung ruft.
Die Natur hat eine Schranke im Bewusstsein des Menschen errichtet, seine Identität unter allen Umständen zu bewahren und sich nicht in ein anderes Lebewesen aufzulösen. Bewusstseinsschulungen in Ost und West haben immer die Naturgesetze beachtet und die Grenzüberschreitung von Diesseits und Jenseits behutsam durchgeführt.

Für unsere Betrachtung sind die Anzeichen beginnender Transfiguration sehr aufschlussreich, denn sie stehen samt und sonders so in unserem Repertorium und werden ausschließlich pathologisch gedeutet. Das sind sie aber keineswegs!
Sie geht mit Eindrücken einher, der Körper oder Körperteile veränderten sich, es kommt zu Vergrößerungs- und Verkleinerungsgefühlen. Im folgenden stelle ich die wichtigsten medialen Zustände und Wahrnehmungen vor, die in diesem Rahmen häufig vorkommen:

Mediale Wahrnehmung	Mittel
Körper wird dünner	**sulf.**
Körper wird durchsichtig	**anh., bell., cann-i.**
Jemand meint, 2 Existenzen zu haben, zweifelt an der eigenen Existenz	**cann-i.**
Körper schwillt an	**aran., acon., arg-n., cann-i., glon., kali-br., op., plat.**
Körper hat kein Gewicht	**cann-i., hyos., op.**
hört mit Ohren eines anderen	**pso.**
Identitätsirrtum	**alum., anh., cann-i.**
Töne, Klänge Laute kommen aus einer anderen Welt	**carb-an, kali-br., lac-c., lach., lil-t., mosch., nat-m., phos., stram., thuj., verat.**
meint, in einer anderen Person zu existieren	**pyrog.**
zwei widerstreitende Personen in ihm	**paro-i.**
hat den Eindruck von einer Person hinter ihm	**anac., bell., calc., crot-h., lach., mag-m., med., sil., staph., thuj. tub.**
spürt fremde Person neben sich	**anac., ars., bell., camph., lac-c., nux-v. thuj.**
redet mit Person hinter ihm	**med.**
redet mit Personen	**bell., hyos.**
sieht Dinge mit den Augen einer anderen Person	**alum.**
spricht, als habe es ein anderer gesagt	**alum.**
seine eigene Stimme klingt sonderbar	**cann-i.**
meint, unter Kontrolle zu sein	**agar., anac., carc., lach., naja., op., plat., thuj.**

Mediale Wahrnehmung	Mittel
Vergrößerungsgefühl	**acon., agar., alum., arg-n., aran., aur., bell., camph., cann-i., cann-s., caust., glon., hyos., kali-br., Kola, nux-v., op., plat., staph., stram.**
meint, er selbst sei vergrößert	**aur., op., plat., staph., stram.**
meint, verkleinert zu sein	**cann-i., lac-c., plat., ratt-n., stram., sulf.**
* meint, verhext zu sein und könne den Zauber nicht auflösen	**lach.**
* meint verhext zu sein	**cann-i.**
* meint, Verstand zu verlieren	**calc., kali-br., lac-c., nit-ac.**
* Verlust der Willenskraft	**carb-v., nit-ac.**

Tab. 8 Bewusstseinszustände in der Transfigurations-Trance

Jeden dieser Geisteszustände habe ich, haben wir in unserem Zirkel unter der Supervision von Mary Duffy und Ray Williamson oft erlebt, und zwar als völlig natürliche, vorübergehende Phänomene.

Die Transfigurationstrance überschreitet die Grenze der Eigenidentität. Dagegen wehrt sich naturgegeben ein Lebewesen. Es muss einen zwingenden Grund für die Überschreitung geben, sonst wird das Lebewesen in den Wahnsinn katapultiert. Leiht man das eigene System einem anderen Wesen, so vollzieht sich dies in unendlich vielen kleinen Schritten nach dem Prinzip, zwei Schritte vor, drei zurück. Die Aufgabe des Tutors ist, diesen wellenartigen Prozess aufmerksam zu überwachen und stets das Wohl des Schülers im Sinn zu haben.

Die in der Tabelle mit * versehenen Eindrücke sind schon an der Grenze des Gesunden, auch in einem geschützten Rahmen. Aber sie spiegeln die eigene Befindlichkeit wider, die im Prozess der Transfiguration momenthaft aufblitzt und dann wieder verschwindet. Das Ziel dieser Tranceart, mit einer anderen Seinsform in Kontakt zu kommen und sein System sozusagen als Resonanzboden zur Verfügung zu stellen, sorgt dafür, dass das Medium sich bewusst darauf einlässt. Der Abschluss der Séance und die hundertprozentige Rückkehr zur eigenen Identität werden äußerst sorgfältig vom Supervisionsmedium überwacht. In der englischen Medialschulung steht an vorderster Stelle der »common sense«, der gesunde Menschenverstand, von dem jeder geistige Höhenflug ausgeht und in den jedes noch so gewagte Experiment der Bewusstseinserweiterung zurückkehrt.

Wenn wir uns nun vorstellen, jemand habe die Gabe, sich in ein Lebewesen gleichsam fallen zu lassen und es so intensiv im eigenen System zu spüren, ohne schützenden Rahmen, ist die Angst verständlich. Dennoch ist es mir auch hier wichtig, dass wir als Homöopathen den Vorgang erkennen. Die Schwelle zur Transfiguration ist bei viel mehr Menschen angelegt, als wir glauben. Wir lassen uns im Westen auf so vieles ungefiltert, ungeprüft und sorglos ein, dass diese Gabe häufig zum eigenen Nachteil degeneriert. Es fehlen die natürlichen Schutzmechanismen, das Ein- und Ausschalten, ja, überhaupt die Fähigkeit, bewusst abzuschalten und dadurch Körper, Geist und Seele zu regenerieren, oder, wie es meine Lehrer formulierten: die »Batterien« neu aufzuladen.

II. Die mediale Arznei-Persona erster Ordnung

Einführende Hinweise

Die **Rangordnung** der Arznei-Persona geschieht unter dem Gesichtspunkt der Ausmaße sensitiver und medialer Phänomene. Dabei lasse ich unberücksichtigt, dass im Repertorium die Phänomene einen pathologischen Eindruck erwecken bzw. höchst undifferenziert Zeichen von Begabung und krankhafte Zustände bunt miteinander vermischt sind. Die **Auswahl der medialen Mittel** habe ich nach drei Kriterien getroffen:

❶ Auf dem Hintergrund meiner Erfahrungen in England, wo ich viele professionell arbeitende Sensitive, Medien und Heiler kennenlernte. Ich entdeckte immer wieder Ähnlichkeiten in ihrem Persönlichkeitsprofil, in den Talenten, in der Dynamik, in dem Aggressionspotenzial, in den Schwächen, in den Schwerpunkten der Schulung und erkannte darin homöopathische Konstitutionen.

❷ Werte ich meine Praxiserfahrungen mit Klienten und Patienten aus, die mit ihren medialen Talenten nicht zurechtkamen, chronische Krankheitsbilder entwickelten. Ratschläge einholten und homöopathisch behandelt werden mussten.

❸ Durch die Aura-Sittings mit Klienten erlebe ich immer wieder den Zusammenhang zwischen Interesse an erweiterten Wahrnehmungen und den Ängsten davor. In der Aura eines Menschen sind entsprechende Unterdrückungsmechanismen abgespeichert.

In der folgenden Darstellung einer medialen Arzneipersona geht es mir an erster Stelle darum, die Phänomene für Kollegen durchschaubar zu machen, damit auch sie in ihrer Praxis einen verängstigten Patienten mit außerordentlichen Wahrnehmungen besser verstehen können. Ich möchte herausarbeiten, was charakteristisch für die jeweilige mediale Arznei-Persona ist, so dass es einfacher ist, entsprechende Fragen an den Patienten zu richten und entsprechende Ratschläge zu geben, wie der Patient seine Gaben nutzen kann.

Wir müssen uns vergegenwärtigen, dass in den meisten Praxen Menschen mit chronischen Krankheiten vorstellig werden, die auf den ersten Blick scheinbar nichts mit sensitiven oder medialen Wahrnehmungen zu tun haben. Diese sind jedoch eine Ausdrucksform kreativer Energien. Wo die Kreativität oder schöpferische Kraft unterdrückt wird, wird auch die Sexualität unterdrückt und vice versa.

Man braucht als Therapeut nur den inneren Fokus einmal auf außerordentliche, sensitive und mediale Wahrnehmungen lenken, dann erzählen die Patienten von ihren Erfahrungen. Das besonders Interessante ist der Zusammenhang zwischen unterdrückter Medialität und bestimmten Krankheitsbildern.

Fallbeispiele führe ich nur dort an, wo ein Sachverhalt speziell dokumentiert werden muss.

Ich möchte zunächst die **Phänomene** auflisten, die bei den zehn Arznei-Personae erster Ordnung generell vorkommen und später nicht eigens erwähnt werden müssen:

- Tastsinn wird überempfindlich
- Eindruck, er schwebe in der Luft
- Vergrößerungsgefühl

} Hellfühlige Wahrnehmungen

- Einbildung

- Sieht Gesichter
- Sieht tote Personen
- Sieht Schemen, Wesenheiten (Phantome)
- Sieht körperlose Wesen (Geister, Gespenster)
- Sieht Personen
- Hat Visionen, beim Schließen der Augen

} Hellsichtige Wahrnehmungen

- Hört Stimmen – Hellhörige Wahrnehmungen

In dieser Anordnung fällt als erstes auf, dass die hellsichtigen Wahrnehmungen sehr unspezifisch sind. Die Begriffe **»Phantome, Geister, Gespenster«** sind der hilflose Versuch, die Wahrnehmungen zu benennen und sie möglichst als etwas Banales abzutun. Ich möchte sie zunächst einmal wertfrei als das bezeichnen, was sie sind: hellsichtige Wahrnehmungen.
Kommen wir zu der Rubrik **»Einbildung«**, die den Begriff **»Wahnidee«** näher erläutern soll. Ich habe einmal spaßeshalber in der Ausgabe 2000 von Roger van Zandvoort diese einleitende Rubrik ausgezählt. Es werden 480 Mittel genannt, und die vierwertigen Mittel sind:

- **Argentum nitricum**
- **Belladonna**
- **Cannabis indica**
- **Hyoscyamus**
- **Ignatia**
- **Lachesis**
- **Stramonium** und
- **Sulfur**.

Man könnte aus pathologischer Sicht sagen, die Einbildung ist eine Täuschung und daher etwas, was vom Alltagsbewusstsein abweicht. Auch diesen Begriff möchte erst einmal nur als das ansehen, was an Wahrnehmung dahinter steht: Es kommt jemandem etwas ein = Inspiration. Dann macht der oder die sich davon ein Bild = imaginative Umsetzung der Eingebung. Zweifellos kommt es auf das innere Bild an, das sich jemand macht. Hier muss genau hinterfragt werden, was für ein Bild sich jemand aus einer Eingabe erschafft. Bildet sich jemand ein, Napoleon zu sein und treibt dem Größenwahnsinn entgegen? Bildet sich jemand ein, er habe das Nierenproblem des Nachbarn erspürt? Bildet sich jemand ein, das Knarren des Schrankes seien die Laute eines wilden Tieres? Bildet sich jemand ein, er habe seinen Namen rufen hören?

Mit der Einbildung geht immer eine Frage einher, was denn an Bildern erscheint bzw. auf den inneren »Bildschirm« projiziert wird.
Was wir an krankhaften Einbildungen in der Praxis bei Menschen erleben, sind Endstufen langer Prozesse, eine Antwort auf die Wahrnehmungen zu finden. Der Prozess wird vom eigenen Bewusstseinsstand, vom inneren Weltbild und von der Reaktion der Außenwelt gesteuert. Hört jemand eine Stimme und sagt jemand zum Wahrnehmenden: »Das bildest du dir bloß ein, da ist keine Stimme, denn ich höre sie nicht«, kommen verständlicherweise Selbstzweifel auf. Hier wird die Einbildung als etwas Negatives erlebt.
Ich bevorzuge es, auf die Bild-Eingaben genau einzugehen und gemeinsam mit dem Patienten zu erforschen, warum sich gerade »dieses eine Bild« manifestiert.
Ich erkläre meinen Patienten stets zuerst, dass eine Einbildungskraft an sich nichts Negatives ist, sondern etwas Natürliches, denn unser menschliches Gehirn arbeitet ausschließlich in Bildern. Die Frage ist, wie die Gabe, innere Bilder zu erzeugen, genutzt wird.
Dazu noch ein Gedanke:
Was normal ist, ist eine willkürliche Abmachung unter uns Menschen, und das Tagesbewusstsein, Oberflächenbewusstsein oder Alltagsbewusstsein entspricht gerade mal »einem Fünfmarkstück in einem Ozean des Unterbewusstseins«, wie Andreas Krüger es so treffend gesagt hat.
Andreas Krüger nennt die Homöopathie eine »merlineske« und »schamanische« Heilkunst. Wie genau das den Kern trifft, wird klar, wenn wir das Simile-Prinzip vom inneren Wesen her begreifen. Wir tun in einer Arzneimittelprüfung nichts anderes als das, was alle Heiler seit Jahrtausenden vor uns taten: Erfahrung mit den Wesen der Natur machen, das heißt, mit den Wesen des Mineral-, Pflanzen- und Tierreichs. Menschen, die im Einklang und Zusammenklang mit der Natur leben, machen sensitive Erfahrungen, das heißt mit allen Sinnen und laufen nicht mit einer Laborausrüstung durch den Wald. Menschen, die sich als Teil der Natur erleben, nehmen sensitiv die unterschiedlich heilenden Kräfte ihrer Geschöpfe wahr. Der Schamane, also der Kundige der heilenden Kräfte war immer ein paar Schritte weiter als der Bedürftige. Tauchte eine Krankheit auf, so rannte man nicht kopflos durch die Natur, das passende Heilmittel suchend, sondern suchte in einem bereits vorhandenen Fundus. Die Basis jeder Kultur ist die Volksmedizin, die durch generationenlange Erfahrung entstand.
Wir müssen als Vertreter der High-Tech-Gesellschaft nicht im Indianerreservat oder bei den Aborigines leben, um dieses einfache Prinzip der schamanischen Heilkunst zu begreifen. Wir brauchen nur eine alle Sinne erfassende Erfahrung mit einem Geschöpf der Natur oder mit einem Stoff, den wir Menschen erschaffen haben. Genau dieses geschieht in der Arzneimittelerfahrung, wie wir sie in der Homöopathie betreiben. Der Begriff »Arzneimittelprüfung« drückt zuviel Abstand zwischen Mensch und Stoff aus. Nicht ich prüfe ein Mittel, sondern das Mittel prüft mich! Je mehr ich mich mit allen Energiekörpern darauf einlasse, um so tiefer ist die Erfahrung mit

dem inneren Wesen des Mittels. Darum halte ich es für wichtig, dass in jeder Generation neue Erfahrungen mit der Materia medica gemacht werden. Die Tiefe der Arzneimittelerfahrung hängt davon ab, wie weit der Prüfer schon versucht hat, das »Fünfmarkstück« seines Alltagsbewusstseins zu verlassen. Die Rubriken »Einbildung« und die der »Gespensterseherei« sind der Hilferuf derer, die sich mal ein wenig von ihrem Eiland des Fünfmarkstücks wegbewegt haben und in der Tat der Einbildung erliegen, das sei krankhaft. Wir als Heilkundige müssen hier anders wahrnehmen lernen und viel genauer den Ozean anderer Bewusst-Seinsebenen anfühlen, anschauen und anhören.
Da der Heiler und der Patient in der Heilkunst ein gemeinsames Energiefeld erschaffen, wird sich unser angstfreier und differenzierter Umgang mit sensitiven Erfahrungen auf die Patienten auswirken. Das eröffnet auch einen weiteren Horizont für die Wahrnehmung von Potenzialen.

Kommt ein Patient zu mir in die Praxis und berichtet schüchtern und verängstigt: »Ich habe ein Gespenst gesehen«, antworte ich: »Ja, wunderbar, endlich hebt sich der dicker Vorhang vor Ihrer inneren Erlebniswelt, vor Ihren Talenten und Gaben!« Das Gespenst ist ein mentales Gespinst. Wir spinnen alle dauernd unsere Glaubenssätze, Fantasien, Wünsche, Träume und sehen diese als unsere Realität an. Nun tauchen ein paar unbekannte Wesenheiten auf, die für die Wahrnehmung neuer Realitäten stehen. Was ist daran pathologisch?
Ich möchte beileibe nicht die Situation eines Menschen bagatellisieren, der verängstigt unter dem Bett kauert und sich nicht mehr herauswagt, weil er sein Zimmer von wilden Tieren oder Monstern bevölkert sieht. Diesem Menschen erkläre ich nichts über Sensitivität, sondern gehe zu ihm und gebe ihm das zu seiner Situation und Genese passende Heilmittel. Ich richte auch ein paar besänftigende Worte an die Monster und bitte sie, demnächst etwas sanfter mit dem Menschen umzugehen und nicht die Dampfhammermethode einzusetzen, um ihm sein Unterbewusstsein zu zeigen.
Auch die Rubrik der Visionen ist ein reiches Betätigungsfeld für uns, anders denken zu lernen. Eine Vision ist die Fähigkeit, in die Zeitebene der Zukunft zu schauen. Wer damit ein Problem hat, sei daran erinnert, dass das menschliche Bewusstsein nichts ersinnen kann, das es nicht schon in der Natur gibt. Wir haben in unserer medizinischen Ausbildung gelernt, dass es Immunglobuline gibt, die auf mögliche Fremdeiweiße bzw. Erreger vorbereitet sind, die sich noch gar nicht materialisiert haben, die also noch nicht gefunden wurden. Unser Immunsystem weiß etwas und ist darauf vorbereitet, das in der Zukunft liegt. Nur so kann das Lebensprinzip überleben und nach vorne ausgerichtet bleiben. Bildhaft ausgedrückt haben diese Immunglobuline eine Vision, was zu tun ist, wenn eine bestimmte Situation eintreten sollte. Diese Vision heißt Leben.
Eine Vision ist eine tiefgreifende Erfahrung, denn sie kann unserem Denken und Tun eine höhere Kraft und Dimension verleihen und Grenzen überschreiten helfen. Wohl dem, der noch Visionen hat und nicht nur von einem Termin zum nächsten denkt und hechtet! In meiner Praxis lernen die

Patienten wieder Visionen zu haben. Dazu muss niemand besonders spirituell ausgerichtet sein, sondern wieder zukunftsweisende innere Bilder haben. Die wichtigste Vision ist, erneut zu innerer Harmonie und Gesundheit zurückzukehren. Der Weg dorthin sollte kreativ und farbenfroh sein. Da die meisten ungeübten Menschen am besten die Augen schließen, um innere Bilder zu erzeugen, hat die Rubrik »hat Visionen, beim Schließen der Augen« nichts Pathologisches.
Sind bei einem Menschen einmal die Sinne erwacht, so gehört auch der Hörsinn dazu. Es kommt zu hellhörigen Phänomenen. Die Rubrik »hört Stimmen« weist daher lediglich auf eine hellhörige Wahrnehmung. Entscheidend ist, wer spricht und was die Stimme dem Wahrnehmenden mitzuteilen hat. Wie schon an früherer Stelle gesagt, reicht die Hellhörigkeit vom Lautwerden der eigenen Gedanken bis zur medialen auditiven Wahrnehmung einer inspirativen Energie.

1. Die Stramonium-Persona

Sie hat die meisten medialen Wahrnehmungen:

- Hält sich für körperlos
- Alles scheint verändert
- Vergrößerungsgefühl, meint, er selbst sei vergrößert
- Hellfühligkeit
- Verkleinerungsgefühl, meint, verkleinert zu sein
- Gegenstände erscheinen leuchtend, strahlend, in Farben
- Fühlt sich unter einem mächtigen Einfluss stehend
- Er greift nach Erscheinungen
- Er hat den Eindruck zu schweben
- Das Haus erscheint voller Menschen

} Hellfühligkeit

- Redet mit abwesenden Personen
- Redet mit toten Personen
- Redet mit Geistern
- Hellhörigkeit
- Hört Stimmen von toten Menschen
- Hört weit entfernte Stimmen
- Hört Stimme unter dem Bett
- Jemand ruft ihn
- Hört Musik (liebliche unirdische Melodien) aus einer anderen Welt

} Hellhörigkeit

- Sieht tote Personen
- Sieht Feuer
- Hellsichtigkeit
- Sieht Phantome beim Seitwärtsblicken
- Sieht Phantome im Dunkeln
- Sieht Engel
- Sieht Tiere
- Hat Visionen, tagsüber, nachts, im Schlaf, beim Schließen der Augen
- Sieht Gestalten aus der Ecke kommen

} Hellsichtigkeit

Stramonium kann man in seinem gewaltigen Potenzial erst begreifen, wenn man in der Natur nach dem Prozess Ausschau hält, der die gewaltigsten Kräfte entfesselt. Das ist die Geburt in unsere Welt hinein, die Inkarnation, und das Verlassen des Körpers, die Exkarnation. Der Sterbeprozess, der wehenartig und wellenartig stattfindet, setzt ungeheure Kräfte frei, bei denen ein gegenläufiger Prozess stattfindet: Der Energiekörper wächst an,

während der physische Leib verebbt. Alle sensitiven und medialen Gaben, die bei Stramonium möglich sind, lehren uns, dass hier ein Mensch seinen Sterbeprozess bewusst wahrnimmt.
Es dürfte jedem einleuchten, dass es Stramonium mit diesem Potenzial in der erlösten Form kaum gibt. Wir erleben Menschen unter einem gewaltigen Druck, gewalttätig, rasend. Aber ich habe Stramonium-Persönlichkeiten noch in England erleben dürfen, die mir durch die Qualität ihrer Medialität vor Augen führten, welche Energie frei wird und dass sie sich nur in einem adäquaten Rahmen entfalten kann, ja, dass für jegliche seriöse Medialität ein adäquater Rahmen notwendig ist.

Stramonium und Kriminalität

▷ Das pathologische Bild von Stramonium ist die rasende Gewalt, ausgelöst durch Unterdrückung von Sexualität und schöpferischen Gaben. In dieser Arznei-Persona ist keine Reserve, um zu kompensieren und einen mittleren Weg zu gehen.

Sie bricht sich Bahn, entweder extrem positiv oder extrem negativ. Es fehlen die Zwischentöne. Mit dieser ungeheuren Dynamik können außerordentliche Zustände erreicht werden.
Ich hatte 1991 die Gelegenheit zu einem Gespräch mit dem Medium William Malt, einem englischen Offizier, der es sich zur Aufgabe gemacht hatte, in Zuchthäusern zu arbeiten und den Insassen eine Sensitivitätsschulung anzubieten. Er sagte:

Die größte mediale Begabung haben die Gewaltverbrecher, die sozusagen aus dem Bauch heraus Mord und Totschlag veranstalten oder Amok laufen. Wenn diese destruktive Energie positiv verwandelt werden kann, durch Disziplin und kreative Übungen, sind diese ›Jungs‹ unglaublich begabt und kerzengerade im Charakter. Die sanfteren Typen haben oft einen hinterhältigen Charakter, die haben keine Kraft und taugen nicht für die Schulung.

William, der damals schon 80 Jahre alt war, strahlte Autorität, Verlässlichkeit, aber auch Unerbittlichkeit aus. Er war ohne Zweifel das richtige »Simile«, um den Verbrechern zu begegnen. Er schilderte unserem Kreis von Tutoren mit typisch englischen Humor oft um Mitternacht das schier unglaubliche Szenario einer Zirkelarbeit mit Mördern und anderen »schweren Jungs«. Was ihre Schulung im Gefängnis auszeichnete, war die absolute Furchtlosigkeit, mit der sensitive Übungen durchgeführt wurden.

»Du konntest richtig erleben, wie sich auf einmal die Medaille drehte, wie diese Menschen aus der tiefsten Dunkelheit ins Licht traten. Du musst dir aber mal vorstellen, die haben immer noch dieselbe Power! Die waren in kürzester Zeit hellhörig und hellsichtig, fielen in Tieftrance und nahmen Kontakt zu den ›Spirits« auf. Alles schnurgerade, so dass ich manchmal die Entwicklung etwas abbremsen musste. Unglaublich, was da für Kräfte frei werden!«

Stramonium und Transfiguration
Die gewaltige Kraft von Stramonium wird auch von Menschen ohne kriminelle Energie angestrebt und zwar dort, wo sehr viel Energieaufwand nötig ist. Obgleich die Stramonium-Persona Angst vor Tunneln und Höhlen hat, so ist das im erlösten Zustand ihr Talent, Energie zu kanalisieren und ihr damit eine enorme Dynamik zu verleihen. Die Unterdrückung der Sexualität von Stramonium und die Symptome »klammert sich an nächstbeste Hilfe« und »leidet an innerer Dunkelheit« sind auf dem Hintergrund der Medialschulung sehr aufschlussreich, denn sie weisen auf bestimmte Zeichen der Transfigurations-Trance, wie sie schon in Kapitel 9, S. 86 besprochen wurde:

Das Trancemedium sitzt auf einem Stuhl, auf beiden Seiten sitzt jemand, an dessen Händen sich das Medium festhält (!). Zu Beginn der Trance beschreibt es, wie es allmählich den Kontakt zu einem anderen Wesen bekommt. Dabei kommt es zu einem Tunnelerlebnis, das ähnlich wie ein Nahtoderlebnis, also wie die erste Sterbephase erlebt wird. In dieser Phase scheint das Medium Angst vor dem Tunnel zu haben, es zittert oft am ganzen Leib und klammert sich an die Freunde rechts und links. Dann tritt Ruhe ein, und das Medium verwandelt sich, das heißt, der Körper, die Stimme, das ganze Verhalten durchläuft eine Metamorphose, bis der Eindruck entsteht, dort sitze jemand anders. Die Transfiguration hat stattgefunden. Dann folgen Botschaften, die für einzelne Anwesenden bestimmt sind. Wer eine Botschaft erhält, gibt ein Feedback, man kann also mit dem Medium sprechen bzw. mit dem transfigurierten Wesen. Ist die Séance, die übrigens bei Tageslicht stattfindet, vorbei und kehrt das Medium wieder in seinen Körper zurück, folgt eine totale Erschöpfung. Es bekommt etwas Wasser zu trinken und wird sofort aus dem Raum gebracht. Wir hatten das Glück, einige solcher Sitzungen von ausgezeichneten Medien zu erleben und erhielten einige aufschlussreiche Erklärungen.

Der Unterschied zwischen einem geschulten Medium mit der Stramonium-Persona und der Stramonium-Pathologie ist der, dass das Medium die Bewusstseinszustände bewusst und angstfrei erlebt und der Patient von seinem Talent quasi überrascht wird. Das Trancemedium weiß aus Erfahrung, wohin die Reise geht, der Patient kann die Gabe nicht kanalisieren.
Das Medium beschreibt seinen Zustand genau so, wie wir es aus den Rubriken kennen: fühlt sich körperlos, schwerelos, fühlt sich unter einem mächtigen Einfluss stehend, alles erscheint verändert, Vergrößerungs- und Verkleinerungsgefühl, je nach empfundener Größe des Wesens.
In der Trance werden Wesen und Personen hellfühlig, hellsichtig und hellhörig so wahrgenommen; es kommt zu einem Dialog: Greift nach Erscheinungen, sieht das Haus voller Personen, sieht Engel, Tiere, Verstorbene, sieht alles in leuchtenden Farben, redet mit abwesenden, verstorbenen Personen, hört konkrete Stimmen, Musik und hört seinen Namen rufen.

Das Trancemedium leiht dann seinen Körper, besonders seinen Stimmapparat dem wahrgenommenen Wesen, damit sich dieses mitteilen kann.
Auf die Frage, warum ein Medium nach der Sitzung immer so schnell aus dem Raum gebracht wird, erhielten wir die überraschende Antwort:

»Solch eine Trance ist ein ekstatischer Akt, der sich in einen orgastischen Zustand entlädt. Die angestaute Energie wird für die Trance genutzt, aber nachher benötigt sie ihr natürliches Ventil. Diese angestaute Energie ist letztendlich sexuelle Energie, die hier für einen schöpferischen Akt der besonderen Art verwendet wird.«
Margaret Pearson, 1994

Was nichts anderes bedeutet, als dass diese erfahrenen, meist alten Medien nach einer Transfigurationstrance einen Orgasmus erlebten und deshalb schnell aus dem Raum gebracht wurden. Stramonium hat die größte orgastische Potenz und die größte transformatorische Energie.
Obgleich die Briten sehr verhalten bezüglich sexueller Themen sind, gehört dennoch zur Schulung, dass man ein Auge für die energetischen Zustände der Lernenden entwickelt.
Ich erinnere mich an einen Kurs mit Margaret Pearson und Chris Batchelor, in dem sie als Supervisoren unsere ersten Schritte, eine Gruppe zu unterweisen, betreuten. In der Gruppe war eine 45 Jahre alte Dame, die sich über nächtliche Zuckungen und Visionen beklagte. Margaret fragte genau nach, ob die Dame alleine lebe, ob sie einen Freund habe, ob sie meditiere oder sich auf sonst eine Weise bestimmte Lebensregeln auferlege. Die Dame hatte eine starke erotische Ausstrahlung, auffallend funkelnde, bisweilen flackernde Augen, lebte alleine, hatte unerklärbare Ängste und beschrieb anscheinend mediale Wahrnehmungen, wenn sie meditiere. Margaret zögerte keinen Augenblick, der Dame dringend von den Übungen abzuraten und ein normales Leben mit Kontakten zu anderen Menschen zu empfehlen. Sie erklärte auch ohne Scheu, dass es sich um die Unterdrückung sexueller Energien handle, die erst einen Kanal brauchen, ehe sie zu medialer Arbeit transformiert werden könnten.
Margaret erklärte uns, dass es sich bei der Dame um orgastische Zustände handle, die ihr Zuckungen und Visionen bereiten. Sie betonte: »Ihr seht hier den schmalen Grat zwischen Verrücktwerden und medialer Begabung. Wenn diese Frau nicht ihre sexuellen Energien lebt, münden ihre Wahrnehmungen in den Wahnsinn. Sie hat eine starke Begabung und braucht eine Schulung, damit sich ein Kanal entwickelt.«

Stramonium und Kensho
Die mediale Stramonium-Persona ist mir auch in der Zenschulung einige Male begegnet. In der traditionellen Form, 25–45 Minuten Sitzen in der Stille und 5–10 Minuten in der Bewegung, beides schweigend, wird Wert darauf gelegt, dass die Übenden durch den Meditationsinhalt des Koans an der Alpha-Bilderwelt vorbei, auf die Theta-Ebene gelangen. In der west-

lichen Art, Zen zu vermitteln, wurden wie beim Yoga gravierende Aspekte weggelassen, weil sie entweder nicht verstanden oder als nicht spektakulär genug empfunden wurden. So kam es, dass Medialität in Zen-Kreisen verpönt ist, weil sie angeblich Ausdruck eines niedrigen Bewusstseins ist und dem »Zwischenreich« angehört. Mediale Fähigkeiten, so hörte ich aus dem Mund etlicher »Zenmeister« in Amerika und Deutschland, behindern die Erleuchtung.

Der zweite Aspekt, der im Westen fast nie zur Geltung kommt im Rahmen der Zen-Schulung ist die Transformation der erzeugten Meditationsenergie in künstlerische, schöpferische, kreative Tätigkeiten. In China und Japan geschah und geschieht dies dies durch die Entfaltung der Zen-Künste in Malerei, Porzellanmanufaktur, Gartengestaltung, Ikebana, stilisierten Kampfsportarten, Kalligraphie usw., die dem höchst individuellen Ausdruck der eigenen spirituellen Erfahrung dienen. Bei uns sitzen die Leute stundenlang und leben nur die arsenisch geprägte Seite des Zen. Das führt, wie ich aus eigener Anschauung weiß, zu gewaltigen Energiestaus, zumal der westliche Mensch ohnehin wesentlich mehr Bewegung und Abwechslung braucht als der Ostasiate. Diese Staus führen in vielen Fällen zur **Arsen-Pathologie** (Siehe Arsen-Persona S. 203), aber auch zur Stramonium-Pathologie, indem Menschen in schwerste Psychosen verfallen, brutal gegen sich selbst und andere werden. Es wird die Ursache in der »noch nicht tief genug dringenden Meditation« gesucht und nicht, wie naheliegend, im fehlenden Kanal für diese schöpferischen Energien. Die Vermeidung sensitiver und medialer Fähigkeiten, die ja eine Form des Ausdrucks schöpferischer Kräfte sind, ist das zentrale Hindernis, das zu erleben, was Erleuchtung oder »Umstülpung des Bewusstseins ist«. Das geschieht, sofern man es überhaupt verbal beschreiben kann, als einen blitzartigen Prozess, bei dem das was im Dunkeln lag, also das Innerste nach außen »explodiert« und das Außen, also die dualistische Welt, nach innen »implodiert«. Dabei werden enorme Energien freigesetzt, die nur noch ein Pendant in der Exkarnation, im Sterbevorgang, hat. Diese Energien, die sich in einem Nu entladen und die im Erlebnis des so genannten »Kensho«, im »Sehen des So-Seins« stattfinden, werden in der Regel als Lichterlebnis beschrieben und als Gleichzeitigkeit von Innehalten jenseits von Raum und Zweit und von Sein im Raum-Zeitkontinuum. Dieses Erlebnis ruft das Gefühl einer besonderen Glückseligkeit, des Einsseins hervor. Die Aufgabe eines Zenmeisters ist, die Entwicklung der Energiezentren zu erkennen. Das geschieht mit den inneren Augen bzw. mit den inneren Sensorien. Er braucht somit ein gewisses Maß sensitiver Begabung, denn er trägt eine enorme Verantwortung. Ich möchte aufgrund meiner Erfahrungen sagen, er muss sogar mediale Fähigkeiten haben, die Qualität und die Art und Weise, wie sich jeder Übende individuell energetisch entwickelt.

Ich hatte das große Glück, bei der deutschen, offiziellen Dharmanachfolgerin von Yasutani Hakuin und Yamada Koun Roshi, Brigitte Koun an D'Ortschy Roshi (gest. 1992) meine fünfzehnjährige Zenschulung zu erleben. Sie unterwies mich etliche Male darin, hinter den Sitzenden zu spüren, wie stark die

Energiezentren (Cakras) abstrahlen und wie sich ein Kensho ankündigt, nämlich in einer fast gleichstarken Energieabstrahlung der sieben Hauptzentren etwa 3 m vom Rücken entfernt! Die Cakras sind energetische, wirbelartige Emanationen, die ihre physische Entsprechung im Drüsensystem und im Rückenmark haben. Ihre geistige Entsprechung ist das Bewusstsein. Da es sich beim Kensho um die Umstülpung des Bewusstseins handelt, bedeutet das eine vollkommene Wandlung, die man auch das »Sterben des Ego« bezeichnet. Koun An Roshi wurde nicht müde, den Übenden immer wieder zu erklären:

»Erleuchtung und Wahnsinn liegen eng beieinander. Der Durchbruch durch die imaginäre Wand unserer Dimensionen oder die Umstülpung des Bewusstseins kann in den physischen Tod führen, wenn der Körper die energetische Entladung nicht aushält.«

Auch das habe ich bei einigen Menschen selbst miterlebt. Vor allem aber konnte ich bei vielen Menschen die geballte Kraft des Durchbruchs erleben und die besonnene Art, wie Koun an Roshi die Anbahnung dieser Energieentladung begleitete.

Bei meinem eigenen Kensho-Erlebnis brauchte ich Monate, um den nachwirkenden Energiestrom in geeignete Bahnen zu lenken. Ich malte und plastizierte in dieser Zeit unzählige Drachen in allen Variationen. Der Feuerdrachen war das geeignete Symbol, die Gleichzeitigkeit außerordentlicher schöpferischer Kräfte und zugleich zerstörerischer Schattenmächte auszudrücken. Das Furchterregende der ersten Drachen war noch Ausdruck des verwirrten Bewusstseins, völliges Neuland zu betreten. In dem Maße wie das Kensho-Erlebnis allmählich in den Alltag integriert wurde, wandelten sich auch die Drachenbilder und wirkten wie ein zur Ruhe gekommener Vulkan, der »nur« noch Rauchsäulen als Zeichen seiner inneren Aktivität ausstößt.

Entscheidend für das Verständnis, wie ähnlich sich die Stramonium-Persona und das Kensho-Erlebnis sind, ist das Zusammenspiel von Explosion und Implosion. Einerlei, ob das Erlebnis als groß oder klein eingestuft wird, es kann nicht ein bisschen Durchbruch, ein bisschen Umstülpung des Bewusstseins stattfinden. Entweder es hat stattgefunden oder nicht, weil eine imaginäre Schwelle überschritten wird. Das wird im Zen genau geprüft, und der Mensch, der das Erlebnis hatte, ist ein anderer, ein »Verwandelter«.

Es war mir vergönnt, abgesehen von meinem eigenen Erlebnis einige andere Kenshos mitzuerleben und erkenne darin die Kraft der Stramonium-Persona. Ich habe allerdings auch einige Fälle erlebt, in denen der Durchbruch in den Wahnsinn und in den Freitod führte. Die »Geburt« durch die Transformation kann so vehement sein, dass der Mensch gleichsam aus seinem Körper bei lebendigem Leibe herauskatapultiert wird und das Energiesystem nicht mehr optimal mit der Erde verbunden ist.

Im Zen wird die Ratio vollkommen ausgeschaltet durch das Paradoxe eines Meditationsinhalts = Koan und durch die individuelle Demonstration eines Koans. Bei jeder »Lösung« eines Koans wird wieder ein großes Energiepotenzial frei, denn es geht nicht um eine intellektuelle Erklärung, sondern um eine erneute Transformation und Auflösung von Raum und Zeit. Dazu ist der freie Fluss kreativer, schöpferischer Energie Bedingung. Es geht auch immer wieder um den Prozess, durch die Dunkelheit zum Licht zu kommen. Alles dies gehört zur Stramonium-Persona. Wie keine zweite kann sie das Höchste erreichen und zugleich am Abgrund wandeln. Ihre geballte Kraft dringt nach außen wie das zischende Feuer aus dem Rachen und den Nüstern des Drachen.

Stramonium und Richard Wagner

Wo begegnet uns sonst noch die Stramonium-Persona in ihrer gewaltigen Kraft in mehr oder minder erlöster Form?

In Bayreuth, in der Wagner-Oper, bei Wagner-Sängern, bei der Darstellung des Epos »Das Nibelungenlied«. Das Sinnbild für Stramonium ist die Götterdämmerung, sozusagen der Anfang der Genesis.

Die Thematik, die Musik, die unvorstellbare Leistung der winzigen Stimmbänder, die Beherrschung des Atems und der Atemmuskulatur zeigen uns die »Stramonium-Power« in Reinkultur. Der Wagner-Gesang ist ein eigenes dramatisches Gesangsfach. Bezeichnenderweise spricht man hier im Stimmfachjargon von einer »Röhre«, die in den Saal dröhnt. Die Wagnerstimme ist so monumental wie das Genre der Wagnermusik; sie braucht riesige innere und äußere Räume. Die Bühnenfiguren sind Monumente, die an einem Ort verweilen, sie sind Archetypen aus Urzeiten. Sie wirken in einem traditionellen Bühnenbild wie Urgestein. Alles ist düster, schwer, lastend.

Auch für den Zuschauer bedeutet der Ring der Nibelungen und selbst die »kurze« Oper »Parzifal« ein Marathon der Aufmerksamkeit, weil es, gemessen an der Länge der Opern, wenig Handlung und Bewegung auf der Bühne gibt. Was fasziniert, ist die Entfaltung der gewaltigen Urkräfte der Archetypen in epischer Breite.

Einst lernte ich als Koloratursopranistin bei der ungarischen Wagnersängerin Eva Krasznai-Gombos und übernahm später ihre Opernklasse zum Zwecke der kinesiologischen Behandlung. In diesem Rahmen wurde mir die enge Beziehung von **Medorrhinum** und **Stramonium** klar. Jemand wie Siegfried, der mit dem Drachen kämpft oder Wotan, der Donnergott oder die germanische Walküre sind archetypische Gestalten, deren Rolle ausgefüllt werden muss, wollen sie nicht lächerlich wirken. Bei begabten Wagnersängern erkannte ich, dass die medorrhinische Fülle die Triebfeder für die Wahl des Opernfachs ist. Die Medorrhinum-Persona braucht die große Bühne, das große Publikum und kann sich dabei optimal entfalten. Sie kommt auf die Bühne, und der Saal ist voll von seiner Energie. Um aber Wagner zu singen, braucht es mehr als das dramatische Gesangsfach. Der Sänger braucht eine überdurchschnittliche, aggressive Kraft und muss das Schwere und Düstere (er)tragen können. Warum?

Wagner, der das germanische Epos des Nibelungenliedes, unsere uralten Wurzeln Mitteleuropas erweckte, hatte nur eines im Sinn: er wollte Licht komponieren. Er dachte dabei an das Licht der Schöpfung, das aus dem Schattenreich hervorbricht. Durch die Dunkelheit zum Licht. Der Kampf der dunklen Mächte mit den Mächten des Lichts stellt er als germanische Archetypen in seinen Opern dar. Alles darin verlangt außerordentliche Maßstäbe, Gigantomanie und Monumentales. In der Ideologie seiner Werke spielt natürlich das Platinum-Wesen hinein, aber in der Ausführung, bei den Musikern, bei den Blechbläsern und Sängern, da ist Stramonium am Werk. Das wird einem aber erst klar, wenn man solche Menschen erlebt. Der Stramonium-Zyklus zeigt sich hier folgendermaßen:

- Ich habe Sänger erlebt, die so eng mit ihrer Rolle verwoben waren, dass sie nicht mehr unterscheiden konnten, in welcher Dimension sie leben, ob im alten Germanien oder in München oder in Mailand.
- Ich habe Sänger erlebt, die nachts nicht schlafen konnten und lauter mediale Phänomene erlebten und dachten, sie seien verrückt.
- Schwere Schwindelanfälle auf der Bühne, bei denen Sänger das Gefühl hatten, in eine andere Dimension zu entschweben.

Stramonium-Tragödien ereignen sich hinter der Bühne, aber auch auf der Bühne, weil es eben keine normalen Opernrollen sind, sondern das Eintauchen in archetypische Kräfte. Darin bleiben gute Interpreten oft hängen. Wagner wollte die dunklen Mächte in ihrer bösartigen Schönheit dargestellt wissen. Belladonna und Stramonium-Persönlichkeiten haben bei entsprechender künstlerischer Begabung das Zeug dazu.
Ich hatte das große Glück, bei meiner damaligen Gesangslehrerin die Radikalität von Stramonium zu erleben. Wenn sie sang, bebte die Erde. Ich konnte im künstlerischen Bereich das Phänomen der medialen Transfiguration erleben, die Urgewalt, die sich Bahn bricht. Ich hörte und sah Blitze, funkelnde Augen und eine Ausstrahlung von Energie – ob Licht oder Schatten –, die den letzten Platz in einem gigantischen Saal erreichte. Was bei Wagnersängern jedoch noch viel mehr beeindruckt als ihre »gewaltige Röhre« (Stimme), ist die Gabe, im Pianissimo zu singen. Nichts braucht mehr Kraft, als ganz leise in Begleitung eines riesigen Orchesters in einem riesigen Saal ohne Mikrofon zu singen. Wagner setzte das Pianissimo mit einem riesigen Apparat ein, um die Geburt des Lichts klanglich darzustellen. Klarerweise braucht man als Wagnersänger eine medorrhinisch volle, große, klangstarke, darstellungsfreudige Stimme. Aber mit geballter Kraft pianissimo singen, das kann nur der Stramonium-Drachen, der sein Feuer aus den Nüstern sprüht und damit die ganze Welt erhellt.
Mit Eva Krasznai-Gombos lernte ich vor 16 Jahren erstmals eine Stramonium-Persönlichkeit kennen, die völlig normal mit ihren außerordentlichen medialen Wahrnehmungen umging. Wenn sie auf der Bühne stand, sah sie Feuer, sah sie die Energiefelder des unsichtbaren Publikums, sie kommunizierte mit ihren Ahnen. Nach 5 Stunden Oper, so sagte sie, war sie wie versteinert und vollkommen entrückt. Deshalb ging sie noch einmal auf die leere Bühne in den leeren Saal und lauschte den Klängen des Raumes. Dann kam sie in unsere Dimension, in ihren Körper zurück, indem sie ganz leise

summte. Dann bedankte sie sich bei den Kollegen, beim Dirigenten, beim Orchester, bei Wagner, bei der Garderobenfrau und bei der Toilettenfrau, ganz leise. Dann erst verließ sie das Opernhaus.
Bei ihren Schülern erlebte ich Stramonium selten in dieser harmonischen Gestalt, aber Eva war mein Maßstab, was möglich ist trotz der gewaltigen Herausforderung des Wagner-Faches. Ihre Opernklasse, zu der Wagnersänger aus allen möglichen Ländern gehörten, war für mich ein unerschöpfliches Lernfeld für die Power von Belladonna und Stramonium.
Später, als ich die Sangeskunst gegen die Heilkunst austauschte, sah ich in der Homöopathie den geeigneten Weg, solche gewaltigen Kräfte zu balancieren. Bei darstellenden Künstlern des dramatischen Fachs habe ich keine Bedenken, sofort Stramonium einzusetzen, denn durch ihre Bühnentätigkeit haben sie den geeigneten Kanal, diese Kräfte fließen zu lassen.

Ich erlaube mir, meiner Materia medica bei Stramonium den Punkt »Verlangen nach Wagnermusik, Wagnergesang, Vorliebe für Wagner« sowie die sprachliche Vorliebe für das Präfix »Ur-« hinzuzufügen, und ich wünsche allen Kollegen einmal einen Wagnersänger als Klienten. Wenn »Wotan« zur Türe hereintritt oder »Siegfried« oder »Brunhilde«, wird man sofort herausgefordert, sich selbst zu überprüfen, ob man bereit ist, furchtlos durch den Tunnel der Dunkelheit ins volle Licht zu treten.

▷ Unter darstellenden Künstlern finden wir immer wieder die Stramonium-Persona. Ihr cholerischer Charakter, ihre Neigung, auszurasten, sich zu verkrampfen, von Alpträumen gequält zu werden, ist überdimensional ausgeprägt. Sie haben sich schon intuitiv einen Beruf gewählt, der die geballte Kraft entladen hilft. Dennoch gibt es auch hier Probleme, wenn die Energie gestaut wird und nicht richtig kanalisiert werden kann.

Fallbeispiel 8

Ein bekannter tschechischer Pianist kam wegen Magenschmerzen. Die Anamnese ergab, dass er bei den Proben ausrastete, handgreiflich wurde und bei einem Klavierkonzert so in Raserei versetzt werden konnte, dass er Angst hatte, den Konzertflügel zu zertrümmern. Nachts hatte er furchtbare Alpträume, tagsüber aß er Süßigkeiten, bis ihm schlecht wurde. Mit seiner Freundin, die er mit in die Sprechstunde brachte, wollte er vor und nach jedem Konzert ausgiebigen Sex haben. Er hatte schon alle möglichen Tranquilizer genommen, doch der einzige Effekt war ein unzuverlässiges Gedächtnis, das ihn in helle Panik versetzte, da er alle Konzerte auswendig spielte.
Ich lenkte das Gespräch auf seine sensible, sensitive Seite. Das veränderte den Mann vollkommen. Er wurde fast sanft, weil Kindheitserinnerungen wach wurden. Er war mit hellsichtigen Wahrnehmungen groß geworden. Seine Großmutter war hellsichtig, seine Mutter auch. Es gab für ihn keine Probleme, dieses Erbe bei sich zu ehren.

Die Stramonium-Persona war klar. Sein Kommentar zu **Stramonium LM 30**: »Ich liebe Engelstrompeten. Ich werde beim nächsten Konzert auf ihnen die Posaunen von Jericho zum Erklingen bringen, dass den Zuhörern Hören und Sehen vergeht!«
Hier ging es um die Kanalisierung der unkontrollierten Energien und nicht darum, diesen Künstler lammfromm werden zu lassen. Das erklärte ich dem Patienten. Daraufhin war er nicht nur bereit, das Mittel auch auf seine Konzertreisen mitzunehmen, sondern auch folgende Übungen regelmäßig durchzuführen:

❶ Solarplexus-Übung, Ein- und Ausschalten
❷ Vor jedem Übezyklus, vor jeder Probe, vor jedem Auftritt 12 Mal die Affirmation laut sagen: Ich vertraue, dass meine Energien in meine Ordnung fließen.
❸ Jeden Tag 10 Minuten lunare Atemübungen (er war ein lunarer Atemtyp)

Nach seiner Amerika-Tournee berichtete er:
»Ich war noch nie so eins mit meiner Musik. Ich habe mich förmlich in die Tasten eingegraben. Meine Konzentration war perfekt. Ich konnte den Applaus ohne negative Gefühle annehmen. Die Proben verliefen viel harmonischer. Ich konnte den Kollegen besser klarmachen, wie ich diese oder jene Stelle haben will. Ich esse weniger Süßigkeiten, habe keine Gastritis mehr und muss nur noch zweimal pro Tag Sex haben (!). Ich habe keine Angst mehr vor meiner Unberechenbarkeit, sondern vertraue tatsächlich meiner Energie, dass sie ihre richtige Bahn findet. Gelegentlich habe ich noch hässliche Träume, in denen ich einige blöde Kollegen mit dem Beil zerhacke. Aber Sie haben ja gesagt, ich darf das träumen. Das macht es leichter, kein Schuldgefühl zu haben.«
Bei der zweiten Konsultation arbeiteten wir an den Alpträumen. Es stellte sich heraus, dass die »blöden Kollegen« alle für den Vater standen, der das frühreife und eigenwillige Kind zu sehr maßregelte. Ich machte mit ihm eine systemische Aufstellung mit Gegenständen. Er konnte sich zunächst nicht vor dem Vater verbeugen, sondern stieß Fluchtiraden in seiner Muttersprache aus. Ich bat ihn, eines der Fläschchen (ohne Etikett, nur numeriert) als Helfer zu wählen, die auf dem Tisch breit standen. Ich hatte **Hyoscyamus, Veratrum album** und **Medorrhinum** ausgewählt. Der Patient ergriff ohne zu zögern Medorrhinum und sagte spontan: »Oh, ich glaube ich muss mal pinkeln, obwohl ich gar nicht pinkeln muss!
Medorrihum ließ ihn tief seufzen und dann die erlösenden Worte zum Vater sprechen: »Vater, ich verzeihe dir. Du hast es nicht besser gewusst.«
Unter **Medorrhinum C 1000 1× pro Woche** hörten die Alpträume auf und die schöpferischen Energien wurden noch weniger gewalttätig, sondern etwas lockerer. Er wurde insgesamt entspannter und konnte jetzt erstmalig den Gedanken zulassen, dass seine Freundin durch den häufigen Sex überfordert war.
Sie bat ebenfalls um eine Behandlung und bekam **Pulsatilla**. Nach einer Woche rief sie mich an und sagte, sie könne jetzt selbstbewusst sagen, was

ihre Bedürfnisse sind, was ihr zuviel ist, und vor allem habe sie wieder mit dem Klavierunterricht begonnen und fühle sich wohler, neben ihrem Beruf als Informatikerin etwas Künstlerisches zu tun.
Der Pianist berichtete, er habe wieder die »Power von früher«, sein Beruf mache ihm wieder Spaß, und die restlichen Packungen der Tranquilizer habe er genüsslich zertrampelt und weggeworfen. Er betrachtete sich als geheilt.

Dieses Fallbeispiel lässt erkennen, dass das aggressive Potenzial der Stramonium-Persona schwer zu lenken ist und bei Künstlern immer ein Überhang bleibt. Das halte ich für »normal« in einem Beruf, der so viel Energie freisetzen muss. Wenn der Patient »ein Wotan auf dem Klavier« ist, braucht er auch einen anderen Ausdruckskanal als etwa ein Blockflötist, der gefällige Barockmusik zirpt. Bei Stramonium-Persönlichkeiten, so konnte ich unter Künstlern oft erleben, geht es lediglich darum, dass sie ihr privates Leben so leben und gestalten können, dass sie nicht unter der geballten Energie leiden und eine deutliche Grenze zwischen Bühne und Privatleben ziehen können. Eine Behandlung zielt also nicht auf die Einschränkung der gewaltigen Energien, sondern auf eine für den Patienten stimmige Kanalisierung derselben.

▷ Stramonium-Patienten erleben wir außerhalb künstlerischer Berufe oft als Choleriker und als Menschen mit unberechenbaren psychischen Verhaltensweisen. Es kann auch eine hohe kriminelle Energie im Hintergrund wirken.

Ich stellte oft fest, dass sie eine gepresste, kehlige oder metallische Stimme haben. Die Stramonium-Stimme ist, einerlei, ob jemand Sänger oder Schauspieler ist, immer groß und laut. Sie erinnert an Medorrhinum, ist aber herber. Die Stimme ist das wichtigste Ausdrucksorgan, deshalb braucht die Stramonium-Persönlichkeit ein geeignetes Ventil. Einige Patienten erlebten einen wunderbaren Heilungsprozess unter Stramonium, indem sie ihre Stimme im Laienchor »austobten«. Eine Patientin formulierte es einmal so: »Jetzt kann ich mal so richtig meine Röhre ausfahren.«

Durch meinen Lehrer Chris Batchelor (Medium in Schottland) erfuhr ich den Zusammenhang zwischen Meningitis, Enzephalitis, Hirntumor und medialen Fähigkeiten. Stramonium ist oft das geeignete Mittel bei Folgen dieser Krankheitsbilder. Kinder und Erwachsene können plötzlich eine Fülle hellsichtiger oder hellhöriger Erscheinungen nach Abklingen der Krankheit erleben und meinen, nun wahnsinnig zu sein. Hier gilt es, sowohl Verständnishilfen zu geben, dass die Phänomene zunächst nur Zeichen von Begabungen sind, als auch Wege zu suchen, dass das Potenzial zum Ausdruck kommt. Die Gabe von Stramonium hat in solchen Fällen dazu geführt, dass die medialen Wahrnehmungen weniger vehement auftauchen und dass der Patient sich in einen Übungszirkel begibt, wo er/sie im geschützten Freundeskreis die Sensitivität schulen kann.

Stramonium und Epilepsie

Die mediale Stramonium-Persona habe ich in meiner Praxis bei Epileptikern und Autisten in umfassender Form kennengelernt. Mit ihnen konnte ich nur über eine Mediumperson Kontakt aufnehmen.

Es ist sicher unter Homöopathen bekannt, dass wir Stramonium konstitutionell sehr sorgfältig einsetzen müssen, weil sich sonst die geballte Kraft unkontrolliert entlädt. Bei solchen Patienten beherzige ich die Idee von Paul Herscu, der von einem Stramonium-Zyklus spricht:

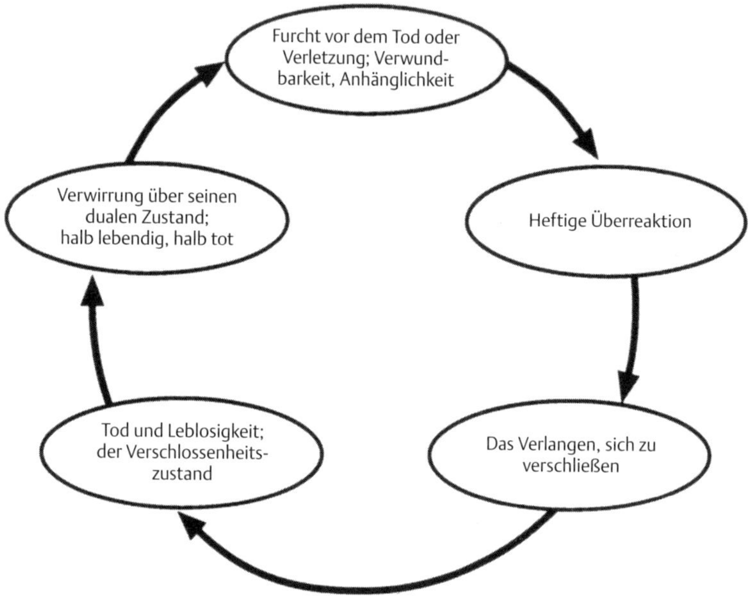

Abb. 2 Stramonium-Zyklus nach Herscu

Von diesen 5 zyklischen Zuständen trifft bei Autisten und Epileptikern folgendes zu:

- Verwirrung über seinen Zustand
- Schwebezustand zwischen Leben und Tod
- Heftige Überreaktion
- Verlangen, sich zu verschließen.

Ich betrachte bei solchen Patienten zuerst das Potenzial, denn im Schwebezustand entfalten sie gewaltige mediale Fähigkeiten wie Gedanken lesen können, mit Verstorbenen kommunizieren oder sich mental in jedes Geschöpf verwandeln können. Ich habe dies des öfteren bei den medialen Balancen, wie ich diesen Zweig der Therapeutischen Kinesiologie nenne, erlebt. Die heftigen Überreaktionen, nämlich Aggression, Zerstörungswut und Epilepsieanfall sind Versuche, die Kräfte zu entladen. Ich schaue daher zuerst nach der Konstitution, die den Patienten dazu herausfordert, sich zu entscheiden für Leben oder Tod, das heißt, sich entweder unserer Welt und Dimension mehr anzunähern oder die Exkarnation anzustreben. Das erfahre ich bereits im Ansatz in der kinesiologischen Sitzung. Ich habe meiner Mittelwahl und Mittelfolge immer im Auge, was der Patient noch kann, wo momentan seine Stärke liegt, denn darin zeigt sich die noch vorhandene Lebensenergie, die angeregt werden kann. Bei Kindern mit Rett-Syndrom, bei kindlichen und erwachsenen Autisten, bei denen oft Epilepsie im Spiel ist, habe ich mit folgendem Konzept Erfahrung gesammelt:

Calcium carbonicum → Medorrhinum → Stramonium

Oder

Calc. carb. → Med. + Stram.

Phosphor → Tuberculinum → Stramonium

Oder

Phos. → Tub. + Stram.

Calcium sowie Phosphor dienen dazu, sich zu erden, sich zu entscheiden und unterstützen gleichzeitig das mediale Potenzial. Aber das einseitig gelebte Potenzial bei gleichzeitiger totaler Abhängigkeit von anderen Menschen braucht einen neuen Kanal. Deshalb wähle ich die Kraft der **Nosode,** die an der Basis wirkt, entweder als Vorbereitung oder, wenn der Patient Signale dafür setzt, zusammen mit Stramonium, dem Öffner in unsere Welt hinein. Das bedeutet im Heilungsprozess, der natürlich über längere Zeiträume reicht, der Bannkreis wird durchbrochen durch das Verlangen, sich zu öffnen. Dadurch reduzieren sich die Überreaktionen. Ich habe das bei diesen Patienten erlebt, indem das Kind z. B. selbstständig Sitzen, Laufen und Sprechen lernte, der Erwachsene die computergestützte Kommunikation erlernte, mit den stereotypen Bewegungen aufhörte und sich die Epilepsieanfälle deutlich reduzierten.
Allerdings habe ich auch des öfteren mit Stramonium begonnen, wenn der Patient prinzipiell einen Kanal zur Verfügung hat, in den er die geballte »Ladung« einfließen lassen kann, und setzte die Behandlung mit **Medorrhinum** fort.

2. Die Belladonna-Persona

- Versucht, Gegenstände zu ergreifen
- Gegenstände erscheinen in leuchtenden Farben
- Meint, der Körper wäre durchsichtig
- Meint, durch Welten zu reisen
- Meint, in der Luft zu schweben, abends
- Ahnt den Zeitpunkt des Sterbens
- Fühlt eine Person hinter sich
- Fühlt fremde Person neben sich
- Sieht leuchtende Farben
- Sieht Feuer
- Sieht Personen, fremde
- Sieht Tiere
- Hat Visionen, tagsüber, fantastische, beim Schließen der Augen, an der Wand
- Hört Lärm, Geräusche
- Hört Stimmen, von Fremden, von toten Menschen
- Jemand ruft ihn, beim Erwachen
- Redet mit Personen, abwesenden, toten
- Redet mit körperlosen Wesenheiten (Geistern)

▷ Belladonna ist hinsichtlich der medialen Gaben, der Dynamik bei gestauter Energie der Stramonium-Persona sehr verwandt, aber es ist viel schwieriger, hier eine Ordnung, eine Disziplin in das Talent zu bringen.

Ich habe diese Persona oft bei Frauen mit einem überdurchschnittlich hellsichtigen Talent erlebt, das aber durch eine chaotische Lebensweise mehr oder weniger im Sande verläuft. Es stellt sich so dar, dass immer wieder starke sensitive Momente akut auftauchen und dann wieder verschwinden. Es ist viel Begeisterung, aber wenig Durchhaltevermögen vorhanden. Belladonna erinnert in der hypertonen Dynamik an **Hyoscyamus** und **Lachesis**, ist aber weniger beständig und eindeutig. In meiner Erfahrung ist die Belladonna-Persona sowohl von ihrer äußeren, charmanten, hübschen, faszinierenden, strahlenden, erotischen Erscheinung mehr der künstlerische Mensch, der über sensitive Gaben verfügt und dieses Potenzial in den schöpferisch-kreativen Akt einfließen lässt.
Unter Musikerinnen und Schauspielerinnen habe ich Belladonna-Persönlichkeiten erlebt, die mir in der Sprechstunde von geradezu unglaublichen sensitiven und medialen Erfahrungen berichteten, dies aber nicht sonderlich ernst nahmen oder sich auch davor gruselten. Ich traf unter ihnen auch solche, die sich für Magie interessierten und sich durchaus ihrer magischen Ausstrahlung bewusst waren. Dadurch, dass sie jedoch auf der Bühne arbeiteten, hatten sie einen geeigneten Kanal für ihre Talente gefunden.

▷ Das besondere Merkmal bei der Belladonna-Persona ist ihre Leidenschaftlichkeit und ihr ausgeprägter Sinn für Erotik.

Die wachen Sinne, die Offenheit für sensitive Wahrnehmungen gepaart mit künstlerischem Talent verleiht ihr die besondere Ausstrahlung. Wenn diese Persona in einem Künstler voll erblüht, zeigt sich sowohl eine starke magnetische Anziehungskraft als auch eine elektrische, aussendende Kraft. Es werden im Schauspiel Rollen bevorzugt, in denen Schönheit und das Böse ein unheimliches Bündnis eingehen. Man erliegt diesem hypnotischen Faszinosum, indem man nur in die abgrundtiefen Augen schaut, die oft sehr groß und dunkel sind. Bei Belladonna zählt das »Wie« einer Darbietung viel mehr als das »Was«.

Außerhalb der darstellenden Künste, wo wir die Belladonna-Persona recht häufig antreffen, erleben wir Kinder und Erwachsene, die die bekannten Symptome des Akutmittels Belladonna wie *»Fiebrig glänzende Augen, Delirium«* wie auf Abruf produzieren können. Ich hatte auch schon Patienten, die diesen Augenausdruck als Dauerzustand haben. Sie beschreiben ihn auch als »Wie in einem Fieberzustand« befindlich.

Fallbeispiel 9

Eine junge Dame kam wegen einer Bazillus-Phobie. Sie konnte weder einen Staubpartikel noch ein Insekt akzeptieren. Sie konnte auch nicht ihren Vater akzeptieren, seit er psychisch krank ist und behandelte ihn wie einen Aussätzigen. Sie betrachtete ihn als Luft, wenn er anwesend war. Das äußere Erscheinungsbild war das eines perfekten Mannequins mit glühenden braunen Augen und einer fiebrigen Gesichtsröte. Ich habe selten eine Frau gesehen, die ich so eindeutig als eine »bella donna« benennen würde wie diese junge Dame. Ich habe auch selten Augen von so »böser« Schönheit gesehen. Das Bild vollendeter Eleganz wurde abgerundet durch geschmeidige Körperbewegungen, eine stolze Haltung und die Vorliebe für schwarze Kleidung. Die Patientin machte einen vitalen, leidenschaftlichen Eindruck.
Das Gespräch ergab, dass sie in der Modebranche tätig war und ihre schöpferischen Ideen verwirklichen konnte. Sie bezeichnete sich als zufrieden und glücklich, lebte auch eine harmonische Beziehung. Aber von Kindesbeinen an hatte sie panische Angst vor Schmutz und Krankheit. Mit 19 Jahren fand die erste Operation eines Melanoms auf dem Unterarm statt. Seither kam zu der Phobie noch die panische Angst vor der Möglichkeit, es könnten sich Krebszellen im Körper bilden und vermehren. Obgleich sie erst 24 Jahre alt war, konnte sie sich kaum noch an Begebenheiten im Kindesalter erinnern. Es war mir wichtig zu erfahren, wann die Phobien und Ängste begonnen hatten. Deshalb schlug ich als erste Maßnahme eine kinesiologische Sitzung mit ESA (Emotionaler Stressablösung) und Altersrückführung vor. Wir kamen in das Alter von 5 Jahren. Da fiel ihr ein, was geschehen war:

Sie hatte Gegenstände auf dem Tisch stehen sehen, wollte sie ergreifen und griff ins Leere. Dann begannen im Kindergarten Spielsachen in Regenbogenfarben zu leuchten. Sie sah abends im Kinderzimmer fremde Personen, hörte ihren Namen rufen. Als ich sie fragte, wie das auf sie als Kind gewirkt hätte, antwortete sie:
»Ich fand das erst mal ganz normal. Aber dann habe ich das meinem Vater erzählt. Er hat mich entgeistert angeschaut als wenn ich den Teufel gesehen hätte.«
»Hatten Sie ein gutes Verhältnis zum Vater?«
»Ja, ich war seine Lieblingstochter. Ich bin ihm sehr ähnlich. Er hat mich immer gut verstanden, ich konnte mit allen Nöten zu ihm kommen. Deshalb war es ja auch so schlimm, dass er mich für verrückt hielt.«
Noch unter der kinesiologischen ESA erzählte sie, dass die hellsichtigen Wahrnehmungen stärker wurden und sie eines Tages winzige Krabbeltiere auf ihrer Bettdecke sah. Die erste Reaktion war »oh, wie niedlich!« Als sie danach griff, waren sie wieder »Geistertierchen«, wie die Patientin sie nannte. Der Vater war noch einmal zu ihr gekommen und hatte »mich dabei erwischt, wie ich mit den kleinen Tierchen sprach, die er ja nicht sah. Da schlug er mir auf die Finger und sagte ›Lass doch den Blödsinn‹!« Die Patientin weinte bitterlich.
Die kinesiologische Behandlung endete damit, dass sie ihrem Vater verzeihen und ihre hellsichtigen Gaben annehmen konnte.
Damit war der Weg geebnet, die Phobien unter homöopathischen Gesichtspunkten näher zu betrachten.
Ich fasste ihre sensitiven Wahrnehmungen zusammen:

- Versucht, Gegenstände zu ergreifen
- Gegenstände erscheinen in leuchtenden Farben
- Sieht Personen, fremde
- Sieht Tiere

Das war noch zu unspezifisch, um an Belladonna zu denken. Die Patientin hatte oft Kopfschmerzen, bisweilen litt sie an Verstopfung und hatte schon in jungen Jahren eine Hypertonie. Ansonsten hatte sie keine körperlichen Probleme. Durch die kinesiologische Behandlung war sie offener und zeigte mehr ihre leidenschaftliche, feurige Persönlichkeit in unserem Gespräch. Was dann den Ausschlag gab, Belladonna zu verordnen war ihre Bemerkung:
»Immer wenn ich so in Fahrt komme, kriege ich ganz heiße Arme und Hände. Fühlen Sie mal.«
In der Tat waren die Unterarme und Hände heiß, auch das Gesicht sah fiebrig aus.

▷ Sie bekam **Belladonna C1000 1× pro Woche, insgesamt nur 4 Gaben**. Dazu die Aufgabe, vor den Spiegel zu treten und 12 Mal pro Tag laut zu sagen: Ich ehre meine sensitiven Gaben.

Nach 4 Wochen berichtete sie, es sei ihr klar geworden, dass die Angst vor den Bazillen mit den kleinen Tierchen zu tun hat, die sie als kleines Kind wahrgenommen hatte. Die Affirmationen hätten dazu geführt, dass sie bei einem kleinen bisschen Schmutz unter dem Fingernagel nicht hysterisch geworden sei. Sonst hätte sie immer vor dem Einschlafen gedacht: »Hoffentlich werde ich nicht krank«, jetzt würde sie denken »ich vertraue, dass ich nicht krank werde«. Das sei ihre eigene Idee gewesen.

Sie bekam eine neue Affirmation als Hausaufgabe: Vater, ich verzeihe dir, du hast es nicht besser gewusst. Das fiel ihr zu Beginn nicht leicht, aber allmählich löste sich der »innere Knoten«, wie sie es nannte.

Ich verordnete ihr nach zwei Monaten das Komplementärmittel **Calcium carbonicum LM30,** das sie weitere zwei Monate nahm, **zweimal pro Woche einen Tropfen**. In dieser Zeit tauchten die hellsichtigen Phänomene wieder auf, jedoch gemäßigt, so dass die Patientin sie mit Gelassenheit annehmen konnte. Sie sah um Gegenstände, die von Menschen berührt worden waren, die Ätherabstrahlung in Farben. Nachdem ich ihr ein paar farbige Kirlianfotografien gezeigt hatte und ihr erklärte, dass sie eben keine Kamera benötige, sondern diese Energieemanation hellsichtig sehen könne, war sie beruhigt. Die Phobien wurden immer schwächer, das Verhältnis zum Vater wurde ebenfalls besser. Insgesamt brauchte die Patientin ein Jahr, bis sie den Heilungsprozess durchlaufen hatte. Sie sagte: »Für mich ist in der Therapie am wichtigsten gewesen, dass meine Sensitivität nicht als Zeichen von Verrücktheit gewertet worden ist, sondern dass sie für mich eben normal ist.«

3. Die Lachesis-Persona

- Hält sich für körperlich leicht
- Schwebt in der Luft wie ein Gespenst
- Meint durch Welten zu reisen
- Spürt, die Zeit zum Sterben sei gekommen, ahnt sein Sterben
- Hält sich für tot
- Hält sich für fast tot und bitte, ihr heraus zu helfen
- Meint unter einem mächtigen Einfluss zu stehen
- Meint unter Kontrolle zu stehen
- Einbildungen, abends, beim Einschlafen
- Das Haus erscheint voller Menschen
- Spürt eine Person hinter sich
- Sieht Feuer, nachts
- Sieht Phantome, angenehme
- Hat Visionen, von Farbwolken, fantastische, schöne, wunderbare, beim Schließen der Augen
- Redet mit Personen, abwesenden
- Hört Stimmen, denen sie meint folgen zu müssen
- Hört liebliche Musik, überirdische Töne, Laute, Klänge kommen aus einer anderen Welt

▷ Lachesis ist die große **mediale Schwester von Belladonna,** sie nimmt ihre Talente bewusster wahr und reagiert eindeutiger mit dem Wunsch, diese zu schulen. Sie ist weder zu übersehen, noch zu überhören, braucht viel Raum und sehr viel Geduld von ihrer Umwelt. Steht Lachesis als Medium oder als Künstler auf der Bühne, ist die Bühne voll, das heißt, die Ausstrahlung ist immens, wenn die Medialität oder schöpferische Bühnenarbeit kanalisiert wurde.

Die »power« von Lachesis ist sehr physisch; sie erlebt auch ihre sensitiven Wahrnehmungen sehr physisch. Deshalb wurde in der englischen Medialschulung die Lachesis-Persona auf besondere Weise geschult:
In einem Zirkel mit dem Ziel des »physical mediumship«, der physischen Medialität, saßen alle Zirkelmitglieder für einen Menschen, bei dem eine überdurchschnittliche Sensitivität festgestellt wurde. Das bedeutete, das Medium erhielt die Energie der Gruppe. In einer solchen altruistischen Zirkelatmosphäre, die über viele Jahre aufgebaut wurde, entwickelte die Lachesis-Persona die Fähigkeit, ihren Ätherkörper zu kontrollieren und so zu verdichten, dass er als so genanntes »Ektoplasma« für alle Anwesenden sichtbar wurde. Der Ätherkörper oder »physisches Doppel« ist das Energiefeld, das man seit den fünfziger Jahren durch die Kirlianfotografie sichtbar machen kann, heute sogar in Farbe. Im Ätherkörper sind alle physischen Erfahrungen eines Lebewesens gespeichert und sind die energetischen

Zustände abzulesen. Im Ätherkörper konnten die alten Chinesen und Inder schon vor 4000 Jahren die Meridiane hellsichtig wahrnehmen und ihren Energiefluss »lesen«.
Das Medium fiel im Laufe eines »physical circle« in Tieftrance, gab Botschaften von Wesenheiten an die Zirkelmitglieder weiter, manchmal auch prophetisch-philosophische Worte und lieh sozusagen sein physisches Doppel = Ätherkörper der Wesenheit, wodurch diese für alle Anwesenden sichtbar wurde.

Es war die Lachesis-Persona, die eine »Spiritualist Research Society« nötig machte, denn sie war nicht nur begabt, sondern auch betrügerisch. Von 10 Séancen basierten 8 auf Scharlatanerie. Damit die echten Begabungen gefördert werden konnten, traf man vier wichtige Entscheidungen:

❶ Das Medium wurde vor der Séance einer gründlichen Leibesvisitation durch einen Arzt unterzogen, bei der auch der Genitalbereich der Frauen überprüft wurde.
❷ Das Medium wurde mit den Händen an der Armlehne des Stuhles angebunden, damit manuelle Manipulationen unmöglich wurden.
❸ Der Séance wohnte stets ein Physiker und ein Zauberkünstler bei, um eventuelle Betrügereien aufzudecken.
❹ Die Séancen fanden bei Tageslicht statt, weil man in der Dunkelheit leicht Sinnestäuschungen erliegt und Betrug leichter möglich ist.

Der gravierende Unterschied zwischen England und Mitteleuropa lag darin, dass der Fokus bei den Briten auf den Begabungen lag und alles getan wurde, um die Spreu vom Weizen zu trennen. In Mitteleuropa und besonders in Deutschland war der Fokus allein darauf ausgerichtet, ein Medium der Scharlatanerie zu überführen und zu »beweisen«, dass es mediale Phänomene nicht gibt. Ein anschauliches Beispiel für positives und negatives Denken!

Die Lachesis-Persona war die große Herausforderung. War ihre Medialität echt, wurde sie gründlich über Jahre in einem »physical circle« geschult, war das Medium par excellence – und zahlte dafür einen hohen Preis. In den Annalen der Séance-Protokolle werden schwerste körperliche Beschwerden beschrieben, die teilweise durch das Übergewicht und Diabetes ausgelöst wurden.
Als wir 1985 unsere Schulung in England begannen, erlebten wir nur noch das Abendrot einstiger »physical mediums«. Der Leiter des *Arthur Findlay College*, Gordon Higgins, war einst ein physisches Medium und bestach auch noch im hohen Alter durch eine unglaubliche Hellsichtigkeit. In einem Gespräch erklärte er mir, dass er die Ursache seiner Diabetes darin sehe, dass in der physischen Medialität das Ektoplasma besonders durch die Milz- und Pankreasenergie sowie durch die Solarplexusenergie erzeugt werde.
Es ist aufschlussreich, dass alle bekannten männlichen physischen Medien homosexuell waren und unter Diabetes litten. Unter den heutigen männ-

lichen Medien, die eine starke Lachesis-Aspektierung haben, ist der Diabetes zwar verschwunden, die Homosexualität jedoch die Regel.

▷ Die Lachesis-Persona bewegt sich ähnlich wie Hyoscyamus und Cannabis stets auf einem schmalen Grat zwischen gesundem und krankhaftem Verhalten.

Wenn ein Mitteleuropäer nicht gerade in eine sorgfältige Schulung eingebunden ist, wo vor allem auch überprüft wird, ob die Wahrnehmungen echt oder unecht sind, erliegt gerade Lachesis gerne der Versuchung, anderen etwas vorzumachen und hat auch ihren Spaß daran. Bei ihr liegen tatsächlich Einbildung und Täuschung sehr nahe am sensitiven und medialen Talent. In der erlösten Form mit der ganzen Fülle ihres Pathos und der ganzen Bühnenwirksamkeit habe ich die Lachesis-Medialität bisher nur in England erlebt, vor allem bei weiblichen Medien. Sie sind so und treten so auf, wie man sich Lachesis lehrbuchmäßig als Persönlichkeit vorstellt und womit viele Therapeuten bzw. Homöopathen auch große Probleme haben: Groß, mit mächtigem Körper, raumnehmend, platznehmend, mit wallenden, eleganten Kleidern ihre Körperfülle umhüllend, mit herausforderndem Blick, andere vereinnahmend, die Überfrau, wenn man so will. Sie zeigt Humor, liebt Wortspiele, redet ausgesprochen gerne und duldet keine Unterbrechung.
Was bei einem Lachesis Patienten durchaus nervtötend sein kann, nämlich der nicht versiegende Redefluss, der den Therapeuten überflutet und die Vereinnahmung desselben, sind bei einem geschulten Medium genau das Potenzial, das ihm zu seiner Außerordentlichkeit verhilft. Die Stimme ist der beste und stärkste Energieträger von Lachesis; dadurch wird der mediale »link« zur geistigen Welt hergestellt und energetisch aufrecht erhalten.

Lachesis und Aufrichtigkeit
Die Sensitivität von Lachesis geht, sobald sie geschult wird, sofort in den medialen Bereich, das heißt, die Frau oder der Mann suchen die Kommunikation mit Wesenheiten aller Art. Da sie auch über eine starke Visualisierungsgabe – die positive Kehrseite von Einbildung! – verfügen, spielt es gar keine Rolle, ob sie hellhörend, hellfühlend oder hellsehend diese Wesenheiten wahrnehmen. Entscheidend ist die Botschaft, die sie einem Ratsuchenden zu vermitteln haben und deren Präzision. Hier liegt auch eine zweite Versuchung von Lachesis: Durch ihre Erscheinung ist Lachesis beeindruckend und kann somit scheue, schüchterne Menschen mühelos manipulieren. Das ist der Grund, warum in der Medialschulung Menschen mit Lachesis-Aspektierung in diesem Punkt besonders streng geschult werden:

❶ Absolute Aufrichtigkeit
❷ Die Eigenautorität des Klienten respektieren

Das ist übrigens ein weiteres Charakteristikum der englischen Tradition. Wenn die mediale Arbeit allmählich ein professionelles Niveau erreicht,

wird jeder einzelne noch darin geschult, wie man mit Menschen umgeht. Danach wird ein Medium strengstens angehalten, ordentlich, farblich freundlich, aber niemals geckenhaft gekleidet zu sein, angenehme Umgangsformen zu pflegen und niemals zu manipulieren. Die Dachorganisation der »Spiritualists Association« ist unerbittlich, wenn sich ein Klient beschwert, er sei manipuliert, in Angst versetzt, durch Hiobsbotschaften oder sonst wie negativ behandelt worden. Das Medium wird sofort aus dem Verband ausgeschlossen und sein Name öffentlich bekannt gegeben.
Durch diese strengen Regeln versucht man, so weit es möglich ist, Scharlatane oder charakterlich schwache Menschen zu entlarven und von den integren Medien zu trennen. Natürlich gibt es auch in Großbritannien »schwarze Schafe« und Möchtegernmedien, aber es hält sich wesentlich mehr in einem akzeptablen Rahmen als bei uns, weil der Fokus der Schulung ausschließlich auf die Begabten und nicht auf die Unredlichen gerichtet ist.

Der Umgang mit dem Lachesis-Potenzial
Wie schon gesagt, begegnen wir Lachesis in der Praxis eher in der unerlösten Form. Doch die Ausführungen oben dienen dazu, das positive Potenzial der sensitiven Begabung zu erkennen und bei einer notwendigen Therapie anzuregen. Lachesis braucht diese Impulse genau so nötig wie ein Medikament. Da ich dies weiß, habe ich auch keinen Stress mit der Fülle, dem dominanten Verhalten, dem Überschwang und dem Überstülpen mit Wortschwallen. Im Falle von Lachesis lebe ich meine Methode besonders konsequent aus, die Erwartung eines Patienten **nicht zu erfüllen**. Alle Schlangen-Persönlichkeit haben eine ungemein scharfe Beobachtungsgabe und eine instinkthafte Menschenkenntnis. Sie merken sofort, wenn ihnen jemand unterlegen ist und nutzen dies hemmungslos aus. Darauf reagiere ich, indem ich aufmerksam zuhöre und den Blick »auf Alpha« schalte. Das ist ein fixierender, wachsamer Blick, der aber in die Ferne gerichtet ist. Diesen Blick versteht Lachesis, weil das der Blick der Schlange ist. Ist der erste Redeschwall abgeflaut, stelle ich nur Fragen, die nichts mit der Symptomatik zu tun haben, sondern mit der Sensitivität, das heißt, ich frage, ob die Person schon einmal schemenhafte Wesen, Verstorbene, nicht anwesende Personen, Stimmen, Musik usw. wahrgenommen hat, wenn ja, bei welcher Gelegenheit. Ich lasse mir alle hellfühligen, hellhörigen und hellsichtigen Wahrnehmungen genau beschreiben. Das erwartet die Lachesis-Persona in der Regel nicht, weil sie gewohnt ist, dass man dies als Humbug und Zeichen von Verrücktheit abkanzelt.
Dann gehe ich dazu über, das Interesse der Patientin/des Patienten an den sensitiven Gaben zu wecken, indem ich eine einfache Übung vorschlage, die dazu dient, das eigene Energiesystem besser zu schützen. Das ist deshalb so wichtig, weil die psychischen Probleme bei Lachesis meistens aus einer unkontrollierten, überschäumenden Offenheit resultieren. Das Chaos ist hier anders als bei Belladonna, die zu kapriziös ist, um sich einer Disziplin anzuvertrauen. Wenn Lachesis wirklich Begabung zeigt, hat sie den Wunsch,

diese in Kanäle zu lenken und ein hohes Qualitätsniveau dabei zu erreichen. Die wichtigste Übung ist die, den Solarplexus als eine Art Kontrollstation zu visualisieren und bewusst ein- und auszuschalten.
Lachesis ist schnell, hat genügend aggressives Potenzial, um auch Übungen konsequent durchzuführen. Daher halte ich mit solchen Patienten auch über ihre Behandlung hinaus Kontakt und sorge dafür, dass sie ihre Sensitivität in einem Zirkel schulen können. Wie in England beachte ich bei Lachesis ganz besonders die Lauterkeit der Absichten und lasse sie mindestens ein Jahr lang Affirmationen finden, die mit der Achtung der eigenen Gabe und der Achtung der Eigenautorität des anderen zu tun haben.

Lachesis und Heilenergie

Obgleich sich die Lachesis-Persona für mentales Heilen interessiert, liegt doch in der Regel darin nicht ihre Stärke, weil mentales Heilen oder Fernheilung zu wenig Bewegung impliziert. Bei Lachesis muss alles fließen. Sie ist eher eine ideale sensitive oder mediale Beraterin. Ich kenne einige ausgezeichnete Kartenleserinnen mit hoher Lachesis-Aspektierung, die ihre Arbeit seriös ausüben. Lachesis arbeitet nicht gerne rein mental, also nur durch Vorstellungskraft, sondern braucht außer der Stimme etwas, das sie berühren kann und das ihre sensitiven Wahrnehmungen ins Fließen bringt. Sie kann daher besser aus Karten, Gegenständen, Farben und Formen »lesen«. Diese Gabe nennt man die **»Gegenstands-Psychometrie«**, die die Basis der Sensitivitätsschulung bildet.

Lachesis und Hysterektomie

Lachesis erlebe ich bisweilen in der Praxis in einer desolaten, deprimierten Verfassung nach Unterleibsoperationen. Es sei dahingestellt, ob diese Operationen nötig waren oder nicht. Da sie stattgefunden haben, richte ich meine Aufmerksamkeit auf die Tatsache, dass im Ätherkörper (physisches Doppel) die energetische Form der Organe noch vorhanden ist und somit der Energiefluss angeregt werden kann. Ich verordne hier Lachesis oder gegebenenfalls ein anderes Schlangenmittel, um die Energien auf der psychischen und mentalen Ebene ins Fließen zu bringen. Bei einer Hysterektomie gibt es zwar keine körperlichen Anzeichen mehr für den Menstruationszyklus und es fließt auch kein Menstruationsblut mehr, aber Lachesis braucht die natürlichen Rhythmen, um in die Mitte zu finden und aus der Mitte heraus ihre Intuition zu spüren. Damit eine Frau aus dem Tief ihrer Depression herausfindet und lösungsorientiert denken lernt, gebe ich ihr die Hausaufgabe, Atemübungen gemäß ihrem Atemtyp (meist solar) und sensitive Übungen durchzuführen und dabei den Zusammenhang zwischen Übungsqualität und Mondphasen zu beobachten. Ich konnte die erfreuliche Beobachtung machen, dass die Lachesis-Patientinnen ihre Panikattacken verloren und erkannten, dass auch ihre geistigen Talente ein Zeichen von Fruchtbarkeit sind, wenn der physische Leib keine Früchte (Kinder) mehr gebären kann. Meine psychotherapeutische Behandlung bestand bisher in der Aktivierung der medialen Lachesis-Persona und den dazugehörigen

Erklärungen sowie Anleitungen, die ausnahmslos dankbar angenommen wurden.
Das schon erwähnte Lachesis-Aggressionspotenzial kann sich mitunter gegen sich selbst richten. Hier empfehle ich der Patientin, sich im Wald einen Baum auszusuchen, ihn mit den Händen zu berühren und laut den Schmerz, die Frustration, den Ärger, den Hass oder was immer an negativen angestauten Gefühlen in ihr wütet, herauszuschreien.

Lachesis und Sterben
Lachesis hat die Begabung, das eigene Sterben vorauszusehen. Es ist wichtig, dies als Therapeut/In ernst zu nehmen und zu würdigen. Wir kennen solche Zustände aus dem Delirium der Lachesis-Vergiftung. Aber dieser Zustand wird von sensitiven und medial begabten Menschen auch im Prozess einer langwierigen Krankheit oder beginnenden Sterbeprozess erreicht.
Die mediale Lachesis-Persona finde ich in den anderen Schlangenmitteln in mehr oder minder starker Ähnlichkeit wieder. Einen besonderen Fall möchte ich hierzu schildern:

Fallbeispiel 10

Eine 22jährige Patientin wurde mir von ihrem Pflegevater vorgestellt. Sie zeigte in der Schule eine Sonderbegabung für Sprachen, aber konnte nicht das kleine Einmaleins. Die als *Dyskalkulie* bezeichnete Erkrankung führte dazu, dass die Patientin nirgendwo eine Stelle bekam. Als ich die hübsche junge Dame vor mir sah, blickte ich in das vollendete Gesicht einer Schlange (zur Information: ich mag Schlangen sehr!). Sie fixierte mich, und wenn sie sprach, schnellte ihre gespitzte Zunge wie bei einer Schlange hervor, die damit ihr Gegenüber erspürt. Als ich nach dem Problem des Rechnens fragte, schloss die Patientin gelangweilt ihre Augen, verharrte aber in ihrer wachsamen Haltung. Ihre Geschichte war schon unzähligen Therapeuten erzählt worden. Also änderte ich sofort meine Gesprächsrichtung und fragte sie nach ihren Wahrnehmungen. Dem Vater gingen Augen und Ohren über, was er zu hören bekam. Die junge Dame schildert ausführlich alle Zustände, die wie aus dem Repertorium vorgelesen klangen. Sie wurde in dem Maße mutiger, wie sie merkte, dass ich mich über ihre hellhörigen und hellsichtigen Wahrnehmungen freute. Aber der Vater, der mir im Vorgespräch versichert hatte, dass er nicht willens sei, seine Ziehtochter als behindert abstempeln zu lassen, verlor plötzlich allen Mut. Er war fest überzeugt, am Ende hätte ich den Eindruck, seine Tochter sei schizophren und hochgradig psychotisch.
Die junge Dame beschrieb außerkörperliche Erfahrungen und ich fragte sie, ob sie einen Grund dafür wisse. Der Vater erklärte, bei der Geburt habe die Nabelschnur das Baby stranguliert, es sei blau angelaufen (Lachesis!) und möglicherweise sei ein Gehirnschaden zurück geblieben.
Die junge Dame beschrieb ihre »Reisen durch außerirdische Welten«, hörte

Stimmen, die sie aufforderten, ihnen zu folgen. In summa: Was das Mädchen erzählte, war Lachesis in Reinkultur mit allen medialen Gaben. Wir erarbeiteten ein Konzept, wie sie ihre Gaben besser nutzen kann, um von den Depressionen erlöst zu werden, die sie anfallsweise heimsuchten. Nach der genauen homöopathischen Anamnese ergab sich jedoch nicht Lachesis, sondern **Vipera berus,** das ich in **C200 jeden 3. Tag** verordnete. Dazu bekam sie als Hausaufgabe kinesiologische Gehirnintegrationsübungen, die sie erfreulicherweise gewissenhaft ausführte.

Die Eltern waren erstaunt über die ausnehmend positive Wirkung. Zum ersten Mal seit Jahren fruchtete eine Therapie, die zudem der Patientin auch noch so viel Spaß bereitete. Zu Vipera verordnete ich noch **Ginkgo** als Phytotherapeutikum, Farblichtbestrahlung mit Blau und Orange im Wechsel. Das bisherige Ergebnis ist mehr als zufriedenstellend. Die junge Dame wirkt fröhlicher, wacher und zuversichtlicher, eine Arbeitsstelle zu finden. Es zeigen sich erste Anzeichen, dass sie besser zählen, addieren und subtrahieren kann. Im zweiten Therapieschritt folgte Lachesis sowie ein neues Set kinesiologischer Integrationsübungen.

Lachesis und »mediales Rheuma«

Es ist bekannt, dass Rheuma die im Gewebe gespeicherte Wut ist. Rheumapatienten sind indes auch sehr sensitiv begabt und wissen oft aus ihren Leben Wahrnehmungen zu berichten, die in einem engstirnigen, weltfremden, aggressionsfeindlichen Umfeld unterdrückt wurden. Leider werden sie selten danach gefragt. Nach meiner Erfahrung spielt Lachesis oder eine andere Schlangenenergie eine dominante Rolle bei rheumatischen Krankheiten. Ein sehr eindrucksvolles Initialerlebnis hat mich für diese Zusammenhänge sensibilisiert.

Fallbeispiel 11

Eine Dame rief mich aus Hamburg an, sie habe mein Buch über Psychometrie gelesen und hätte »da ein paar Fragen zu den Übungen«. Während unseres Gespräches ließ sie nebenbei anmerken, dass sie seit 16 Jahren im Rollstuhl sitze. Sie könne nur noch einen Arm bewegen und müsse rundum von ihrem Mann versorgt werden. Sie sagte: »Darüber brauchen wir uns aber nicht zu unterhalten, da kann man nichts mehr machen.« Ganz spontan fragte ich: »Wer ist ›man‹?«

Da wurde sie stutzig und antwortete: »Na, ist doch klar. Ich bin nur noch ein Skelett, habe keine Muskeln mehr. Was soll denn da noch zu machen sein?«

»Das weiß ich nicht, aber ich bin verwundert, dass sie sich einfach so aufgeben.«

Die Patientin war verwirrt. Wir beendeten unser Telefonat.

Am nächsten Tag rief sie an. Sie hatte die ganze Nacht nicht geschlafen, sondern nur über unser Gespräch nachgedacht. Später sagte sie, sie habe in dieser Nacht eine Vision gehabt: »Ich stehe aus dem Rollstuhl auf und serviere meinen Gästen ein Menü.« Das hielt sie für »kompletten Blödsinn«. Sie rief also an und bat um einen Termin in der Praxis mit den Worten: »Ich möchte Sie kennenlernen, irgendwie haben Sie mir Hoffnung gemacht. Vielleicht ist ja doch noch was zu verbessern.«

Als die Dame mit ihrem Mann kam, kamen mit ihr Katastrophe, Drama und Stress. Ihr Rollstuhl passte nicht in den Aufzug, sie musste also in den 1. Stock getragen werden. Dabei schimpfte und fluchte sie lauthals. Der Rollstuhl wurde hoch getragen. Dann saß sie endlich im Behandlungszimmer, aufgelöst, verärgert, mich wütend anschauend, Schweiß auf der Stirn und mit Stilletti-Augen, die mich am liebsten getötet hätten. Sie schrie ihren Mann an: »Mach mir den Hals frei, ich kriege ja kaum noch Luft!« Der arme Mann tat mir leid; es war unschwer zu erkennen, dass er ein anstrengendes, stressreiches Leben mit der pflegebedürftigen Frau führte.

Ich wartete und schwieg. Die Patientin beruhigte sich allmählich. Da ich aber weiterhin schwieg, wurde sie wieder wütend und sagte: »Ja, was ist jetzt? Ich dachte, Sie wollen mich behandeln. Jetzt bin ich die weite Strecke von Hamburg hierher gefahren, 800 km, und jetzt sitzen Sie da und sagen nichts!«

Ich sagte nur: »Ich bin ganz Ohr. Das ist Ihr Auftritt. Die Klagemauer ist eröffnet!«

Sie kam allmählich in Fahrt und erzählte ihre Leidensgeschichte. Zusammengefasst hieß das:

- Seit 16 Jahren fortschreitender Muskelschwund
- Rheumaschmerzen im ganzen Körper
- Regelmäßige Gallenkoliken
- Chronischer Durchfall
- Bewegungsunfähigkeit seit vier Jahren
- Fatalistische Haltung »Ist sowieso alles zu spät«
- Negatives Selbstbild »Ich habe es nicht besser verdient«

Befragt nach ihrer Sensitivität, sprudelten aus ihr viele hellfühlige, hellsichtige und hellhörige Erlebnisse heraus, die in ihrer Fülle und Selbstverständlichkeit auf Lachesis wiesen. Als ich die Patientin fragte, ob sie wisse, wann und wie die Krankheit begonnen habe, sagte sie Nein, aber ich hatte deutlich das Gefühl, sie wollte nicht die Wahrheit sagen.

Zum Thema »Durchfall« fragte ich: »Wo sind Sie als Kind durchgefallen? Welche Situationen gab es in Ihrem Leben, die mit der Note ›durchgefallen‹ bewertet wurden?«

Die Patientin lachte über den Doppelsinn und ging sofort darauf ein:

»Schon bei der Geburt bin ich durchgefallen. Ich war nicht erwünscht. Meine Mutter hatte schon genug Kinder, und dann ich! Ich würde sagen in meinem Leben gab es immer wieder Situationen, in denen ich erst angeeckt und dann durchgefallen bin«

Ich erklärte ihr, dass ich den Durchfall als Körpersymptom nicht isoliert behandeln möchte. Er sollte im Heilungsprozess von alleine überflüssig werden. Aber ich gab ihr Übungen für das Thema:

❶ Vor dem Einschlafen und nach dem Aufwachen bewusst denken WIE SCHÖN, DASS ES MICH GIBT
❷ Ich habe es verdient, gesund zu werden

Mein Behandlungskonzept bestand aus regelmäßigen Atemübungen, aus Abgrenzungsübungen und der Solarplexusübung. Ich verordnete **Erdrauch, Carduus marianus** und **Chelidonium** für eine Leber-Gallenregeneration und **Lachesis LM30, 1 Woche lang jeden Tag einen Tropfen,** dann eine Woche Pause und mich benachrichtigen, wie es ihr geht.
Während der Konsultationszeit blühte die Patientin merklich auf, denn es wurde ihr klar, was sie selbst zu ihrem Heilungsprozess beitragen kann.
Ich machte mit ihr sofort solare Atemübungen, um ihr zu zeigen, was möglich ist, wenn Atem und Bewegung stimmig sind. Sie hob sechs Mal mit dem kräftigen Ausatmen durch die Nase abwechselnd den rechten und linken Arm, dann einmal beide Arme. Fassungslos schaute sie auf ihre Hände und Arme, die dem Atem Zentimeter für Zentimeter gehorchten.
Dann arbeiteten wir an den Beinen. Ich erklärte ihr, dass der solare Atem das Sinnbild des Drachen hat, der aus den Nüstern Dampf ablässt: Durch die Nase kräftig ausatmen und gleichzeitig den Quadrizeps anspannen, Knie heben. Nach 15 Minuten konnte sie beiden Beine etwa 3 cm hoch heben.
Die Patientin bat, in das Fernheilungsprogramm unseres Heilerzirkels aufgenommen zu werden.
Als sie abgereist war, überfielen mich große Zweifel (Schlange!), diesem Wrack von Mensch helfen zu können. Ich war so deprimiert, dass ich das einzig Richtige tat in dieser Situation, um wieder meine Mitte zu finden: Ich betete für diese Patientin.
Am nächsten Abend traf sich unser Heilerzirkel. Ich gab den Namen der Patientin ein, ohne etwas über ihr Leiden zu sagen. Meine fünf Heilerkollegen hatte alle ähnliche Wahrnehmungen, deren Essenz folgendes war:

- Sie hat eine selbst erschaffene Krankheit, um sich an jemandem zu rächen
- Sie arbeitet mit Freude in der Küche und kocht gerne

Ich gestehe, ich war enttäuscht, denn beides machte mir keinen Sinn. Wir nahmen sie noch zwei weitere Male in das Fernheilungsprogramm und hatten einen sehr guten Eindruck, dass die Heilenergie von der Patientin aufgenommen wurde.
Drei Wochen später kam folgendes Telefonat:
»Damit Sie gleich Bescheid wissen, ich halte selbst den Hörer in der Hand, ich habe auch selbst mit dem Finger gewählt! Es geht mir gut wie nie zuvor. Ich mache sehr gerne die Übungen, weil ich merke, wie gut sie mir tun. Der Durchfall ist unverändert. Ich mache sensitive Übungen nach Ihrem Buch, das klappt wunderbar. Und jetzt halten sie sich gut fest: Ich habe Freunde zum Essen eingeladen und in der Küche gekocht. Das hat mir richtig Spaß gemacht. War nicht einfach mit dem Rollstuhl, dauerte auch alles ziemlich lange, aber mein Mann war platt, das ich so herumgefuhrwerkt habe ohne zu meckern.«

Ich freute mich mit der Patientin. Wir verabredeten einen neuen Telefontermin vier Wochen später. Die Medikation blieb wie verordnet. Sie nahm jetzt **jeden zweiten Tag einen Tropfen Lachesis LM30**.

Nach vier Wochen:

»Ich bin nach vielen Jahren wieder zufriedener. Meine Gallenkoliken sind weg, der Stuhl ist etwas besser. Ich mache die Atemübungen konsequent und kann sogar schon stehen. Die Muskeln sind noch nicht dicker, aber sie haben mehr Kraft. Ich kann jetzt beide Arme gleich hoch heben. Nach diesen Übungen bin ich total erschöpft und muss schlafen. Ich lasse nicht locker. Ich muss nicht mehr lachen, wenn ich in den Spiegel schaue. Jetzt kann ich meine eigene Aura farblich im Spiegel sehen.«

Im Laufe des Gesprächs merkte ich, dass trotz aller Freude die Patientin etwas bedrückte. Ich fragte geradeheraus: »Was bekümmert Sie?«

Etwas umständlich offenbarte sie eine ungeheure Begebenheit:

»Sie haben mich damals gefragt, ob ich wüsste, wie die Krankheit begann. Ich hatte nicht den Mut, Ihnen die Wahrheit zu sagen, habe aber gemerkt, dass sie mich durchschauten. Gut, dass Sie nichts gesagt haben. An meinem 16. Geburtstag habe ich einen Schwur getan, nämlich, dass ich scheibchenweise sterben will als Rache dafür, dass mich keiner in der Familie wollte. Ich visualisierte mich genau, wie ich früh graue Haare bekomme und meine Muskeln verschwinden, bis ich nur noch ein Strich in der Landschaft bin. Es sollte so kommen, dass kein Arzt eine Erklärung für meinen Zustand findet. Ich habe jeden Tag alles genau visualisiert und war richtig begeistert über meine Selbstprogrammierung, die auch perfekt funktionierte. Als ich meinen Mann kennenlernte, saß ich zwar noch nicht im Rollstuhl, aber ich wollte auch ihn in meine Rache einbeziehen und mich ihm als gesunde Frau verkaufen. Seine und meine Familie sahen zu, wie ich ohne sichtbaren Grund immer mehr verschwand und schließlich im Rollstuhl landete. Ich war neidisch und eifersüchtig auf alle Frauen, die toll aussahen. Ich hatte eine Riesenwut im Bauch, und prompt fingen die Gallenkoliken an. Ich wünschte meinem Mann auch Gallenkoliken. Auch das funktionierte. Er hat furchtbare Gallenkoliken seit vier Jahren, ohne dass die Ärzte irgendetwas finden können. Das war immer mein Triumph: die Ärzte finden nichts!

Und dann bekam ich die Übung ›Wie schön, dass es mich gibt‹, die mir erst ein furchtbar schlechtes Gewissen brachte. Auf einmal wurde mir klar, dass ich Voodoo gemacht habe.«

Ich fragte: »Wollen Sie diese Negativprogrammierung ändern?«

Ein eindeutiges »Ja« war die Antwort. Ich erklärte der Patientin, dass sie die enorme Energie, die sie in die negative Programmierung investierte, nicht für eine Genesung zur Verfügung hatte und sich nun die Chance bietet, das Lebensprogramm umzuschreiben.

Das Behandlungskonzept blieb erhalten bis auf das Folgemittel **Phosphor C200, zweimal pro Woche**.

Insgesamt dauerte der Heilungsprozess anderthalb Jahre, in denen die Patientin wieder zu Kräften kam, wieder Laufen lernte, ihren Mann mit Erdrauch behandelte, so dass die Gallenbeschwerden verschwanden. Sie be-

findet sich jetzt in einem Heilerzirkel und setzt dort ihre wunderbaren medialen Fähigkeiten ein. Ihr Kommentar: »In diesem Freundeskreis kann ich mein schlechtes Karma abarbeiten, indem ich anderen in der Not helfe und meine Gaben in ihren Dienst stelle.«
Die rheumatischen Beschwerden wurden überflüssig, der Durchfall kam nur noch selten, die Muskeln bauten sich allmählich wieder auf, so dass sie eines Tages bestätigen konnte, was unsere Zirkelmitglieder bei der ersten Sitzung wahrgenommen hatten: Sie kocht im Stehen in der Küche und kann langsam ohne Krücken gehen. Sie kocht leidenschaftlich gerne für ihre Gäste.

4. Die Cannabis-Persona

Cannabis indica und sativa

- Hält sich für körperlich leicht
- Meint, der Körper sei/werde durchsichtig
- Meint, Körper schwelle an
- Meint, Körper habe kein Gewicht
- Verkleinerungsgefühl
- Meint, durch Welten zu reisen
- Meint, er schwebe in der Luft
- Alles erscheint unwirklich
- Meint, Haus sei voller Menschen
- Identitätsirrtum (meint, eine andere Person zu sein)
- Spürt eine andere Person im Raum
- Sieht tote Personen, nachts, um Mitternacht, beim Erwachen, morgens
- Sieht Engel
- Hat Visionen, schöne, wunderbare
- Hört Glocken, lieblich klingende
- Hört Musik, liebliche, überirdische
- Hört Lärm, Geräusche
- Hört Stimmen, weit entfernte
- Jemand ruft, ruft ihn

Cannabis und Identität

Es ist aus dem Repertorium bekannt, dass Cannabis von allen die meisten veränderten Wahrnehmungen vorweist. Dennoch steht die mediale Persona von Cannabis nicht an erster Stelle. Das hat verschiedene Gründe. Zunächst mal gehört Cannabis zu den berauschenden Konsumdrogen, die bei uns eine Drogenszene zusammen mit Marihuana und LSD eingeleitet haben. Wenn ich die Zeit der frühen siebziger Jahre (Hippie-Zeit) mit meinen Erfahrungen in Indien während zweier Forschungsreisen vergleiche, so ist auffallend, dass es auch in Europa für kurze Zeit einen Rahmen gab, in dem die Cannabis-Zustände einen adäquaten Platz einnahmen. Die Kommune der Hippie-Zeit war von einem Geist geprägt, der letztendlich den Materialismus überwinden wollte, der sich gegen das Establishment, das Bürgertum wandte und von geistigen und spirituellen Werten träumte. Ich erinnere mich an die wunderliche Situation 1971, dass Maharishi mit seinen Jüngern vor und in der Kölner Universität einen ganzen Tag weilte und über Meditation, Hinwendung zu mehr Energiearbeit anstatt Anhäufung von Materie, von mehr Zeit für Entspannung statt hektischem Arbeiten sprach. Er hielt seine Reden vor Hunderten von Studenten; der Universitätsbetrieb stand beinahe still, denn unter den Zuhörern waren auch Professoren und Büroangestellte. Ich weiß noch, dass seine Bemerkung, man müsse der inneren Stimme folgen

und das tun, was man gerne tut, nur so könne man sich verwirklichen, es müsse eine neue Form der Forschung und des Studierens geben, in dem Spiritualität einen Platz habe, mich wie ein Blitz traf. Sofort änderte ich meine Studienfächer und folgte tatsächlich nur der inneren Stimme und studierte das, was mir Spaß machte. Ich lernte dadurch viele kleine Gruppen kennen, in denen Haschisch geraucht wurde und viele andere, in denen auch Marihuana und LSD eingenommen wurden. Manche Kommilitonen nahmen Rauschdrogen zur Inspiration und gingen dennoch ihren Studienweg. Andere kamen von den Drogen nicht mehr los und gerieten in eine zentrifugale Kraft, heraus aus dem schützenden Kreis von Freunden hinaus auf die Straße. Es wurde viel über den Sinn und die Gefahr der Drogeneinnahme diskutiert. Man sehnte Bewusstseinszustände herbei, die einem das Tor zur Glückseligkeit öffneten, ohne dafür schwer arbeiten zu müssen. Man wollte schweben, levitieren, astral reisen, Erleuchtung erlangen, die schnöde Alltagsrealität verlassen, im Ashram leben, nur noch singen, tanzen und ein bisschen meditieren, aber bitte ohne irgendwelchen Stress. Alle möglichen östlichen Meditationsformen wurden angehimmelt, man gab sich indisiert, auch meine Studentenwohnung verwandelte sich in einen indischen Tempel. Obgleich ich keine Drogen je genommen habe und mir die Haltung, etwas haben zu wollen, für das man nicht arbeiten muss, zutiefst fremd war, entfaltete ich eine andere Sucht, nämlich den Cannabis-Zustand par excellence, anders sein zu wollen, als man ist, die Aufgabe der Identität. Ich studierte Indologie mit Leidenschaft, lernte indische Sprachen, indische Musik, forschte in Indien, meditierte regelmäßig mit dem Drang, weg von Deutschland, weg vom Deutschsein. Ich war im Rausch, Inderin zu werden, ich war berauscht von der indischen Philosophie und strebte wurzellos himmelwärts. Andere taten es mir gleich. Auf nach Indien ins gelobte Land!
Doch dann zeigte sich ein gravierender Unterschied zwischen uns »flugfreudigen« jungen Menschen und den Haschischkonsumenten: Wer bereits durch regelmäßigen Cannabis-Genuss die Leichtigkeit des Seins als Phlegma auslebte und die Abkürzung zur Erleuchtung suchte, blieb auf der Strecke, wurde zum Gammler und nahm bald härtere Drogen. Wer Cannabis nicht oder selten geraucht hatte, wurde durch Lebensumstände wieder auf den Boden der Tatsachen gebracht oder entschied sich, die erwünschten Bewusstseinszustände ohne Drogen zu erwerben. Bei mir war der Boden der Realität in Indiens Alltag schnell erreicht. Nach der zweiten Feldforschungsreise, während der ich in Indiens Unterkasten und bei Parias (Kastenlosen) arbeitete, war ich von meinem Indisierungsspleen vollkommen geheilt. Was ich bei den Cannabis-Anbetern häufig erlebte, war Undankbarkeit dem Wohlstand gegenüber, in dem schließlich die Hippie-Bewegung überhaupt möglich war. Als ich wieder deutschen Boden betrat, wusste ich, was Dankbarkeit bedeutet. Ich sah unser Land, unsere Menschen, unseren Alltag in einem neuen Licht und bin seit diesem Tag dankbar, dass ich dieser Kultur angehöre.

Wenn mir heute »Späthippies« in der Praxis begegnen, fällt mir eine Haltung auf, die im Repertorium fehlt:

- Nimmt die Errungenschaften unserer Gesellschaft für selbstverständlich
- Ist undankbar in der Wohlstandsgesellschaft

Cannabis und Kastensystem

In Indien habe ich jede Menge Situationen erlebt, in denen Menschen Drogen einnahmen. Dennoch gab es keine ausgesprochene Drogenszene, außer den Opiumhöhlen der Rikschafahrer, zu denen ich einmal Zugang hatte. Eingebunden in Rituale, haben die Cannabis-Zustände ihren Platz. Als Inspiration für außerordentliche künstlerische Leistungen habe ich die Cannabis-Zustände ebenfalls als angemessen bei Künstlerkollegen erlebt. Auch unter den Armen leuchtete mir ein, dass nach der Mühsal des Tages ein »Joint« die Welt leichter erscheinen lässt. Cannabis war in jeder Gesellschaftsschicht präsent und wurde mit einer Selbstverständlichkeit in den Alltag integriert, dass sich die Konturen zwischen Alltags- und Wunschrealität verwischten. Und genau das ist mein Eindruck von der Kastengesellschaft Indiens. Sie kommt mir wie ein gigantischer Cannabis-Zustand vor, indem die höheren und mittleren Kasten von der Basis, den Bauern (Indien ist ein Agrarland!) abgespalten sein wollen. Aber in jeder Kaste findet man lächelnde Menschen, sinnliche, singende, tanzende, so als gäbe es keine Probleme der Ernährung, des Nahrungstransports oder der unmenschlichen Behandlung von Unterkastigen. Die Toleranz dem Fremdartigen gegenüber ist sprichwörtlich für den Hinduismus. Jeder kann seine Religion ausüben, seine kulturellen Werte pflegen. Aber im Kastensystem fehlt jegliche Toleranz. Hier herrscht gnadenlose Härte und schwelt ein enormes Aggressionspotenzial, das durch die harte Schichtung der Gesellschaft nicht leicht durch die pseudo-pazifistische Oberfläche erkennbar ist.
Die Licht- und Schattenseiten Indiens könnten nicht besser beschrieben werden, als in der Darstellung von Cannabis, wie sie uns in der »Symbolischen Materia medica« von Martin Bomhardt vorliegen. Sie sind durchdrungen von dem mangelnden Blick für die lebensnotwendigen Maßnahmen, die nötig sind, um wenigstens annähernd einen Lebensstandard zu schaffen, der den geistigen Höhenflügen und den spirituellen Idealen entspricht. Es war mir vergönnt, das echte spirituelle Indien dort zu erleben, wo es niemand vermutet, wo es gleich einer Lotusblume aus dem Schlamm emporwächst und den Betrachter verändert, wo es die Kraft des Wandelns noch bewahrt hat und wo Licht und Schatten in Balance waren. Gerade weil ich die indische Kultur so wie sie ist, lieben gelernt habe und die romantisierenden Oberflächlichkeiten ablegte, erlaube ich mir, ihren Schatten mit dem Cannabis-Schatten zu vergleichen.

Cannabis und Künstlertum

Die mediale Persona von Cannabis ist stark, vielseitig und künstlerisch, aber schwer im Lot zu halten. Sie kann sich nur entfalten, wenn »Bodenarbeit«,

Schattenarbeit, überhaupt Arbeit im weitesten Sinne geleistet wird. Dann kann sie sich mühelos zu großen Höhen aufschwingen. Dieser ideale Zustand wird jedoch selten von Menschen erreicht, die noch die Cannabis-Droge als Motor benötigen, die noch dem echten Wahn verfallen sind, es gäbe Abkürzungen zur Bewusstseinserweiterung. So wie es auf der einen Seite wie bei keinem anderen Klienten einfach ist, die sensitiven Wahrnehmungen der Cannabis-Persona zu fördern, fehlt auf der anderen Seite wie bei keiner anderen Persona die Energie dazu. In gewisser Weise sind Belladonna und Cannabis verwandt, denn beide meiden jegliche Disziplin, aber Belladonna hat noch mehr »Biss« und erreicht durch den intuitiven Unterbau gerade im künstlerischen Beruf große Professionalität. Bei Cannabis erlebe ich den in Künstlerkreisen eher bekannten Fall des »verschluderten Talents« sehr häufig. Es war für mich sehr interessant zu erfahren, dass man in der englischen Medialschulung streng darauf achtete, dass ein Medium keine Drogen nimmt und nicht vom Alkohol abhängig ist. Ganz im Gegenteil, ich habe nirgendwo so gute Erklärungen gehört, warum alles, was den Geist »benebelt« vermieden wird, weil man sonst den Täuschungen zu schnell erliegt. Es gibt auch in der englischen Geschichte genügend Beispiele von Medien, die ihre Gabe über das Maß strapazierten und versuchten, sie mit Stimulantien zu erzwingen. Sie verloren sehr schnell ihr Talent, und das sitzt den Vertretern der Medialschulung tief in den Knochen. Wir hörten nicht nur von unseren eigenen Lehrern, sondern von vielen erfahrenen Sensitiven die Worte:

Wenn sich deine Medialität und Heilerfähigkeit entfaltet, erfährst du eine Gnade und trägst damit eine besondere Verantwortung. Diese Gaben werden Dir geliehen. Wenn Du sie durch Charakterschwäche oder Pseudoinspiratoren wie Drogen oder Alkohol verdüsterst, verlierst du sie wieder.

Bedenkt man, dass die Medialschulung jahrelange, regelmäßige Zirkelarbeit impliziert, wird die Tragweite dieser Worte noch deutlicher.

Cannabis und Drogenmißbrauch

Beim Cannabis-Klienten kommt es sehr darauf an, in welchem Stadium er oder sie sich befindet. Tauchen bereits Horrorvisionen auf, sorge ich zunächst einmal dafür, dass er dieses Simile bekommt. Da wir in der Homöopathie immer häufiger mit den Spätfolgen von Drogenmissbrauch konfrontiert werden, ist es ein besonders lästiger Treppenwitz deutscher Arzneimittelverordnung, dass ausgerechnet die Liga der Reduktionisten, die behauptet, Homöopathie wirke nicht, Cannabis in Hochpotenz verbietet. Taucht ein Patient in der Praxis auf und zeigt alle Zeichen der Cannabis-Schattenseite, ist schnelle Hilfe nötig. Hier wird der deutsche Therapeut im Grunde gezwungen, die Sorgfaltspflicht zu verletzen, weil er nicht das ideale Arzneimittel einsetzen darf, sondern den Patienten zum Kollegen in die Schweiz oder in ein anderes Anrainerland schicken muss. Das Argument, man könne ja ein alternatives Heilmittel nehmen, entspricht nicht dem

Simile-Prinzip. Zweifellos ist hier Kreativität von uns Homöopathen angesagt.
Wegen des bestehenden Verbots, Cannabis auch in einer Potenz zu verordnen, bei der sich möglicherweise ein Molekül zwischen Erde und Sirius verirrt hat, nutze ich die Kräfte von Cannabis und übertrage sie radionisch auf Wasser, Öl, Sand oder einen Edelstein oder auch gleich auf den Patienten. Ausgangspunkt ist eine vom Patienten gewählte Affirmation, also die positive Formulierung dessen, was er durch die Sitzung erreichen möchte. Dann führe ich eine kinesiologische Sitzung durch.

Fallbeispiel 12

Ein erfolgreicher Maler von 52 Jahren klagte über schießende Kopfschmerzen vom Nacken in die Schläfen und litt unter Horrorvisionen, die aber seine Bildmotive nicht beeinflussten, sondern im Traum auftauchten. Schließlich wurde ein Tinnitus ausgelöst, der ihn beim Malen stark beeinträchtigte. Der Mann wirkte melancholisch, lachte unvermittelt an unpassender Stelle. Die Anamnese ergab, dass er als »Achtundsechziger«, wie er sich nannte, oft und viele »weiche Drogen«, hier vor allem Haschisch konsumiert hatte, dann aber nach dem Studium damit aufhörte und seit nunmehr 17 Jahren weder Drogen noch Alkohol noch Zigaretten nehme, sondern ganz gesund lebe. Die weitere Anamnese bestätigte meinen Eindruck der Cannabis-Persona, denn außer den Horrorvisionen nannte er viele positive Wahrnehmungen, die er aber aus Unverständnis genau so für verrückt hielt wie die beängstigenden. Ich fragte ihn, was er am liebsten ändern möchte, was das Ziel unserer Zusammenarbeit sei. Er wählte die Affirmation »Ich nutze meine hellhörigen Wahrnehmungen für die Malerei«.

Ich testete über verschiedene Muskeln das Biosystem auf der physischen, emotionalen und mentalen Ebene, erstellte eine Stressgrafik, die eine Ursachenunterenergie im Nierenmeridian anzeigte und führte eine Altersrückführung durch, die das Alter von 26 Jahren anzeigte. In der medialen Balance arbeite ich genau so wie in der Angewandten Kinesiologie, das heißt, es entsteht ein energetischer Dialog zwischen Patient und mir, bei dem der Stress erst aktiviert und dann durch eine neue Wahlmöglichkeit ersetzt wird. Diese neue, ganzkörperlich erlebte Wahlmöglichkeit erschafft der Klient selbst. Der in der Kinesiologie übliche Begriff der *»Emotionalen Stressablösung«*, kurz ESA genannt, ist ein Understatement, denn darin liegt die hohe Kunst, sich mit dem Klienten zu unterhalten, während er sich selbst heilt. Jeder Kinesiologe muss sensitive Gaben entwickeln, um eine ESA durchführen zu können.
Der mediale Aspekt meiner Art, eine Balance = ESA durchzuführen besteht und bestand auch in diesem Falle darin, nach der Stressaktivierung, mich in das Heilmittel zu »verwandeln« . Ich nahm mental die mediale Persona von Cannabis indica an und sagte zum Patienten nur: »Ich gebe Ihnen jetzt die

Information eines Heilmittels ein. Bitte spüren Sie, ob sich bei Ihnen dadurch etwas physisch, psychisch und mental verändert«.
Ich »verwandelte« mich mental in drei Stufen: zuerst in die Cannabis-Pflanze, dann in einen Blattvogel (mein indisches Sinnbild für Cannabis), dann in einen Menschen mit einem gleichmäßigen Energiefluss von oben nach unten, rechts und links, jeweils in der Form einer stehenden bzw. liegenden Acht und mit der Öffnung des Solarplexus.
Der Patient reagierte spontan mit den Antworten:
»Mein Kopf wird leichter, das Rauschen im Ohr wird schwächer, ich spüre meine Genitalien, ich habe das Gefühl, von einer Achse oben-unten durchdrungen zu sein, das gibt mir neues Stehvermögen, ich kann besser atmen, ich fühle mich zentriert, ich habe die Zuversicht, das Vergangene loslassen zu können. Ich will nicht mehr fliehen ...«
Ich bat ihn, seine Affirmation zu sagen. Sie kam noch etwas unsicher. Wir arbeiteten weiter an den Wahrnehmungen. Nach einer Pause, in der der Patient in sich hineinhorchte, sagte er plötzlich:
»Jetzt höre ich durch das Rauschen hindurch Klänge wie von thailändischen Gongs; sie sagen mir Uhrzeiten der Nacht. Jetzt verstehe ich die Uhrzeiten, sie weisen auf die Zeit, zu der ich gerne male.«
Sind Sie bereit, ohne Stimulantien in dieser Zeit zu malen?
»Ja, ich lasse mich durch die hellhörigen Stimmen und Klänge inspirieren.«
Ist das die optimale Lösung?
»Ja, ich bin jetzt ganz sicher. Der Kopf ist frei, die Füße und Hände sind wohlig warm, der Tinnitus ist noch schwächer geworden.«
Ist das das einzige Symptom, was körperlich übrig geblieben ist?
»Ja, aber es stört mich nicht mehr so.«
Ich gebe Ihnen das Heilmittel nacheinander in zwei verschiedenen Potenzen ein, achten Sie auf den Tinnitus, wann er ganz verschwindet.
Ich gab **Cannabis indica Q12** und danach **C1000** ein. Der mentale Anker für Cannabis ind. Q12 ist bei mir der schnelle Flügelschlag des Blattvogels und die Zahl 8 für 8 aufeinanderfolgende Tage, in denen das Mittel schnell wirkt. Der Anker für C1000 ist der Gleitflug des Blattvogels, der einen fernen Wipfel anfliegt.

Der Patient fühlte sich bei **Cann. ind. C1000** beschwerdefrei; ich sorgte dafür, dass er in der Schweiz das Mittel bei einem Kollegen bekam. Ich ließ 2 Gaben im Abstand von 1 Woche einnehmen und der Patient ließ es 6 Monate auswirken. Während dieser Zeit hatte er die Hausaufgabe, jeden Morgen nach dem Aufwachen und vor dem Einschlafen seine Affirmation zu sagen und seine solare Atemübung durchzuführen. Die Kopfschmerzen samt Tinnitus wurden noch einmal für 4 Tage schlimm, dann verschwanden die Symptome. Jetzt, fast zwei Jahre nach der Behandlung betrachtet sich der Patient als geheilt, denn er ließ nicht nur die Symptome los, sondern änderte seine Haltung zu seinen medial-künstlerischen Fähigkeiten.
Interessant an diesem Fall war, dass die Horrorvisionen schon zu Beginn unserer Zusammenarbeit gar keine Rolle mehr spielten. Das stelle ich immer

wieder bei »Späthippies« fest. Die furchtbaren Visionen sind schließlich nur die Kehrseite von Gaben. Werden ihre positiven Potenziale angeregt, verblassen auch die negativen Glaubenssätze. Das gilt auch, wenn die Wahrnehmungen schon zu Wahnideen mutiert sind. Jede Aufklärung, jedes Anregen des Potenzials hat bereits eine erleichternde, lindernde, heilende Wirkung.

5. Die Sulfur-Persona

- Meint, Körper würde dünner
- Verkleinerungsgefühl
- Einbildungen abends, beim Einschlafen, im Bett
- Spürt, etwas Wichtiges sei geschehen
- Sieht Feuer
- Hat Visionen, schöne
- Hört Lärm, Geräusche
- Hört Stimmen, nachts
- Hört schöne Musik, überirdische
- Meint, jemand rufe nach ihm

Was die Begabung, Kreativität und den Sinn für Disziplin angeht, ist die Sulfur-Persona eng mit **Lachesis** verwandt. Eine andere Verwandtschaft besteht zu **Belladonna,** denn beide Konstitutionen trifft man sehr häufig unter darstellenden Künstlern. Das sensitive Potenzial hat aber bei Sulfur noch eine besondere Note, weshalb es auch in der Schulung gern gesehen ist: die Intelligenz, der Sinn für Forschung, der mitunter scharfe Intellekt, der »common sense«. Seine mediale Persona findet man hauptsächlich in den Ausdrucksformen, die mit Farben, Symbolen und mentalem Heilen arbeiten. Sie ist vielseitig und braucht lange Zeit, ehe sich ein spezieller Kanal herauskristallisiert. Das ist für diese Konstitution wichtig und richtig, denn oft sind die Gaben relativ gleichwertig entwickelt. Sie werden vom Menschen immer wieder hinterfragt, welchen Sinn sie haben, sie brauchen ein weites Experimentierfeld und müssen im positiven Sinne »easy going« sein.
Sulfur will keine Anstrengung und Bevormundung, wie etwas zu sein hat. Diese Persona geht immer, sobald sie ihre sensitiven und medialen Gaben erkennt, eigene Wege.

Sulfur und Spaß am Spiel
Ich kenne das aus meiner eigenen Schulung: Als ich vor 6 Jahren merkte, dass das Wahrnehmen der Aura und die präzise Deutung ihrer Erscheinungsformen mein Weg sein wird, stellte ich mir sofort die Frage: Wenn das beim Menschen geht, warum nicht beim Tier? Also baute ich das »Aura-Sitting« in meine homöopathische Tiertherapie ein, »las« in der Tieraura die miasmatischen Dispositionen und Diathesen und gab allen möglichen Tieren eine solche Sitzung auf Wunsch von Tierärzten und Tierhaltern. Meine Lehrer amüsierten sich darüber und bestätigten: Darauf ist noch keiner gekommen. Die englische Medialschulung war deshalb mein idealer Weg, weil er spielerisch ist. Spielerisch, kreativ, unkonventionell lernen heißt für mich, dass kein Zeitaufwand, keine Herausforderung, keine Anstrengung zu groß ist. Ansonsten sinkt mein IQ sofort unter 100 und bin ich begriffsstutzig. Ein weiteres Plus der englischen Schulung ist der Humor, der für mich

eine immens wichtige Rolle spielt – trotz allen Ernstes, der seinen Platz hat. Wenn ich nicht über die Situationskomik meiner Arbeit, meiner Patienten und Kollegen lachen darf, bin ich sterbenskrank. Ähnlich wie **Medorrhinum** liebe ich das darstellerische Karikieren und habe deshalb in einem meiner zahllosen Berufe im Pantomimentheater gearbeitet. Mein Spezialgebiet war der dumme August, nicht der edle Harlekin.
Ray Williamson war mein idealer Lehrmeister, weil er ebenfalls ein geborener Komiker ist und einen unschlagbaren Humor hat. Wir haben am Ende von Kursen aus dem Stegreif Sketche gespielt und dabei den ganzen Lernstoff persifliert. Diese Art, das Ernste der Medialschulung aus der heiteren Perspektive zu sehen, ist typisch für die Ausbildung in England, wo wir uns zunächst schwer taten, Sketche zu kreieren und unsere Lehrer zu karikieren. Das unglaubliche darstellerische Talent unserer englischen Mitstreiter hat uns schließlich »infiziert« und inspiriert.
Die mediale und künstlerische Persona von Sulfur ist mehr breit gestreut als zielgerichtet. Auch das erlebte ich selbst, indem ich mich schwer für einen Weg entscheiden konnte. Erfreulicherweise sitzen an meiner homöopathischen »Tafelrunde« links und rechts von **Sulfur** die beiden Regulatoren **Arsen** und **Lycopodium**, die noch durch die astrologische Komponente »Jungfrau mit Steinbock als Aszendent« genau das verhindern, was für Sulfur die größte Gefahr ist: zu verlottern – in welcher Hinsicht auch immer!
Kommt nämlich zum Sulfur-Talent ein ausgeprägtes Phlegma, das keine Regulation erträgt oder zulässt, treffen wir auf Persönlichkeiten, die hochbegabt sind, aber zu nichts kommen.

Fallbeispiel 13 tragikomisch

Ein Musiker und Musikwissenschaftler, 43 Jahre alt, litt unter Depressionen. Diese hatten folgende unglaubliche Vorgeschichte. Herr G. schrieb seit 18 Semestern an seiner Doktorarbeit. Er wurde wieder einmal von einem ihm zugetanen Ordinarius zu einem Doktorandenkolloquium eingeladen. Der Professor bat ihn, seine Arbeit den Kommilitonen vorzustellen. Herr G. berichtete begeistert von seinem musikwissenschaftlichen Forschungsprojekt »Die Geister in der Oper des 19. Jahrhunderts«. Er kannte jeden »Geist«, jede Oper, sah selbst im Traum alle möglichen Geister, spielte und sang sämtliche Arien rund um die »Geisterszenen« und beschrieb alle möglichen Wahrnehmungen, die er als verrückt bezeichnete. Herr G. beeindruckte die Anwesenden durch seine faszinierende Darstellung des Sujets, und dies nutzte der Ordinarius, um noch einmal einen Vorstoß zu wagen. Er sagte: »Herr G., Sie haben schon eine so riesige Doktorarbeit angelegt und schreiben an ihr seit 9 Jahren, ganz zu schweigen von den sechs Jahren Sammlerarbeit. Wäre es nicht an der Zeit, sie abzuschließen?«
Herr G. zuckte zusammen, hob abwehrend die Hand und sagte bestimmt: »Herr Professor – keinen Stress!«
Dieser Ausspruch ging in die Annalen der Kölner Universität ein.

Herr G., der längst in der Fachwelt die Opern-Kapazität war, beendete nicht seine Doktorarbeit, wurde von der Uni entlassen, hatte somit keine fertige Ausbildung und fristete ein kümmerliches Dasein als CD-Archivar im Keller des Westdeutschen Rundfunks. Er fiel immer mehr in Depressionen, wurde erst ein Sonderling, dann ernsthaft von Wahnideen befallen. Sein Talent verkümmerte so wie er sich auch äußerlich vernachlässigte, bis nichts mehr übrig blieb von seinem Esprit, von seinem sprühenden Geist. Er sah bedrohliche Gestalten, teils aus Opern, teils als Verstorbene, die ihm angeblich nach dem Leben trachteten. Seine Hautprobleme, die immer schon bei Stress zum Vorschein kamen, wurden chronisch, er litt an Blähungen und Verstopfung.
So war aus einem blühenden Talent ein Wrack geworden.
Für uns Therapeuten ist es wichtig, gerade bei psychischen Störungen die Schichten zu erfassen, die ein Talent überlagern. Bei Herrn G. war es zwar ein langer, aber sehr erfolgreicher Weg aus dem inneren Chaos heraus wieder ins Licht. Das wichtigste Mittel war **Sulfur**. Daneben eine längere kinesiologische Behandlung, die die Talente wieder freilegte. Doch hat Sulfur als Polychrest die Kraft, die Talente zu kanalisieren und damit eine Lebensperspektive anzuregen.

Sulfur als Künstler und Medium
Vielleicht ist es meine große Resonanz mit Sulfur, die mich davor bewahrt, von einem desolaten Zustand beim Patienten beeindruckt oder gar gelähmt zu werden. Die mediale und künstlerische Persona kann auch vom körperlichen Erscheinungsbild her fürchterlich heruntergekommen aussehen, aber das erachte ich nicht als so schlimm, weil es sich immer noch an der Peripherie abspielt, also noch die psorische Dynamik aufweist.
Bei der medialen Sulfur-Persona gelingt es mir am leichtesten, durch die äußere Fassade hindurchzuschauen. So wird es jedem Therapeuten ergehen, wenn sie/er mit der Konstitution größter Ähnlichkeit (Resonanz) in Kontakt kommt.
In der sensitiven Schulung von Homöopathen ist das auch der erste und wichtigste Schritt, herauszufinden, mit welcher Kombination oder mit welchen speziellen sensitiven Wahrnehmungen jemand entspannt umgehen kann. Das ist ein guter Ausgangspunkt zur Erforschung weiterer medialer Personae.
Sulfur hat wie **Stramonium, Belladonna** und **Lachesis** genügend aggressive Kraft, um sowohl medial wie künstlerisch seine Talente professionell zu entfalten. Sulfur geht dabei nicht nur eigene Wege, sondern hat begleitend zwei wichtige Lebensthemen zu bewältigen:

- Beziehungsfähigkeit statt Egozentrizität
- Wahrhaftigkeit statt Betrug

Wird die sensitive und künstlerische Energie in einem Menschen mit Sulfur-Aspektierung unterdrückt, entstehen unzählige negative Charaktereigenschaften, weil selbst die »hypotone« Persona einen wachen Intellekt hat. Er

wird dann häufig als Waffe eingesetzt, verletzt andere, ist ironisch, verlogen, unecht und entwickelt Spaß daran, anderen in jedweder Form weh zu tun. Solche Menschen sind sehr unangenehm. Man meidet den Umgang mit ihnen, so dass sie sich selbst in die Isolation treiben. Ihre Besserwisserei und Dominierung anderer, wenn sie in entsprechender Position sind, macht einem das Leben schwer, weil sie tatsächlich kraftvolle Persönlichkeiten sind. Das nutzen sie weidlich aus. Kommen sie zur Therapie, legen sie es als erstes auf einen Schlagabtausch an und versuchen durch Geplänkel, Witzeln, Ironie und Sarkasmus den Therapeuten zu provozieren und aus der Reserve zu locken.
Eine erprobte **Verhaltensmaßregel** gebe ich gerne weiter:
Nicht auf eine glatte Außenfläche schalten, an der Sulfur abprallt, sondern durchlässig sein. Ich überhöre und übersehe alles, was sich vor mir abspielt und stelle stereotyp meine »klassischen« Fragen:

- Warum sind Sie krank?
- Was wollen Sie ändern?
- Was und wie nehmen Sie wahr?

Geht Sulfur nicht darauf ein, ist meine Sitzung beendet und ich stelle dem Patienten anheim, wiederzukommen, wenn er/sie bereit ist, diese Fragen zu beantworten. So grenzenlos die Sulfur-Persona auch ist, so nötig braucht sie klare Grenzen. Interessanterweise akzeptiert sie das eher, als wenn jemand zu nachgiebig ist.

Wir wissen aus der Materia medica, dass die Sulfur-Persona sehr kontaktfreudig ist. Im erlösten Zustand kann sie sich nicht nur sehr gut verständlich machen aufgrund ihrer gut artikulierten Sprache, sondern kann auch gut mediale Kontakte herstellen. Da in der Sensitivitätsschulung Wert auf Sprachgewandtheit, klare Formulierung und Kontaktfreudigkeit gelegt wird, fällt dies Sulfur leicht. Was besonders dem Anfänger schwerfällt, ist die Übedisziplin, das Regelmäßige, die Wiederholung. Solange es Abwechslung gibt, hält seine Begeisterung an.

Fallbeispiel 14

Ich habe einmal eine typische situationskomische Sulfur-Persona erlebt, als ich noch Tangotänzerin war. In der Gruppe gab es einen begabten Neuling, einen ausgesprochen schönen Mann mit tadelloser Figur und etwas geckenhafter Kleidung. Nachdem unsere Trainerin eine Schrittkombination vorgegeben hatte, beobachtete ich, wie er eine ihm weit unterlegene Tänzerin wählte und sofort die Variationen der Schrittfolge tanzte. Seine Partnerin stolperte und fiel auf den Boden. Anstatt ihr zu helfen lachte er laut und amüsierte sich über das peinliche Bild. Die Trainerin fragte, was das sollte, und er antwortete: »Ich brauche immer was Neues, deine Schritte sind ja langweilig.« In Wirklichkeit waren die Schrittfolgen höchst kompliziert, aber, wie so oft bei Sulfur, muss er aus der Reihe tanzen und braucht ständig neue Herausforderungen. Wenn es im weitesten Sinne um ein »Thema mit Variationen« geht, wählt er gerne gleich die Variationen. Das habe ich sehr oft bei Künstlern und in vollendeter Form bei einigen englischen Medien erlebt.

6. Die Calcium-Persona

Calcium carbonicum und Calcium-Gruppe

- Spürt, etwas Wichtiges ist geschehen
- Meint, in der Luft zu schweben
- Spürt eine Person hinter sich
- Wahrnehmungen (Einbildung), abends, im Bett, beim Einschlafen
- Sieht Feuer
- Sieht Phantome, nachts, viele
- Hat Visionen, beim Schließen der Augen, wunderbare
- Redet mit abwesenden Personen
- Redet mit toten Personen
- Hört Lärm, Geräusche
- Hört Stimmen, von toten Menschen

Calcium und introvertierte Medialität

▷ Die ersten fünf medialen Konstitutionen **Stramonium, Belladonna, Lachesis, Cannabis, Sulfur** haben eine extrovertierte Ausstrahlung gemeinsam und werden von einer starken Dynamik geleitet.

Mit Calcium erleben wir erstmals auch das Gegenteil, denn die mediale Calcium-Persona hat Tiefgang. Doch ihre Töne sind sanft und still. Sie ist das beste Beispiel für mediale Gaben, die sich auf eine überdurchschnittliche Hellfühligkeit gründen und mehr eine introvertierte Dynamik. Calcium wirkt in Intellektuellenkreisen etwas unbeholfen und begriffsstutzig, sie ist kein Schnelldenker. Doch die Naivität und Schlichtheit des Geistes und des Gemüts wird in der Medialschulung sehr geschätzt.
Das möchte ich näher erklären:
In Großbritannien gibt es bis auf den heutigen Tag keine Schulpflicht, was dazu führte, dass man im Laufe der letzten 150 Jahre immer wieder mit besonderen Schultypen neben den leistungsorientierten Colleges experimentierte. Eines der letzten großen Trancemedien, Betty Wakeling, lernten wir noch persönlich kennen. Sie erzählte uns, dass man im Zuge der Medialschulung Mädchen im Teenageralter neben allgemeinen Schulfächern auch Zirkelarbeit unter Anleitung eines erfahrenen Mediums in einem neuen Schultyp des »spirituellen Lyceums« anbot. Die Idee dahinter war, die natürlichen intuitiven Kräfte des weiblichen Geschlechts trotz intellektueller Bildung zu erhalten. Außer diesen Förderschulen gab es viele Zirkel, in denen hochbegabte Analphabeten neben Universitätsprofessoren und Wissenschaftlern saßen. Sie waren geachtet, weil man erkannte, dass sie leichter ihre Medialität entfalteten. Betty Wakeling erklärte:

»Wenn man sich vielseitig bildet, viel liest und lernt, verteilt man seine Ener-

gien in viele verschiedene Kanäle. Das schlichte Gemüt, der eher naive, einfältige Mensch gibt seine ganze Liebe und Energie in eine Sache ein, eben in seine Medialität. Er ist noch nicht so verbraucht wie wir. Es ist gut, solche Gemüter zu respektieren, sie wirken wie ein Ruhepol in einem Zirkel.«

Die Richtigkeit dieser Aussage kann ich bestätigen. In unserem Zirkel ist Calcium vertreten und wirkt sehr harmonisierend auf die eher quirligen übrigen Mitglieder.
Die mediale Calcium-Persona empfindet tief, ist konzentriert bei den Wahrnehmungen und zeigt ihre große Visualisierungsgabe besonders nachts. Sie geht ganz selbstverständlich mit Wahrnehmungen von Verstorbenen, Engeln, Feen, Elfen oder anderen nichtmateriellen Wesen um, solange keine Angst im Spiel ist. Calcium braucht von allen medialen Begabungen am dringendsten den Zirkel, den behüteten, warmherzigen Rahmen.

Fallbeispiel 15

Die junge Französin Michèle stellte sich vor mit vielen Problemen. Sie litt an Übergewicht, Unlust zu sprechen, wirkte ödematös, zeigte eine schöne rundliche Schrift, hatte große verträumte Augen und nannte viele Zipperlein. Als ich sie auf ihre sensitiven Wahrnehmungen ansprach, wurde sie kreidebleich und wollte nichts darüber erzählen. So sparte ich das Thema aus und befragte sie wegen ihrer Träume. Aber auch darüber schwieg sie und wirkte sehr unglücklich. Ich versuchte es mit Fragen nach dem, was sie besonders gerne mag, was ihr Freude bereitet. An der Art, wie sie von ihren Waldspaziergängen sprach, merkte ich, dass sie mehr als die sichtbare Natur wahrnahm, aber sie blieb sehr diskret in den Andeutungen.

▷ Sie bekam **Calcium carbonicum C200 jeden zweiten Tag 4 Wochen lang.**

In der Zwischenzeit erfuhr ich von der Mutter, dass Michèle hellsichtige Wahrnehmungen seit dem Tod der Großmutter hatte und darunter sehr litt. Sie verkrampfte sich so sehr, dass sogar die Mensis unregelmäßig wurde und längere Zeit aussetzte. Michèle hatte einmal angedeutet, die Großmutter sei auch bei Tage zugegen und klage über eine Familienangelegenheit, die noch nicht erledigt sei. Die Mutter hatte alles versucht, um ihrer Tochter zu helfen, aber ohne Erfolg.
Calcium kann sehr stur sein, deshalb beschloss ich zu warten, bis Michèle selbst von ihren Erlebnissen sprechen würde. Ich fragte sie beim nächsten Treffen nach der zweiten homöopathischen Anamnese, was sie denn besonders interessiere. Sie sagte, sie könne keine guten Bücher in Französisch über die Energieebenen des Menschen finden, sie möchte aber mehr darüber wissen. Ich schlug ihr einen Austausch vor:
»Sie geben mir Französisch-Unterricht und ich erkläre Ihnen die Auraebenen so weit es verbal möglich ist«.

▷ Sie erhielt nun **Calc. carb. LM12,** dazu eine Lichtbestrahlung mit Blau als Diuretikum.

Der Unterricht brachte zwei Erkenntnisse. Zum einen tat es Michèle gut, in unserem häuslichen Rahmen ihren ausgezeichneten Französisch-Unterricht durchzuführen. Zum andern war ich höchst erstaunt, dass solch eine Hochsprache wie die französische so antiquiert ist und jegliches Vokabular für die Energielehre und Schwingungsmedizin fehlt.
An der Art, wie Michèle lehrte, welche Ästhetik, welches Feingefühl selbst in die mühselige Grammatik einfloss, erkannte ich viele neue Aspekte der Calcium-Persona. An der Art, wie aufmerksam sie meinen (mühseligen) Erklärungen folgte, ahnte ich, welche sensitive Begabung im Hintergrund vorhanden ist.

Die Behandlung tat ihre Wirkung. Michèle nahm ab, machte sogar etwas Sport und klagte nicht mehr über Zipperlein. Sie traute sich immer mehr, aus sich heraus zu gehen. Schließlich arrangierte ich es, dass sie an einem unserer »offenen Zirkel« teilnehmen konnte. Der offene Zirkel ist eine Einrichtung seit Beginn der Medialschulung vor über 100 Jahren. Er diente dazu, interessierte Gäste einzuladen und ihnen Einblick in die Zirkelarbeit zu geben.
Man macht gemeinsam einfache sensitive Übungen und erklärt das eine oder andere auch. Ich möchte einflechten, dass die Zirkelarbeit ursprünglich von Wissenschaftlern und Ärzten gegründet wurde, um die Medialität unter optimalen Konditionen zu entfalten. Man legte zugleich Wert darauf, den Kollegen oder anderen Interessierten durch das Angebot des offenen Zirkels zu zeigen, dass es im Zirkel mit »rechten Dingen« zugeht und dass kein Hokuspokus betrieben wurde.
So halten wir es auch seit 16 Jahren. Zwei- bis dreimal pro Jahr laden wir Gäste ein, die sich für die Sensitivitätsschulung interessieren und schon einmal ihre Talente überprüfen wollen.

Michèle »taute auf«, welche Übung sie auch machte, sie begriff sofort und bekam Zutrauen zu ihren Gaben.
Wir luden sie immer mal wieder zum Zirkel ein. Im Kreise fröhlicher Freunde aus Deutschen und Elsässern entstand schließlich die Atmosphäre, in der das sein durfte, was Michèle vormals geängstigt hatte. Ihr Heilungsprozess war langsam und brauchte den richtigen Rahmen außerhalb der Praxis, um an die Traumata heranzukommen. Wie so oft erlebte ich auch bei Michèle, dass die tiefsitzenden Ängste vor medialen Gaben bei uns Mitteleuropäern sich fast von alleine auflösen, wenn der adäquate Rahmen geschaffen wird. Michèle öffnete sich vorsichtig nach 8 Monaten und hatte sogar den Mut, den Zirkelmitgliedern zu erzählen, dass sie regen Kontakt mit ihrer verstorbenen Großmutter habe. Mittlerweile fühle sie sich aber bedrängt von der Oma und sie möchte nicht mehr so engen Kontakt und keine Klagen mehr hören.
Ich gab ihr folgende Übung:
Bei der nächsten Gelegenheit sprechen Sie Ihre Großmutter laut an und sagen ihr, »liebe Oma, ich gehe jetzt meinen Weg und du gehe deinen Weg

ins Licht. Ich übernehme die Verantwortung für mein Leben und lasse dich los.«
Michèle ging zum Odilienberg, auf dem es viele alte Kraftplätze gibt und sprach zu ihrer Großmutter. Sie kehrte völlig verwandelt zurück. Nun war sie nicht mehr das kleine verschüchterte Mädchen, sondern eine junge Frau von 24 Jahren. Sie wurde offiziell in unseren Zirkel aufgenommen, und seit fünf Jahren erleben wir ihre Entfaltung von Heilkräften und den natürlichen Umgang mit medialen Wahrnehmungen.

Inzwischen habe ich viele Calcium-Patienten kennengelernt. Sie mögen wegen verschiedener Probleme kommen, aber bei allen konnte ich eine Veranlagung zu mystischen Themen, einen tiefen Glauben an die Schöpferkraft, eine große Naturverbundenheit, eine Liebe zu den Geschöpfen der Natur und eine große Intuition erleben. Sie sind aber keine Solisten, sondern Familienmenschen, sie brauchen den wärmenden Schutz der Familie oder familienähnlicher Gruppen, um sich zu entfalten. Schaut man auf den Urstoff, den Austernschalenkalk und betrachtet man den Umgang mit der Auster – bei uns im Elsass zu Ostern und Weihnachten regelmäßig möglich – ist leicht zu erkennen, wie Calcium-Probleme entstehen. Werden sie aus der schützenden Gruppe herausgerissen, wird ihre Schale gewaltsam geöffnet, verlieren sie ihr Selbstvertrauen und den Lebensmut.
Ich erinnere, dass aus einem Fremdkörper, der in die Muschel dringt, eine Perle entsteht. Das bedeutet, der unregelmäßig geformte Fremdkörper wird mit Perlmutt überzogen und durch die Wasserbewegung (Mond!) allmählich rund. So sind auch die Qualitäten der Calcium-Persona. Sie kann Unscheinbares veredeln, sie kann aber auch Schmerz (Fremdkörper) so stark verbergen (Perle), dass niemand begreift, warum sie so unglücklich und krank ist.
Nicht immer war bei meinen Calcium-Patienten das sensitive Potenzial so groß wie bei Michèle, aber es lag immer noch über dem Durchschnitt der Wahrnehmung anderer Menschen. Calcium ist nicht sehr redegewandt, darum hat sie mitunter Probleme, sich auszudrücken. Sie hat Angst, über ihre sensitiven Erfahrungen zu sprechen, sie könnte ja ausgelacht werden.

Fallbeispiel 16

Eine Tierärztin kam wegen psychischer Probleme in der Großtierpraxis. Sie schaffte es nicht mehr, das Leid der so genannten »Nutztiere« anzusehen. Da sie aber Geld verdienen musste, geriet sie in den Zwiespalt zwischen ihrem ethischen Gefühl und der materiellen Sicherheit.
Als ich die Ausstrahlung dieser warmherzigen, rundlichen, mütterlichen Dame auf mich wirken ließ, fragte ich mich, wie sie an diesen harten Beruf hatte kommen können. Es musste zu Problemen kommen, das war sofort klar. Immerhin quälte sie sich bereits 17 Jahre durch ihren Beruf.
Ich fragte sie in der homöopathischen Anamnese unter anderem auch nach

ihren sensitiven Wahrnehmungen sowie ihren Träumen. Sie rang eine Weile mit sich, darüber zu sprechen, aber dann brach es aus ihr hervor:

- Wenn sie eine Kuh eingeschläfert hatte, verfolgte sie der Geist des Tieres tagelang
- Wenn sie irgendwo auf dem Land einen Stall betrat, sah sie Farben um den Bauern und um die Kühe herum
- Wenn sie die Augen schloss, konnte sie alles visualisieren, auch das Innere eines Tieres
- Sie berührte gerne mit den Händen ein Tier und hatte erlebt, dass es sich sofort entspannte

Einmal hatte sie mit einem männlichen Kollegen zusammengearbeitet, der sich über ihre sanfte Art, mit Stalltieren umzugehen, auf grobe Weise lustig gemacht hatte. Das hatte sie tief getroffen und dazu bewogen, nichts mehr von ihrer Sensitivität zu akzeptieren. »Ich habe einfach alle Türen zugemacht«, sagte sie abschließend. Ich verordnete zuerst **Causticum,** das nur mäßig wirkte, aber die Rückenschmerzen deutlich besserte. Sie fühlte sich auch etwas zuversichtlicher. Da sie mich mit großen, schönen Kuhaugen anblickte, ging ich zu **Pulsatilla** über. Nun wurden die Beine besser, die stets vom langen Stehen gestaut waren. Unter Pulsatilla konnte sie besser dem Kollegen verzeihen, der sie ausgelacht hatte. Aber der Durchbruch war in der Tat **Calcium phosphoricum LM6,** das sie 8 Tage lang nahm und dann eine Woche auswirken ließ. Sie berichtete:
»Ich bin wie von einem Alb befreit, ich kann wieder frei atmen und habe die Hausaufgabe jeden Tag gemacht.«
Die Hausaufgabe hatte darin bestanden, jeden Morgen beim Anblick im Spiegel zu sagen: »Wie schön, dass es mich gibt. Ich danke für meine Talente und Gaben.«

Ich erkläre meinen Patienten immer, dass eine Gabe, ein Talent, eine besondere Fähigkeit ein Geschenk ist, an dessen Verpackung die große Schöpferkraft ein kleines Zettelchen angeheftet hat, das gerne übersehen wird. Darauf steht »Deine Gabe ist eine Aufgabe«.
Indem ich meinen Blick auf die Potenziale eines Menschen richte, ehre ich seine Gaben. Dies muss der Mensch auf seine Weise nachvollziehen und anstatt zu jammern und klagen – was durchaus manchmal seinen Platz hat – seine Talente zu ehren. Geht es um Sensitivität, so besteht die Ehrung auch in einer Schulung. Bei allen Calcium-Patienten, die zum Teil mit schrecklichen Traumata behaftet waren, sorgte ich dafür, dass sie einen menschlichen Rahmen fanden, in dem sie ihre Sensitivität leben dürfen. Das ist schon der halbe Heilungsweg bei der Calcium-Persona.

Im Falle der Tierärztin löste sie ihr Problem so, dass sie eine Tierkinesiologie-Ausbildung machte, bei der sowohl die Sensitivität eine Rolle spielt als auch die Möglichkeit, mit dem Tierbesitzer psychotherapeutisch zu arbeiten. Heute führt sie eine Tierarztpraxis für Menschen, die Tiere halten und nicht mehr für Tiere, an deren Halter sie nicht herankann. Rein äußerlich hatte sich an ihrem Beruf nicht viel verändert. Aber sie hatte sich vollkommen gewandelt zu einer selbstsicheren, kompetenten Person, die sie immer gewesen war. Sie setzt heute mentales Heilen am Tier oder über Fernheilung so selbstverständlich ein wie andere medizinische Maßnahmen. Sie berichtete mir nach einem Jahr, nachdem ihr Heilungsprozess abgeschlossen war: »Heute wagt keiner mehr, mich auszulachen.«

7. Die Hyoscyamus-Persona

- Meint, durch Welten zu reisen
- Meint, in der Luft zu schweben
- Meint, Körper habe kein Gewicht
- Meint, unter mächtigem Einfluss zu stehen
- Versucht Gegenstände zu ergreifen
- Greift nach Erscheinungen
- Spürt eine andere Person im Raum
- Sieht Tiere
- Hat Visionen, fantastische
- Redet mit Personen, abwesenden, toten
- Ruft nach abwesenden Personen
- Meint, jemand rufe
- Hört Klänge
- Hört Lärm, Geräusche

Hyoscyamus und Hexenverfolgung

▷ Die mediale Hyoscyamus-Persona ist außerordentlich aktiv, extrovertiert, sehr speziell begabt und erlebt ihre Gaben sehr körperlich.

Das Hexenkraut oder Bilsenkraut diente immer schon dazu, körperliche Erfahrungen zu machen, und so nimmt es nicht wunder, dass alles, was wir uns naiverweise unter einer Hexe vorstellen, an dieses Mittel geknüpft ist. Durch das schwere Kollektivkarma der Hexenverfolgungen über Jahrhunderte hinweg in ganz Europa und Nordamerika ist der Blick immer noch getrübt für das, was Hexen waren und was sie taten. Ich habe mich gründlich mit den Hexenprozessen befasst, was ein ebenso intensives Studium der Inquisition erforderte. Auf einen Nenner gebracht ist der Hintergrund die abgrundtiefe Angst der Amtskirche vor den unkontrollierbaren Fähigkeiten des weiblichen Geschlechts, das im Mittelalter eine Art okkulter Subkultur entwickelte. Die letzten Reste matriarchaler Strukturen waren jene Frauen, die »am Hag«, also am Waldrand lebten und Vertreterinnen einer Volksheilkunde waren. Aus »Hag« wurde »Hexe«. Das Patriarchat konnte nur durch Ausrottung des Unkontrollierbaren über das Matriarchat siegen, daher die Instanz der Inquisition, deren oberstes Ziel die Auslöschung der Volksmedizin und damit ihrer Vertreterinnen war. Man ummäntelte dies mit dem Argument, das Volk sei dem Aberglauben verfallen, aber der nähere Blick, auf das, was als Aberglauben bezeichnet wurde, offenbart, dass mit den Hexenvernichtungen eine große Gabe auf dem Scheiterhaufen landete: die Gabe der Symbolsprache und der Anschluss der menschlichen Fantasie und der Volksheilkunst an das Mineral-, Pflanzen- und Tierreich.

In meiner Praxisarbeit gehe ich nicht auf Rückführungen in frühere Leben ein. Deshalb nehme ich die Schilderung eines Patienten, er oder sie sei früher ein Zauberer oder eine Hexe gewesen, die man getötet habe, als Wiedererweckung einer alten Symbolsprache. Der zeitliche Abstand zu der vermeintlich früheren Existenz erleichtert es dem Patienten, sein Problem anzuschauen. Das ist ein berechtigter und ehrenwerter Therapieweg, wenn er seriös ausgeübt wird. Aber ich mache meinen Patienten unmissverständlich klar, dass die Lösung des Problems vor ihm liegt, dass sein oder ihr Leben im Hier und Jetzt stattfindet und nicht im Jahre 1326. In das jetzige Leben zu 100% zu inkarnieren, sehe ich als vordringlichste Aufgabe an.
Es war für mich in mehrfacher Hinsicht aufschlussreich, dass die Reinkarnationstherapie in Großbritannien keine nennenswerte Rolle spielt. Interessant ist, dass die Amtskirche auf der Insel nicht die Macht wie auf dem Kontinent hatte. Die okkulten Künste tauchten einfach ab und wirkten im Untergrund weiter. So blieb die weibliche Kraft viel stärker erhalten und floss seit Mitte des 19. Jahrhunderts ungehindert in die Medialschulung wieder ein.

Hyoscyamus und Shakespeare

Das Wesen der Hexen konnte ich durch den dicken Vorhang der Hexenprozesse nicht befriedigend nachempfinden. Die im Rahmen der Frauenbewegung entstandenen Ansichten über die »Weißen Frauen« des Mittelalters halfen mir nicht, den hellfühlenden Zugang zu finden, denn sie gipfelten meist in der Verherrlichung der Hexen und der Verdammung der Männer, die die Hexen umbrachten. Ich suchte und fand die Lösung in der Geschichte der Medialschulung in England und bei Shakespeare. Dadurch offenbarte sich mir die mediale Persona von Hyoscyamus.

Wir hatten während unserer Zeit als Musiker ein Programm über viele Jahre »Shakespeare – a musical dream«. Ein Schauspieler las aus Komödien und Tragödien und wir spielten die originale Bühnenmusik, die Shakespeare für seine Werke vorgesehen hatte, auf Originalinstrumenten, also Laute, Viola da gamba und Flöte mit Gesang.
Ich erinnere mich an eine Gelegenheit, als ich neben der Probenarbeit die medizinischen Lehrbücher einmal gegen ein Buch über Giftkräuter austauschte und fasziniert das Bilsenkraut studierte. Im zweiten Teil unseres Programms kam die Hexenszene aus Macbeth, in der die Oberhexe *Hekate* aus dem Himmel herabfährt und sich mit den anderen Hexen trifft. Als der Schauspieler den Text rezitierte, tat er das so stark rhythmisiert, dass mir zum erstenmal das trochäische Versmaß richtig bewusst wurde und wir spontan die Bühnenmusik wesentlich stampfender und rhythmisch betonter spielten, ohne dies vorher abzusprechen. Unser Ensemble reagierte ad hoc auf das was der Rezitator ebenso ad hoc wohl vom Text erfuhr. Die Hexenszene war so lebendig, so hautnah, so echt, dass die Zuschauer spontan Beifall klatschten. Als ich das Hexenlied sang und meine Kollegen so kraftvoll begleiteten, als ritte ich zum Blocksberg, sprang der Funke des Bil-

senkrauts über. Ich war mit einem Mal ein Teil der gezackten Blätter und flog aus der Tiefe der trichterförmigen Blüte heraus wie durch den Rückstoss einer Rakete. Es tauchten vor meinem inneren Auge eine Schar Hexen auf, die auf Besen durch die Luft ritten, und die Besen hatten die Form der Bilsenblüte. Noch Tage nach diesem Konzert träumte ich von Kräutermixturen, schwebte über Wälder und Auen und redete in Rätseln auch tagsüber.
Durch Shakespeare wurde mir ein wesentliches Merkmal von Hyoscyamus klar: der körperliche Rhythmus, der letztendlich nichts anderes als der natürliche Körperrhythmus des sexuellen Aktes ist, der in den Orgasmus mündet. Durch das Arzneimittelbild von Hyoscyamus und die anschauliche Trance von Andreas Krüger zu diesem Heilmittelwesen wissen wir, dass die Sexualität und die orgastische Potenz von großer Bedeutung ist. Mir ist inzwischen auch klarer geworden, dass die Inquisition natürlicherweise nichts mehr fürchtete, als orgasmusfähige, ausgelassene, unkontrollierbar lüsterne Frauen. Das eingeimpfte Sündenbewusstsein, die Angst vor dem Teufel und der Hölle hatte nicht den Erfolg gebracht, den man sich für ein pflegeleichtes Volk versprach. Erst die organisierte Hexenverfolgung und die totale Auslöschung der okkulten Volksmedizin mit ihren Fantasiereisen als »schamanisches Nebenprodukt« verwandelte Europa, das Festland, uniform in ein panikbesetztes Volk. Die größte Angst, die bis auf den heutigen Tag ihre Ausläufer zeigt, war die Denunziation. Die Manifestation dieser uralten Angst zeigt sich bei den meisten Menschen in der Wahnidee,

- jemand stünde hinter ihnen
- eine übergroße unsichtbare Macht beeinflusse sie
- jemand könne sie ob ihrer sensitiven Wahrnehmungen für verrückt halten

Für diese Ängste habe ich viel Verständnis, auch wenn sie völlig irreal und ohne konkretes Erlebnis auftauchen. Ein wichtiger Schritt, das »alte Karma« der Hexenverfolgung aufzulösen, sehe ich in solch einer kreativen Arbeit wie den Trancereisen von Andreas Krüger, die wieder den Zugang zu dem bilderreichen Unterbewusstsein freilegen. Das ist gerade für Homöopathen wichtig, die mit Arzneiwesen umgehen, die einen engen Kontakt zum Unterbewusstsein halten, die zum größten Teil Giftpflanzen oder giftige Tiere als Ausgangssubstanz haben. Die transzendierte Form ist zweifellos das verriebene und verschüttelte, also rhythmisierte Energiewesen der Arznei. Aber durch Hyoscyamus wurde mir deutlich, wie wichtig es ist, dass wir jederzeit zurückkehren können zum Ursprung der Arznei, zum Naturreich, in dem sie beheimatet ist.

Hyoscyamus und Rhythmus

Das Bilsenkraut, das erfreulicherweise bei uns in den Vogesen noch im Waldschatten wächst, weil man hier zu faul für eine Flurbereinigung ist, schließt uns wieder an die matriarchalen Heilkünste an, die eben nicht die kalte Sprache des Intellekts sprechen, sondern in Reimen, rhythmisierten Sprüchen, Lautmalerei (Bilsenkraut = Dulldill Tolldill), die an Kreistänze

erinnern, in denen man stampfenden Schrittes langsam in Trance gerät. Man kann das natürlich als primitiv und unzeitgemäß abtun, aber es gibt genügend VertreterInnen der Heilkunst unter Heilpraktikern und Ärzten, die sich dem Schamanismus zuwenden und freiwillig zu den letzten Stämmen der Indianer oder Aborigines gehen, um an die Wurzel dessen zu gelangen, was wir »Heilung« nennen. Eine Stammeskultur zeichnet sich durch Ritualtänze aus, bei denen durch Stampfen, damit eine Erdhaftung erhalten bleibt, der Geist in Trance gerät und zu schweben beginnt. Das rhythmische Element wird durch den Einsatz von Perkussionsinstrumenten ausgedrückt. Die Trommel ist ein primär weibliches Instrument und stellt symbolisch das Becken der Frau dar, aus deren Leib eine Geburt durch den Rhythmus der Wehen stattfindet.
Ich hatte das große Glück, während meiner Feldforschungsarbeiten in der Hebammenkaste nahe bei Benares zu arbeiten und zu erleben, wie eine Geburt mit Gesundliedern und Trommel begleitet wird.

Hyoscyamus und Reime

▷ Die Hyoscyamus-Persona braucht zur Entfaltung ihrer sensitiven und medialen Kräfte den Rhythmus, sei es durch Tänze, mit viel Bodenhaftung, sei es durch Reime, ja, Hexenreime. Wenn man das weiß, ist es leichter, auf einen Patienten einzugehen, der seltsame Phänomene wahrnimmt.

Sie sind raketenartig, von schneller Bewegung, kommen und gehen plötzlich und sie sind sehr eng an die sinnliche und sexuelle Kraft gekoppelt. Wir kennen die Hyoscyamus-Problematik, die unterdrückten sexuellen Vorlieben und Bedürfnisse. Diese Persona braucht jedoch das Schwingen des ganzen Körpers, muss sich selbst im ganzen Körper spüren wie beim Orgasmus, wie bei heftigen Gemütsäußerungen wie herzhaftes Lachen, markerschütterndes Weinen. Die Hyoscyamus-Pathologie zeigt den Weg zur Heilung, da in ihr oft Zuckungen, Wallungen, stereotype Bewegungen, Tremor, Husten, Epilepsie vorkommen. Sie sind Folgen von Stauungen. Die Heilung besteht außer in der Wahl des Konstitutionsmittels in Körperarbeit. Ich stelle das ausführliche Gespräch hinter die Leiberfahrung, denn oftmals ist die Sprache am Anfang gestört, unzusammenhängend und unklar. Die Gebärdensprache ist viel aufschlussreicher. Hyoscyamus kann einen hypnotischen Blick haben und einen lüsternen Gesichtsaudruck, der willentlich oder unwillentlich provoziert. Das passt nicht zum Inhalt der Worte. Ich erlebe Hyoscyamus als emotionales Chaos, das kurz vor der Explosion steht. Wenn ich nach den sensitiven Wahrnehmungen frage, trauen sich Hyoscyamus-Patienten selten, diese sofort zu benennen oder es sprudeln unzusammenhängende Worte und Sätze hervor.

Die Frage ist, woran ich Hyoscyamus erkenne, denn die Beschwerden, hier besonders die psychischen Störungen, können in die Richtung von **Stramonium, Belladonna** oder **Platinum** weisen. Ich konzentriere mich auf das

Potenzial, nicht zuerst auf die Pathologie, und hier kommen schnell **drei wesentliche Merkmale** zum Vorschein:

- die gut artikulierte Sprache, der Sinn für Reime, auch für absurde onomatopoetische (lautmalerische ohne Wortsinn)
- das starke Gefühl für Körperrhythmen
- der leichte Zugang zum Naturreich der Pflanzen, Bäume und Blumen

Diese natürlichen Potenziale können durchaus verschüttet sein, und vor uns sitzt jemand, der kaum ein Wort herausbringt und nur mit den Händen herumfuchtelt. Sobald ich Hyoscyamus in Erwägung ziehe, ändert sich meine Sprache in Richtung Deftigkeit, ich frage: »Wann haben Sie zum letzten Mal so richtig die Sau rausgelassen?« anstatt »Wann waren sie das letzte Mal aggressiv?« Ich mische lautmalerische Worte ein wie »Rums, da war die Türe zu« und unterstreiche das durch eine entsprechende Körperbewegung. Die Hyoscyamus-Persona springt sofort darauf an. Je mehr ich mich bewege, desto mehr bewegt sich der Mensch mit mir und bekommt Mut, seine Bedrängnis zu äußern. Hyoscyamus erlebe ich durchaus nicht nur bei Frauen, sondern immer häufiger bei Männern, die natürlich zunächst gehemmt sind, über ihre sexuellen Bedürfnisse und medialen Wahrnehmungen zu reden. Die drei oben genannten Potenziale lote ich durch Fragen aus und sehe an der Reaktion, verbal und Körperverhalten, ob sich der Mensch angesprochen und berührt fühlt.
Da bei Hyoscyamus viel Dynamik im Spiel ist, kommen wir schnell ans Ziel. Seine Persona ist eine, deren Kräfte in der Nacht und im Schatten gedeihen, daher reichen Andeutungen, kleine Gesten und immer wieder vielsagende Blicke. Sie traut sich erst, auch über ihre sensitiven Wahrnehmungen zu sprechen, wenn ich den Weg bereite, zum Beispiel von Kraftplätzen spreche, deren wir im Elsass sehr viele haben. Ich frage: »Was würden Sie auf einem solchen Platz tun?« Die Antwort kann alles mögliche enthalten, aber nicht: »Ich würde meditieren«. Hyoscyamus, wenn einmal von den Fesseln der Konvention, des »Knigge« befreit, will verrückte Dinge tun, will ausgelassen sein.
Wir finden dann gemeinsam einen Weg, wie dieser Wunsch im Leben des Menschen verwirklicht werden kann. So gebe ich zum Beispiel die Anregung, den eigenen Heilungsprozess in Zauberformeln oder Hexenreime zu fassen. Da ich selber leidenschaftlich dichte, bin ich hier Hyoscyamus ähnlich und erzähle auch ohne Scheu, dass sich meine poetische Ader vor vielen Jahren einmal in einem orgastischen Fieberwahn entfaltete. Als ich wieder gesund = bei Sinnen war, studierte ich »wie verrückt«, nämlich ohne jeglichen Sinn für das tägliche Leben die alten Versmaße.
Der zweite wichtige Punkt ist, dass der Patient sich zuhause zu seinen selbst kreierten Zaubersprüchen oder Hexenreimen bewegen soll.
Das ideale und zugleich uralte Versmaß entspricht dem Trochäus, dem Stampfschritt (Länge – Kürze). Bisher haben mir alle Patienten, die eine starke Hyoscyamus-Persona haben, von ihrem tranceähnlichen Zustand geschildert, in den sie durch körperlich erlebte Reime gerieten. Nicht allein,

dass sie ihre Nöte, ihre Aggression buchstäblich in den Boden (zer)stampfen, sie geraten in ein kräftiges Schwingen und haben Spaß an den Wortspielereien in Reimform.

Fallbeispiel 17

Ein Physiker war auf einem meiner Radionikkurse und fiel auf durch unzählige Fragen und Zweifel, ob das denn alles sein könne, was wir da tun. Er nervte die anderen Teilnehmer bis an die Grenze des Erträglichen, bis ich ihm den ersten Preis für unnötige Fragen verlieh, was er humorvoll auffasste und verstand. Fortan überlegte er sich, wann er Fragen stellte. In der Pause kam er zu mir und fragte, ob er mich mal in der Praxis aufsuchen dürfe.
Er kam und platzte sofort heraus: »Ich bin pervers!« und schaute mich herausfordernd an. Ganz spontan kam meine Antwort: »Na, wenn's weiter nichts ist!« Wir witzelten eine Weile um den Begriff »pervers« herum. Dann erzählte er:
»Ich liebe Muttersäue und werde sexuell erregt, wenn ich die Ferkel an den Zitzen der Muttersau sehe. Das ist für mich ein wunderbares Bild von Wärme, Geborgenheit. Meine Frau ist zwar auch so ein mütterlicher, vollbrüstiger Typ, aber ich kann mit ihr nicht mehr schlafen, weil sie unsauber ist. So eine Biosau ist sauber. Ich habe extra mein Haus auf dem Land in der Nähe eines Biohofes gebaut. Dort gibt es wunderbare Schweine.«

Mir fielen die Worte von Andreas Krüger sofort ein: »Homöopathie darf auch mal einfach sein«, aber man glaubt es oft nicht. Der Mann war von weit her angereist, und das Heilmittel stand nach fünf Minuten fest. Ich hatte Skrupel, die Sitzung schon zu beenden. So entschied ich mich, von diesem Menschen zu lernen, was Hyoscyamus beim Mann alles bedeutet. Ich war nicht sonderlich überrascht

- dass er gerne eine rhythmisierte Sprache hat
- früher ein guter Tänzer war
- und sich gerne im schattigen Wald aufhält.

Es war auch für ihn kein Problem, die Hausaufgabe anzunehmen, lustige Reime zur eigenen Heilung zu verfassen und sie zu tanzen, wenn niemand zuschaut. Er bat mich, ein Beispiel zu geben und ich fragte, ob er das »Gedicht von Sevilla« kenne:

Ilse Bilse
keiner will se
nimm se du se
denn se will ja

Da es sich um einen intellektuell geschulten Patienten handelte, konnten wir uns gemeinsam darüber amüsieren, den perfekten Trochäus einzuhalten, während die Worte kraftvoller Nonsens sein dürfen, die aber dennoch einen Sinn haben, nämlich das Leiden in Gesundheit zu verzaubern. Zur

Wahrung der Schweigepflicht, habe ich von diesem Patienten nicht die Erlaubnis bekommen, seine Reime zu veröffentlichen, da sie ihn, wie er meinte, sofort entlarven würden. Ich kann nur sagen, dass sie im besten Sinne »säuisch« sind und mich stets erheitern ob ihrer drastischen Onomatopoesie.

Sein Heilungsprozess verlief sehr gut. Ich hatte ihm das Mittel nicht genannt. Er machte bereitwillig seine »Zauberübungen« im Freien und fühlte sich schließlich stark genug, sich von seiner Frau zu trennen und ein neues Leben zu beginnen. Er akzeptierte seine erotische Vorliebe und hatte keine Schuldgefühle mehr. Jetzt nach drei Jahren fühlt er sich wunderbar geerdet, und wann immer ihn ein Gedanke, er könne nicht normal sein, anficht, reimt er, wie er sagt, »einen gewaltigen Spruch«, und löst damit seine Spannung.

Fallbeispiel 18

Eine Frau mit schweren klimakterischen Beschwerden war so blockiert, dass sie sich kaum verbal äußern konnte. Sie hatte nervöse Zuckungen, fuchtelte mit den Armen, ähnlich wie **Belladonna** rutschte auf dem Stuhl herum. Sie litt unter diversen Wahnideen, die samt und sonders ein großes mediales, aber verschüttetes Talent offenbarten. Die Patientin war angstgeplagt und, wie schnell zu erkennen war, weit entfernt von Ideen der Frauenbewegung. Sie lebte eine desolate Beziehung zu einem Mann, dessen Weltbild nach der Pensionierung auf Fernsehen, Biertrinken und Kartoffelchips zusammengeschrumpft war. Die Dame war verzweifelt und gestand, sie würde am liebsten ihren Mann »aus dem Fenster schmeißen«. Es rutschte mir die Bemerkung heraus: »Na, das ist doch schon mal was!«, weil ich bei jeder Patientin zuerst prüfe, ob sie ihre Aggressionen unterdrückt oder ein Ventil dafür hat. Die Dame fragte erstaunt: »Ja, ist das denn nicht furchtbar, dass ich so einen Wunsch habe?«

Ich fragte zurück: »Was würden Sie denn tun, wenn Ihr Mann weg wäre, welche Wünsche würden Sie sich erfüllen?«

Die Patientin war wie paralysiert, sie brachte kein Wort heraus, und es war unschwer zu erkennen, dass sie nicht wusste, was als erstes zu sagen. Sie war so gestaut, so voll. Ich bat sie, ihre Antwort gestisch zu geben. Da haute sie so laut und rhythmisch wie auf eine Galeerentrommel auf meinen Tisch, dass alle meine kleinen Helfer (Buddhas und fettbäuchige Glücksgötter) auf dem Tisch herumtanzten und ich sofort das Bild erhielt, wie sie die Ruderschläge von 100 Galeerensträflingen anpaukt. Sie schaute mich erschreckt an, doch ehe Schuldgefühle aufkamen, ermunterte ich sie, aufzustehen und sich im Raum zu bewegen. Sie schnellte hoch und stampfte auf den Boden, dass ich dachte, das Haus fiele zusammen. Dann riet ich ihr, die Stimme einzusetzen und mit irgendwelchen Wörtern das Stampfen zu unterstützen. Ich konnte mich kaum beherrschen vor Lachen, als sie spontan das sagte, was nachher ihre Hausaufgabe wurde:

Scheißkerl, ach, du mieser Furzer,
hau doch ab, du bist mir schnurzer,
ich will rammeln, vögeln, bumsen
und den ganzen Tag nur rumsen.

Nach diesem drastischen Gefühlsausbruch fiel die Dame erschöpft in den Sessel, und ich nahm ihr sofort den Wind aus den Segeln des Schamgefühls. Ich versicherte ihr ehrlich, dass sie mir erstens geholfen habe, das richtige homöopathische »Rumsmittel« zu finden und zweitens schon den Weg der Heilung vorgezeichnet habe. Wir sprachen überhaupt nicht über klimakterische Beschwerden, die hatte sie mir in einem Brief geschildert. Wir sprachen über die positive Seite ihrer sensitiven und medialen Wahrnehmungen. Ich gab ihr so viele Verständnishilfen wie möglich.

▷ In eine homöopathische Bibliothek gehört für mich ein weiteres Buch: Reclams Reimlexikon.

Ich habe schon unzählige Male dieses Büchlein weiter empfohlen, um die Reimlust bestimmter Patienten anzuregen. Ich könnte inzwischen einen Geschenkband mit den Heilungsversen meiner Patienten herausgeben, aber ich fürchte, den Vertretern der Abteilung »Lyrik« würde die Schamesröte ins Gesicht steigen.
So rate ich wenigstens den Vertretern der homöopathischen Heilkunst, sich das Reimlexikon anzuschaffen und es parat zu haben, um die Hyoscyamus-Persona in ihrem Heilungsprozess mit Hexenreimen zu unterstützen.

Fallbeispiel 19

Eine vierzigjährige Sozialarbeiterin, die in einem Asylantenheim arbeitete, konsultierte mich wegen Horrorvisionen und Verfolgungswahn. Sie bezeichnete sich als Fan der amerikanischen »Hexe« Starhawk und sich selbst als erfolgreiche Hexe in der Eliminierung unliebsamer Zeitgenossen, insbesondere von Männern, denen allerlei Charakterschwächen angehängt wurden. Sie gehörte einem Zirkel »Weiser Frauen« an, der sich regelmäßig traf. Sie hatte mein Buch über die englische Psychometrie gelesen und leitete den Zirkel, indem sie Übungen aus dem Buch übernahm, um ihre Hexenkräfte zu steigern. Ihre äußere Erscheinung war der naiven Vorstellung, wie eine Hexe auszusehen habe, nachempfunden: rote, vom Kopf abstehende Haare, viele Amulette um den Hals gelegt und eine Bekleidung mit mittelalterlichem »Touch«. Als sie rauschend die Praxis betrat, äußerte sie als erstes ihre Enttäuschung, dass ich als Autorin des »tollen Hexenbuches« nicht wie eine Hexe aussähe, sondern viel zu bieder wäre. So vereinnahmend, wie sie sich verhielt, tauchte am homöopathischen Horizont schon ein Schlangenmittel auf. Aber, unbeeindruckt von ihrer Provokation, wie man denn so ein Buch schreiben könne, ohne jede Nacht einen Ritt auf den Blocksberg zu starten, fragte ich sie, was und wie sie etwas wahrnehme. Sie hatte keine Ahnung von Homöopathie, aber sie beschrieb die wahnhaften Rubriken wie im Bilderbuch. Sie hatte absurde Wahrnehmungen und echte, die auf ihr Talent schließen ließen. Ich befragte sie wegen ihrer »Hexentätigkeit« und muss gestehen, dass ich gute Lust gehabt hätte, sie polizeilich anzuzeigen. Sie arbeitete fast ausschließlich mit Salz, das sie negativ mit Zaubersprüchen und Hexenreimen auflud und demjenigen vor die Türschwelle streute, den sie auf der Abschussliste hatte. Sie hatte eine lange Erfolgsliste von Männern, denen alle möglichen Unfälle widerfuhren, und sie war auch noch stolz darauf, dass diese Unfälle auf ihr Konto gingen.

Ich stellte ihr meine typischen Fragen, was ihre Idee sei, warum sie jetzt Horrorvisionen habe, ob sie bereit wäre, ihre Sensitivität positiv zu nutzen und was ihr größter Wunsch sei, was diese Therapie bewirken solle. Sie war im Zwiespalt, denn sie wollte unbedingt eine Hexe sein und nur so viel ändern, dass diese Gabe gewahrt bliebe. Daraufhin sagte ich kurz und bündig: »In Ordnung, kommen Sie wieder, wenn Sie anderen Sinnes sind und mir Ihre positiven Veränderungen benennen können.« Sie war erst verblüfft, dann verärgert. Auf einen Streit ließ ich mich nicht ein, sondern öffnete wortlos die Ausgangstüre.

Ich nahm diese Patientin in unser Fernheilungsprogramm auf, machte eine Trancereise und begegnete dabei einem Maulwurf, der an die Erdoberfläche kam und ein Päckchen Symbolkarten beschnupperte. Ich erlebte dies als positive Botschaft, dass sich die Patientin wandeln werde (Tier unter der Erde kommt ans Licht, Kartenlesen steht für psychometrische Fähigkeiten).

Es dauerte drei Wochen, ehe sich die Dame wieder meldete und um einen Termin bat. Am Telefon sagte ich, sie brauche nicht zu kommen, wenn sie mir nicht ihre Vorschläge zur positiven Veränderung nennen könne. Sie sagte, erst sei sie unwahrscheinlich sauer auf mich gewesen und hätte mir die Pest an den Hals gewünscht, aber dann hätte sie die Karten gelegt (!) und dabei lauter Lichtgestalten gesehen. Das hätte sie dazu bewogen, mich noch einmal aufzusuchen. Als sie kam, sagte sie, sie wolle eine gute Hexe sein und ihre Heilenergien positiv verwandeln. Dazu hatte sie sich bereits einige »Zaubersprüche« ausgedacht. Ich ließ sie täglich ihre Sprüche sagen und gab ihr zusätzlich die Hausaufgabe, den »Zauberlehrling« von Goethe zu rezitieren und irgendeine Tanzart zu erlernen. Sie bekam **Hyoscyamus XM**. Als erstes verschwanden die Horrorvisionen, sie wurde in ihrem gesamten Verhalten milder, sie machte Bauchtanz und änderte das Übungskonzept ihres Zirkels. Es war abgemachte Sache, dass ich sofort meine Behandlung abbrechen würde, käme mir eine ihrer Salzaktionen zu Ohren. Aber sie verwandelte sich wirklich zu einer Frau mit erlöster Hyoscyamus-Persona. Sie meldete schließlich ihr Gewerbe als Kartenlegerin an und zeigte mir ihre schriftlich verfassten ethischen Grundsätze, die sie in der Beratungspraxis für jedermann sichtbar aufgehängt hatte. Sie sagte, unter **Hyoscyamus** habe sie ihre Energien positiv schätzen gelernt und kreiere jetzt Reime, um ihr altes Karma abzuarbeiten.

Ich denke gerne an diese Patientin zurück, weil sie einen enormen Wandel vollzogen hat, den ich ihr, ehrlich gesagt, nach unserem ersten Treffen nicht zugetraut hätte. Sie lehrte mich mal wieder, wie wichtig es ist, den Fokus auf die positiven Potenziale eines Menschen zu richten und an das Gute zu glauben. Dies allerdings ohne Helfersyndrom und Missionseifer.

8. Die Phosphor-Persona

→ Phosphor-acidum

- Hält sich für körperlich leicht
- Meint, sie schwebe in der Luft
- Wahrnehmungen, abends
- Sieht Feuer
- Sieht Geister, Gespenster, abends, im Zwielicht
- Hört Glocken
- Hört Uhrschläge
- Hört Gegenstände sich bewegen (Poltergeist)
- Hört Lärm, Geräusche
- Hört Töne, Klänge, Laute kommen aus einer anderen Welt

Phosphor und Enthusiasmus
Mit dem Thema »**Phosphor**« habe ich interessante Erfahrungen gemacht. Ich hatte die Idee, aus der Menschen- und Tiertherapie Fallbeispiele für **Lycopodium** zu sammeln und sie als Buch herauszugeben. Bis auf eine einzige Ausnahme hörte ich stets das gleiche Argument: Wenn du um Phosphor gebeten hättest, wäre ich sofort dabei gewesen, aber **Lycopodium** ... das ist so klein, wer will schon Lycopodium sein. Alle wollen **Phosphor** sein.«
Das erstaunte mich, denn **Phosphor** bringt selten die Disziplin auf, die sensitiven Gaben zu schulen, während sich **Lycopodium** darin zu großen Höhen aufschwingen kann. Aus der Sicht und Erfahrung der englischen Medialschulung war mir bewusst, wer wirklich das Zeug hat, sich gut zu erden und mediale Kontakte halten kann und wer nicht, wo es mehr ein euphorisches Strohfeuer ist. Ich würde daher die Phosphor-Persona als den Champion der Begeisterungsfähigkeit und der Fähigkeit, sich zu öffnen bezeichnen, aber nicht als medial begabteste Persönlichkeit, wie viele Homöopathen meinen. Phosphor braucht dringend eine solide Erdung, damit der Mensch nicht abhebt und ins Kosmische entschwindet. Die Tatsache, dass die mediale Phosphor-Persona hinsichtlich ihrer positiven Wahrnehmungen an 9. Stelle rangiert, spricht schon für sich. Der deutlich größere Überhang sind »geliebte Einbildungen« und Sinnestäuschungen. Vom äußeren Erscheinungsbild her verbinden wir mit Phosphor den typischen Esoteriker: zart gebaut, feingliedrig, asthenisch, ätherisch, große Kinderaugen, rothaarig oder blond. Zweifellos ist diese Persona wesentlich problemloser im Umgang mit Menschen als zum Beispiel **Stramonium, Belladonna** oder **Lachesis,** weil sie nachgiebig ist und eher das Problem hat, Grenzen zu ziehen. »Alles ist möglich«, ist die Devise, aber es fehlt die Kraft, auszusortieren, was tut mir gut und was nicht. Sie verschmilzt gerne mit dem Umfeld und ist meistens sympathie- und harmoniesüchtig ähnlich wie **Calcium**. Die Stressschwelle ist niedrig, und was am meisten an einer »handfesten« medialen Begabung hin-

dert, ist der Glaube an die eigenen Sinnestäuschungen bis hin zu Glauben an die eigenen Lügen. Es fehlt der »common sense«, und deshalb sind es vor allem die Phosphor-Menschen, die den seichten Esoterikmarkt am Leben erhalten. Trotz bisweilen hoher Intelligenz und großer Begabung fehlt es an Ausdauer und Energie, etwas daraus zu machen. Sie sind die »Seelchen«, die durch das Leben schweben, die gleich Schmetterlingen von Blüte zu Blüte gaukeln und nur das Licht suchen und den Schatten meiden, wo es nur geht. Eine Bewusstseinserweiterung kann aber nur stattfinden, wenn der eigene Schatten angeschaut und integriert wird. Das große Lebensthema von Phosphor besteht aus:

- Schattenarbeit
- Erdung
- Abgrenzung
- Unterscheidungsgabe entwickeln
- Qualitätsbewusstsein entwickeln

Sowohl in England als auch in Deutschland erlebe ich auf den Sensitivitätskursen, dass Phosphor begeistert kommt und nie Probleme mit irgendeiner Übung zu haben scheint. Die Phosphor-Persona gefällt sich selbst und anderen; sie wirkt auf die anderen Kursteilnehmern faszinierend. Doch wenn es an die Zirkelarbeit geht, verschwindet Phosphor oft wieder. Ich erinnere mich an einen hübschen jungen Mann, der den ersten Kurs der Sensitivitätsschulung besuchte. Er strahlte mich an, jeder zweite Satz wurde kommentiert mit den Worten: »Ist ja fantastisch! Großartig!« Am zweiten Tag reiste er ab mit der Begründung: »Du bist viel zu grob, du ziehst all das Wunderbare auf die Erde. Das tut mir nicht gut, ich fühle mich ganz krank und muss heimreisen.« Die anfängliche, echte Begeisterung ist schneller und größer als bei jedem anderen und sinkt ebenso schnell in sich zusammen. Es fehlt das Mark und die Kraft des Verweilens, deshalb sind für Phosphor passive Meditationen nicht so gut wie aktive, obgleich die Persona unbedingt Zen-Meditation oder komplizierte Yoga-Übungen ausprobieren muss. Das tuberkuline Miasma als Dynamik im Untergrund bringt die Unruhe, Wechselhaftigkeit und den ausgeprägten Wunsch nach Abwechslung.

Phosphor und Sensitivität

Im Umgang mit der Phosphor-Persona erlebe ich meistens eine zweifellos große sensitive Begabung. Kommt Medialität ins Spiel, so taucht sie eher unvermittelt ohne jegliches Üben im Vorfeld auf. Darin wird oft nicht die Chance erkannt, das Potenzial zu stabilisieren, um es bewusst einsetzen zu können. Es besteht auch selten das Bedürfnis nach Überprüfbarkeit der Wahrnehmungen, sondern der Wunsch, sich an dem Möglichen, an dem »wenn es doch so wäre« zu erfreuen.

▷ Die Hauptarbeit besteht darin, diese Persona auf die Erde zu bringen. Das gelingt nur, wenn sie selbst darum bittet.

Von allen Patienten, die mit veränderten Wahrnehmungen aufwarten, hat zumindest in meiner Praxis die sensitive Phosphor-Persona am häufigsten eine Therapie nötig. Es würde ein eigenes Buch füllen, wollte ich beschreiben, mit welchen **esoterischen Problemen Phosphor**-Menschen zu mir kommen. Auch ich komme immer wieder zu dem Schluss: Es gibt nichts, was es nicht gibt! Es ist mir manchmal unbegreiflich, auf was für absurde Sekten, Heilsversprechungen und Übungen sich Menschen einlassen. Und Phosphor liegt ganz vorne in der unbekümmerten Akzeptanz dieser seichten Angebote und hingebungsvollen Verehrung der Pseudogurus. Dadurch, dass Phosphor – bis auf das Thema Dunkelheit und Isolation – angstfrei und unbedarft auf alles und jedes zugeht, ist es viel gefährdeter als **Calcium** oder **Pulsatilla**. Angst zu haben, ist primär eine nützliche Einrichtung im menschlichen Gemüt. In der TCM gehört die Angst zum Wasserelement, dieses ist das Symbol für Anpassungsfähigkeit und Emotionen. Hier hat Phosphor einerseits seine große Stärke, weil es die Emotionen und Energien fließen lassen kann. Andererseits liegen hier auch die Schwächen, nämlich durch Überfluss alles zu überschwemmen, so dass die Konturen und Strukturen verloren gehen.

Phosphor und Erdung

Es ist aufschlussreich, dass auch in professionellen künstlerischen Berufen die Phosphor-Persona äußerst selten anzutreffen ist. Sie hat nicht wie **Belladonna** den Drang, sich auszudrücken, ihren Talenten einen Kanal zu verleihen. Es müssen noch andere strukturierende Anteile in einer Persönlichkeit bzw. an der inneren Tafelrunde zugegen sein, die die sensitive, luftige Persona in Schach halten.

Ich gehe vielleicht mit Phosphor besonders kritisch um, weil ich in meiner eigenen Persönlichkeitsstruktur einen deutlichen Anteil davon habe. Aber es läuft fast immer nach demselben Muster ab: Grundsätzlich bin ich von allen Dingen zwischen Himmel und Erde total begeistert und glaube erst einmal alles, weil es so schön ist. Dann meldet sich **Lycopodium** und bremst die Begeisterung und hält mir den »common sense« vor die Nase, **Arsen** stellt den Plan auf, was wie zu tun ist und ruft nach Disziplin, und **Sulfur** findet schließlich die optimale und unkonventionelle Lösung. Deshalb verstehe ich Menschen, die sich sofort für etwas entflammen können, die sofort abheben. Phosphor als Initialzündung, sich auf etwas einzulassen, sich für etwas zu begeistern, ist wunderbar. Doch bei keiner Konstitution ist es so wichtig zu prüfen, welche regulierenden Kräfte am Werk sind, um diesen Menschen lebensfähig zu machen und um die Talente zur Entfaltung zu bringen. Die Zahl der verlotterten, sich verstreuenden und ausbrennenden Talente im faszinierenden Gewand ist groß. Darum achte und fördere ich bei meinen Patienten ihre anderen Teilpersönlichkeiten.

▷ In der medialen Phosphor-Persona erkenne ich die größte Gabe darin, festgefahrene Denkmuster aufzulösen, andere für neue Ideen zu begeistern, sozusagen den Motor für eine Entwicklung anzuwerfen. Die Tat selbst, die Durchführung der Idee ist meist nicht die Sache von Phosphor, sondern obliegt anderen konstitutionellen Energien.

Die Phosphor-Persona hat eine faszinierende Ausstrahlung, die andere für sie einnimmt. Auch das kann in den schmalspurigen Denkgeleisen der Medizin und Kunst sehr nützlich sein, weil man einem sympathischen Menschen eher etwas glaubt als einem düster dreinschauenden, der mit schmalen Lippen die Wahrheit spricht. Phosphor hat die dankenswerte Aufgabe als Vermittler zwischen Himmel und Erde und erinnert daran, dass in der Tat alles möglich ist, alle Türen zur Entwicklung offen stehen. Phosphor sagt erst einmal Ja, und das tut gut in einer Welt, in der man oft auf Ablehnung stößt, sobald man vom konventionellen Kurs abweicht.

Zu meinem Behandlungskonzept gehört bei Phosphor an erster Stelle die Vermittlung der Grundübung zur Solarplexuskontrolle. Dadurch lernt die Person, bewusst auf eine Energieebene einzuschalten, ihr Energiesystem zu schützen und wieder abzuschalten, um ins Hier und Jetzt zurückzukommen. Viele Phosphoriker machen irgendwelche Meditationsübungen. Hier schlage ich solche vor, die mit beiden Füßen die Erde berühren. Viele Phosphoriker **meinen Engel zu sehen**. Hier ist Schattenarbeit angesagt, die ich meistens durch eine kinesiologische Sitzung angehe. Zur Erdung dient natürlich das Simile »Phosphor« als Polychrest. Aber ich erlebe Phosphor auch im Gewand von **Acidum phosphoricum, Calcium phosphoricum, Kalium phosphoricum, Ferrum phosphoricum, Magnesium phosphoricum**.

Phosphor und Inkarnation

Phosphor hat als Simile eine starke inkarnierende Energie, die ich oft bei Kindpatienten einsetze, die sich in einer Art Zwischenreich befinden und den Kontakt zur Erde noch nicht haben oder verloren haben. In der Medialen Balance erlebe ich das oft, wenn ich über eine medizinisch und sensitive geschulte Person Kontakt zu einem Kind mit Autismus, Rett-Syndrom oder im Koma aufnehme. Ich erlebe hier engelgleiche Kinder, die sogar glücklich sind in ihrem schwebenden Zustand, sehr zum Leidwesen der Eltern! Es ist auffällig, dass das familiäre Umfeld entweder auch nicht geerdet ist und die Eltern esoterisch angehaucht sind. Oder das Kind ist in eine Familie mit starren Denkformen hineingeboren und entzieht sich dieser unwirtlichen Welt.

Vielleicht ist das einigen Therapeuten bzw. Homöopathen noch nicht so klar: die Zahl der nicht vollständig inkarnierten Kinder ist Legion, Tendenz steigend! Hier tut sich ein weites und lohnendes Feld der Homöopathie auf. Durch meine Publikationen zum Thema »Mediale Balance« mit sprachlosen Patienten wurde zum erstenmal bewusst, dass diese Patienten ein intaktes Bewusstsein haben, auch wenn sie äußerlich geistig behindert oder dement erscheinen. Bei ihnen spielt Phosphor als Heilmittel, den ersten Schritt zur Inkarnation zu vollziehen, eine dominante Rolle.

Fallbeispiel 20

In der wissenschaftlichen Zeitschrift *raum&zeit* hatten die Eltern von Antje von den Möglichkeiten der Medialen Balance gehört und baten um einen Termin, denn Antje war in der Pubertät und wurde zusehends aggressiv. Sie schlug unkontrolliert die Eltern und die Schwester auf den Kopf und zog an den Haaren. Antje kann sich, wie viele Autisten, computergestützt mitteilen. Antje sandte mir ein Fax:
»Wichtig sind sie für mich, denn ich rohes Püppchen möchte ohne Autismus leben. Werde unter überschwänglichem Glück in Kontakt zu allen treten«.

Wir trafen uns im August 2000, die Mediumperson war in der ersten Sitzung die erfahrene Tierkinesiologin Ingrid O. Wir erfuhren von den Eltern, dass Antje Gedanken lesen könne. Das passte wunderbar zu unserer Arbeit. Antje saß erst bei Vater und Mutter auf dem Schoß, dann bewegte sie sich im Raum, immer aufmerksam, was in dem Kontakt zu ihr über Ingrid gesagt wurde. Sie lächelte. Am Ende der Balance mit der zu 100% akzeptierten Affirmation »Ich öffne mich der Welt« geht Antje spontan zur Türe, öffnet sie und schaut lachend nach rechts und links.
Ich verordnete **Phosphor C1000,** weil ich durch die pathologischen Symptome hindurch die künstlerische und sensitive Begabung des Mädchens sah. Phosphor ist sozusagen der Anker auf die Zukunft hin, eine Erdung, die jetzt stattfindet und ihren Ausdruck finden wird, wenn das Bewusstsein nicht mehr irgendwo im Himmel oder Niemandsland schwebt, sondern wieder in die (Mutter) Erde eindringt. Ferner bekam Antje Lichtbestrahlung mit Orange. Wie ich hörte, kroch sie förmlich in das Licht hinein. Ich empfahl auch eine logopädische Schulung. Nach unserem Treffen lernte das Mädchen sofort zwölf Wörter deutlich sprechen.
Feedback von der Patientin nach der Sitzung:
»Ich habe eine gute Rückmeldung bekommen. Alles war in Liebe und innig.«

Einige Wochen später höre ich, dass Antje sehr aggressiv in der Schule ist. Sie schreibt:
»... weil ich Wut habe, die durch ruhige Deutung restlos beseitigt werden kann. Ich möchte zuoberst versuchen, die Schule durchaus gern zu besuchen und meine Mitschüler nicht mehr ärgern. Ich habe Wut, weil ich gern ganz richtig normal sein möchte. Ich bemühe mich jetzt, eine fleißige Schülerin zu sein. Bitte helft mir dabei, das zu erreichen, indem zum Beispiel in der Schule jeder die Beweggründe kennt, dass ich mir ein vertiefendes detailliertes Gespräch wünsche. Nicht mehr liebes Dummerchen sein möchte ich. Ganz viel Kummer fühle ich, wenn trübe Gedanken erahnen lassen, wie meine artige Willenlosigkeit enden wird. Nicht mutlos will ich mich der Behinderung ergeben. Ich setze jede Menge Hoffnung in die Diät. Gerade rufe ich innerlich halb glücklich als Erlöste nach Gott, dass er mir beisteht.«

Antje bekommt die Bachblüten **Holly, Beech, Scleranthus**. Das hilft. Die Mutter schreibt:
»Antje achtet selber darauf, dass sie nicht mehr den Daumen in den Mund steckt ... sie übt, den Mund zu schließen und ein tiefes Mmmmh zu lautieren. Später kaufte sich Antje eine witzige Figur, die einen pummeligen Schutzengel (!) mit roter Nase und kurzem Hemdchen darstellt. Vorne auf dem Hemd steht ›Alles wird gut. Dein Schutzengel Ambrosius‹ Am Abend schrieb sie den Satz ›ich möchte mich ändern‹. Bis vor den Ferien (Juli) schrieb sie nur, was sie nicht möchte, nämlich behindert sein autistisch sein und Ähnliches. Jetzt formuliert sie endlich positiv.«

Die Therapie trägt Früchte. Die Eltern sehen, es tut sich etwas. Dann wieder eine aggressive Phase mit Schlagen und Haare reißen bei Eltern, Schwester und Mitschülern. Antje erhält Baumessenzen (Knauss), weil sie besonders intensiv auf den Mentalkörper wirken. Die Eltern berichten, die Aggressivität habe sich gelegt.
Ende September 2000 fahren die Eltern mit Antje in Urlaub. Das Kind lernt Schwimmen und gewinnt dadurch erneute Zuversicht, Körper und Geist zu koordinieren.
Wieder folgt ein aggressiver Schub. Antje schreibt:
»Richtig aggressiv bin ich, wenn wir mit vielen Menschen zusammen sind. Zu viel Nähe kann ich nicht ertragen. Ich schlage, damit mich keiner gern hat und ich allein sein kann. Meine Schläge sind ohne Irrweg gezielt und feste. Gerne verlöre ich die Aggressivität.«

Im Dezember 2000 folgt die zweite Sitzung. Ich sehe eine deutliche, äußerlich sichtbare Verbesserung des Inkarnierungsprozesses. Antje ist öfter präsent und driftet weniger in ihre Welt ab. In der Medialen Balance ist der Heilpraktikerkollege Michael G. die Mediumperson, weil ich erstens jemanden aus unserem Heilerzirkel und zweitens eine männliche Energie für wichtig empfand. Die gesamte Balance drehte sich um das Thema, dass Antje sich in ihren Körperbewegung einerseits zu klotzig findet und andererseits noch mehr Erdung nötig hat. Ihre Bereitschaft, unser Leben mit Verantwortung und Selbstständigkeit anzunehmen, rückt einen großen Schritt vorwärts. Antje ist voller Zuversicht, eines Tages ihre autistische Welt verlassen zu können.

Wie schon erwähnt, ist Antje telepathisch begabt, das heißt, sie kann Gedankenformen nonverbal aufnehmen und aussenden. Während der medialen Balancen konnte ich beobachten, dass Sie meine Gedanken las und darauf bereits reagierte, ehe ich sie aussprach und der Mediumperson mitteilte.
Daran ist nichts Krankhaftes, denn, wie wir alle aus der Sensitivitätsschulung wissen, brauchen wir viel Übung, um Gedankenformen mental aufzufangen oder gute telepathische Sender zu sein.
Der Heilungsprozess besteht aus folgenden emotionalen und mentalen »Bausteinen«:

- Während der kinesiologischen Sitzung und in der Computerkommunikation teile ich Antje mit: »Du bist in Ordnung« und »Gemeinsam schaffen wir es, dass du unsere Kommunikationsebene genau so beherrschen lernst wie deine jetzige.
- Die mediale Balance öffnet immer mehr den mentalen Kommunikationskanal zwischen der Mediumperson, Antje und mir. Antje freut sich schon immer Wochen voraus auf einen solchen Termin.
- Konstitutionelle Homöopathie: Die Mittel werden in hohen Potenzen relativ häufig gegeben und werden pro Jahr 3–4 mal gewechselt. Seit dem 7. 8. 2000 bekam sie **Phosphor C1000** zur besseren Inkarnation, **Lachesis C200** zur Unterstützung ihrer medialen Fähigkeiten. Es folgte nach einer längeren Phase mit **Lachesis** eine kürzere **Kalium arsenicosum D30**-Phase, in der sich die Aggressionen besserten. Dann folgten **Sulfur LM12** und **Acidum nitricum C200**. Inzwischen ist wieder eine **Kalium**-Phase nötig, da sich aus später zu erklärenden Gründen epileptische Anfälle einstellten. **Kalium bromatum C200** war das mehr organotrope Mittel.
- Germanische Baumessenzen von Hainbuche und Eberesche. Bäume sind mentale Lebewesen und bestens geeignet für mentale Zustände
- Logopädie zum Zwecke der Sprechfähigkeit, um diese den großen intellektuellen Fähigkeiten anzugleichen.
- Seit Frühjahr 2001 Rhythmische Einreibungen und Bewegungen gemäß der anthroposophischen Heileurythmie.

Zur Jahreswende 2000 erfuhr ich, dass Antje sehr traurig war wegen eines Klassenkameraden, der im Sterben lag. Ich nahm Kontakt mit Antje über e-mail auf und erklärte ihr, dass sie etwas Gutes für den Jungen tun könne, erklärte ihr die Sterbephasen und dass ein Sterbender genau so wie sie selbst große mentale Sensorien entwickle. Die empfohlene Übung bestand darin, dem Jungen Licht und heilende Gedanken zu senden.

Antje war begeistert und schrieb zurück, die dunklen Wolken in ihr seien abgezogen, sie sei ganz nahe bei Gott und die Übung würde wunderbar gelingen.
Dann bekam sie plötzlich epileptische Anfälle. Die Erklärung: sie geriet in den Sog der exkarnierenden Sterbeenergie, was typisch ist für alle, die intensiv einen Sterbenden betreuen. Ich erklärte Antje, dass der Junge seinen Weg über den Regenbogen alleine gehen müsse. Sie könne ihm nur Weggeleit bis zu einem bestimmten Punkt geben, dann solle sie umkehren. Die mentale Heilenergie könne sie weiterhin senden.
Antje ging es sofort wieder besser und schrieb, dass es ganz ruhig in ihr geworden sei. Sie gewann durch die Sterbebegleitung eines Freundes Zuversicht in das Leben und die göttliche Kraft.
Dann geschah das Unglaubliche. In dem Maße, wie Antje ruhiger wurde, genas der Junge, was kein Mensch nachvollziehen konnte. Schließlich kam er in die Schule zurück! Wie immer in solchen Fällen, wird die Heilung eines Todgeweihten in die Schublade der schulmedizinisch unerklärlichen Spon-

tanheilung sortiert. Antje hat dem Jungen soviel Heilenergie zukommen lassen, dass dies beinahe ihre eigenen Kräfte erschöpft hätte. Was wir aus diesem Beispiel lernen, ist, dass mentales Heilen ein Akt der selbstlosen Liebe ist und nur durch die Anbindung an höhere Instanzen der universalen Schöpferkraft möglich ist.

Im Januar 2001 schreibt Frau B.:
Heute hat sie in Begleitung völlig selbstständig eingekauft und dabei alleine Produkte ausgewählt. Das **Kalium arsenicum** braucht sie, um ihren positiven Zustand zu stabilisieren. Am letzten Samstag hatten wir es einmal ausgesetzt, sofort kam ihre Aggressivität wieder und abends weinte sie sehr, weil sie von sich selber enttäuscht war. Nachdem ich ihr das Mittel gegeben hatte, stellte sich wieder ihre Fröhlichkeit ein.
Die zweite Mediale Balance im November 2000, in der mehr am Sprachzentrum gearbeitet wurde, trägt Früchte. Antje schreibt mit deutlich weniger Fehlern und auf einem anderen Sprachniveau:
»Nicht um kurze Phrasen üben zu können, ist reich und richtig, sondern ich richte meine Pläne auf ohne Zweifel ordentliche Sprache. In mir hat undeutliche Grenze irritiert. Ohne zu sagen, ist es um vieles wesentlich klüger. Sage mir den Plan, wie ich prüfen kann, ob ich ohne Autismus leben kann. Ich traue mich noch nicht. In meinem Kopf ohne Plage zu sein, ist mir sehr wichtig. Ich habe heute einen epileptischen Anfall gehabt, weil ganz laute Klänge im Inneren waren. Prüfe bitte, ob mein Mittel noch stimmt. Es grüßt dich liebevoll deine Antje.«

Im April 2001 hat Antje wieder einen heftigen Anfall, offenbar ausgelöst durch ein entspannendes Bad und das Kämmen der nassen Haare. Ich frage Antje, was ihrer Meinung nach den Anfall auslöste. Sie antwortete:

»Ich hatte durch das kleine Wolkenloch am Himmel aus Richtung eines inneren Zaunes erlebt. Ohne Erregung eines Anfalls wäre der Zaun einlochlos gewesen. Dann hätte er keine Verbindung zu interner Richtung des kleinen Hirns gehabt. Furcht hatte ich, dass ich jetzt lochlos bin im ganzen Körper. Zu Beginn des Anfalls kam der Gedanke an ohne loch sein, wodurch ich ohne Kontrolle erregt wurde, dann konnte ich keine leichte Körperlichkeit herstellen.
Paradiesisch schöne Tage wünscht dir Antje«

Seit Antje ihre Heilerkraft entdeckt hat, ist sie stiller geworden. Ihre Aggressivität hat sich in Passivität gewandelt. Sie baute sich für einige Monate auch einen körperlichen Panzer auf mit der Botschaft: LASST MICH IN RUHE!« Antje nimmt jeden Tag zu, ohne mehr zu essen. Sie wirkt erwachsener. Die Eltern sprechen von einer Heilungskrise, denn es folgen einige heftige epileptische Anfälle. Ich verordne zunächst kein neues Mittel, sondern vertraue der Heileurythmie, denn ich sehe klar, dass Antje an der Wegscheide steht, ganz unsere Welt zu betreten oder im Autismus zu bleiben. Ich vertraue Antjes Intelligenz, selbst eine Entscheidung zu fällen. Der erste Eindruck,

wenn ich mich auf Antje konzentriere ist, dass ihre Aggression wieder kommt. Dann ist endlich die Stunde von **Stramonium** gekommen. Der Boden für dieses stärkste Mittel der Inkarnation in unsere Welt, ist gut vorbereitet.
Antjes Heilungsprozess zeigt dank der Mitarbeit der fabelhaften Eltern, dass er wellenförmig verläuft, dass es keine lineare Entwicklung einer Krankheit und folglich auch keine für die Gesundung gibt. Alles in der Natur ist wellenartig, ja,wehenartig, bis etwas Neues geboren wird. Nach einer Krankheit sind wir auf einer neuen Ebene der Lebensspirale, sind gereift.

Eine Mediale Balance muss wirken wie eine Hochpotenz und sollte deshalb in größeren zeitlichen Abständen erfolgen. Die Kombination Homöopathie und Mediale Balance ist sehr vielversprechend und eröffnet einem die Sicht für die medialen Personae aufs beste, weil der Therapeut selbst medial arbeitet.

Fallbeispiel 21

Ein Arzt und seine Frau reisten mit ihrem sechsjährigen Knaben, der im Wachkoma liegt, an und erhofften sich eine Verbesserung des Zustandes. Die Vorgeschichte, die sich erst über den medialen Kontakt zu dem Kind eröffnete, war die, dass der Junge als Nesthäkchen der Sonnenschein der Familie war und alle Menschen, die ihm begegneten, für sich einnahm. Ein echtes »Phosphor-Kind«, wie man es sich vorstellt. Dieses Kind ging freiwillig mit vier Jahren ins Wasser, wurde zu spät entdeckt, so dass die Reanimation nur für einen Zustand im Wachkoma ausreichte.
Bei allen Wachkoma-Patienten, die ich bisher erlebte, beobachtete ich eine ähnliche systemische Problematik im familiären Umfeld:

- ein Helfersyndrom bzw. die Sucht, einen hilflosen Menschen rundum zu versorgen
- kompensierte Schuldgefühle
- karmische Verstrickungen bzw. ungelöste Themen zwischen Patient und engstem Angehörigen
- Fehlen einer spirituellen Ausrichtung im Leben; zuviel Materie, Intellekt, Zweifel

Mit der zweifellos aufopfernden Pflege eines Wachkoma-Patienten wird vieles kompensiert, das unausgesprochen im Raum steht, so auch bei diesem Kind.
In der Balance erlebte ich den Knaben wie einen weißen Engel, der überhaupt keine Lust hat, sich noch einmal zu inkarnieren. Als ich ihn nach dem Vorgang des Unfalls befragte, beschrieb er begeistert, wie er im Wasser schwebte und fasziniert von dem Lichterspiel im Schwimmbecken war. Er findet es wunderbar, so schön versorgt zu werden, im Garten in der Schaukel zu liegen und nichts tun zu müssen.
Die Mutter, selbst eine zarte Silicea-Persona, wollte über mich als Medium

unzählige Details von dem Kind erfahren, ob sie alles zu seiner Zufriedenheit, gut, richtig, genügend tue. Es interessierte sie weder ihr Anteil, das Kind loszulassen, noch die Tatsache, dass harte Arbeit für den Jungen angesagt ist, selbst etwas zu seiner Genesung beizutragen. Die Dame stellte nur Forderungen, kritisierte vor Wut weinend, dass ich zu wenig ins Werk gesetzt hätte, um ihr Kind zurückzuholen, kurz: es brach aus ihr der verständliche Schmerz heraus und die Wut über sich selbst, den Unfall zu spät bemerkt zu haben. Natürlich wollte sie diese Wut nicht gegen das Kind oder ihren Mann lenken, sondern sah in mir die geeignete Person, Dampf abzulassen – was ich auch in Ordnung fand und mich nicht weiter behelligte.

▷ Ich verordnete **Phosphor XM** und dazu einen Wechsel von Orangelicht- und Blaulichtbestrahlung.

Mit dieser Potenz hatte ich den Eindruck, auch die Mutter des Kindes energetisch erreichen zu können. Die Mutter bekam die Hausaufgabe, täglich dem Jungen laut die Affirmation zu sagen: Es ist deine Verantwortung, gesund zu werden. Es ist deine Verantwortung, in deinem Zustand zu verweilen. Ich lasse dich zu 100% los. Der Vater saß bei der Balance dabei und strahlte Ablehnung und Zweifel aus. Als Schulmediziner kam ihm die ganze Sache seltsam vor. Er hielt augenscheinlich nichts von den unermüdlichen Bestrebungen seiner Frau, zu allen möglichen Heilern zu reisen und alles an energetischen Arbeitsweisen auszuprobieren.
Die Mutter berichtete nach 6 Wochen:
Sie hatte ihre Hausaufgabe gewissenhaft gemacht. Eines Tages begann der Junge zu weinen. Das war ein erstes Zeichen, dass er unserer Seinsebene näher gekommen war. Dann sagte sie:
»Eigentlich wäre ich auch am liebsten dort, wo mein Sohn ist. Es muss doch fantastisch sein, rundum versorgt, geliebt zu sein. Ich bin mir nicht mehr so sicher, ob ich überhaupt will, dass er zurückkommt. Natürlich ist seine Pflege stressig, aber er ist doch so süß, wie er da in seinem Bettchen liegt. Wenn ich das Orangelicht anschalte, liegt ein engelhaftes Lächeln auf seinem Gesicht. Ich glaube, er ist glücklich in seiner Welt.«

Phosphor hatte seine Wirkung gezeigt, aber es braucht die Herausforderung, auch selbst etwas beizutragen, selbst aktiv zu werden. Das kann wiederum nicht geschehen, wenn der Phosphor-Patient dazu in seinem Umfeld nicht angehalten wird. Deshalb endete die Behandlung des Kindes nach diesem Gespräch, und die Mutter zieht weiter von Heiler zu Heiler in der Hoffnung auf ein Wunder. Diese Betriebsamkeit ist eine Form von Kompensation und das größte Hindernis für einen Heilungsprozess.

Vier weitere Fallbeispiele von Wachkoma-Patienten verliefen nach dem oben beschriebenen Verhaltensmuster: Kaum zeigten sich die ersten erfolgreichen Wirkungen von Phosphor, waren sich die Bezugspersonen nicht mehr so sicher, ob sie das überhaupt wollen. Es ist klar, dass hier eine systemische Arbeit bzw. Therapie mit den Eltern oder Ehemännern oder Ehefrauen dringend nötig wäre. Doch wenn dazu keine Bereitschaft signalisiert wird, sollten auch wir als Therapeuten nicht in die Falle des Helfersyndroms treten. Ich achte zu 100% das ungeschriebene Gesetz, dass eine schwerwiegende Krankheit eine schwerwiegende Änderung bedingt. Nur so kann ein Heilungsprozess in Gang kommen: wir reichen beide Hände, und der Patient kommt uns entgegen, um selbst die helfenden Hände zu ergreifen. Darum müssen wir kreative Möglichkeiten anwenden, den Patienten herauszufordern, was nichts anderes ist, als seine Potenziale und damit Selbstheilungskräfte anzuregen. Ich habe oft genug erlebt, wie schwer es ist, die Entscheidung des Patienten gegen seine Heilung, zu akzeptieren. Das betrachte ich als die größte Herausforderung an uns, die VertreterInnen der Heilkunst.

9. Die Thuja-Persona

- Hält sich für körperlich leicht
- Meint, in der Luft zu schweben
- Meint, unter einem mächtigen Einfluss zu stehen
- Meint, unter Kontrolle zu sein
- Spürt, die Zeit zum Sterben sei gekommen
- Spürt eine andere Person hinter sich, neben sich
- Wahrnehmungen beim Schließen der Augen, beim Einschlafen
- Erlebt Poltergeist
- Sieht Phantome, nachts
- Hat Visionen, beim Schließen der Augen, nachts
- Redet mit abwesenden Personen
- Hört liebliche Musik, überirdische
- Hört Töne, Klänge, Laute aus einer anderen Welt
- Meint, jemand rufe

Thuja und Dunkelheit
Die mediale Persona von Thuja ist das direkte Gegenteil von Phosphor, indem sie den Schatten bevorzugt. Wo **Phosphor** euphorisch und offen ist, ist **Thuja** fanatisch und verschlossen. An die Qualitäten, Gaben und Talente ist schwer heranzukommen; es wirkt alles nebulös, undurchsichtig und sogar unheimlich. Obgleich Thuja für den immergrünen Lebensbaum steht, zeigt sich auch das Wesen, das sich schnell zur Pathologie hin entwickeln kann: der Morast, die Staunässe, in der die ursprüngliche »Thuja orientalis« lebt. Als großes *Antisykotikum* ist die Thuja-Persona von allen möglichen Stauerscheinungen heimgesucht, wenn sie keine kreativen Ventile findet und auslebt. Der Sumpf steht als Symbol für den Untergrund, für die Gruft, für das Makabre, das »Gollum-Wesen«, wie es so treffend im »Herrn der Ringe« von Tolkien beschrieben wird. So schwierig es ist, Phosphor auf die Erde zu holen und Schattenarbeit zu leisten, so schwer ist es, das Dickicht der Thuja-Persona zu durchdringen und sie für die Lichtarbeit zu gewinnen. Noch etwas haben beide mediale Personae gemeinsam: die starke Einbildungskraft und Sinnestäuschung. Auf der einen Seite sieht jemand nur Engel und Lichtgestalten, schwebt durch den Kosmos, auf der anderen Seite sieht jemand nur schwarze Gespenster, unklare Phantome, Tote mit Kapuze (sehr wichtiges Symptom!), liebt die Friedhofsatmosphäre und neigt zu Satanskulten. Was aber Phosphor und Thuja deutlich unterscheidet, ist ihre Art, sich der äußeren Welt zu zeigen. Phosphor zeigt sich so wie sie ist, Thuja baut eine Fassade auf, führt unter Umständen ein Doppelleben bis hin zur Persönlichkeitsspaltung. Das Gefühl, in sich gespalten zu sein, bringt denn auch diese Menschen in die Praxis neben vielen anderen Beschwerden. Ich habe bei Thuja die meisten Als-ob-Beschreibungen gehört. Die Thuja-Persona hat einen Überhang an düster gefärbten sensitiven Wahrnehmun-

gen, wenn sie unerlöst ist. Sie hat einen Hang zum Okkultismus und zur Schwarzen Magie, aber im Gegensatz zu **Hyoscyamus** geschieht dies alles im Verborgenen und verliert dort ihre klare Kontur und Struktur. Da sich **Thuja** wie **Phosphor** an die Umwelt anpasst, haben sie auch die Neigung gemeinsam, mit wenig kritischem Geist alles aufzunehmen und sich in fragwürdige Gemeinschaften, Rituale und Übungen einzulassen.
Der Optimismus von **Phosphor** steht im hellen Gegensatz zum Pessimismus und zur daraus folgenden Depression von **Thuja**. Schwermütige Menschen neigen mehr zu krankhaften Einbildungen, weil sie alles auf sich beziehen und in allem etwas Unheilvolles wittern. Das Positive Potenzial, nämlich die intuitive Wahrnehmung, wird oft dadurch verschüttet und von uns verkannt. Depressive Menschen sind nah am Unterbewusstsein und bewegen sich deshalb mehr im Schattenreich. Die Thuja-Persona erlebe ich meistens an diesem Ort der negativen Vorahnungen und der negativ beladenen Symbole. Sie ist nicht leicht umzustimmen und vor allem einem optimistischen Menschen gegenüber besonders misstrauisch. »Es kann nicht sein, was nicht sein darf« ist hier oft die mentale Haltung und Botschaft.

Thuja und Hellfühligkeit

Die mediale Begabung von Thuja ist sehr vielseitig und basiert auf einer überdurchschnittlichen Hellfühligkeit. Darauf bauen sich spezielle Begabungen auf wie zum Beispiel Hellhörigkeit und Hellsichtigkeit. **Thuja** gehört wie **Lachesis** zu den Menschen, die im Falle schwerer Krankheit den Zeitpunkt des Todes ahnen. Durch die Neigung, Energie zu stauen, kommt es bei Thuja auch bisweilen zu besonderen hellhörigen Wahrnehmungen, die volkstümlich als »Poltergeist« bezeichnet werden. Ihre Ursache ist keine losgelöste, eigenständige Entität, sondern das Zusammenspiel von der unbewusst fokussierten Solarplexus- und Sexualenergie eines Menschen und einer dichten Energie an einem Ort. Es gibt in der Tat Räume, Gemäuer, Orte, an denen sich Energie wie in einem Wirbel bewegt und sich dadurch konzentriert. Es entsteht ein Energiespeicher. Wenn nun ein Mensch mit einem ähnlichen Energiespeicher den Raum oder Ort betritt, verstärkt und verdichtet sich die Energie so stark, dass sie von den physischen Sinnen wahrgenommen werden kann. Es kann der Eindruck von gleichmäßigen und unregelmäßigen, klopfenden, hallenden, schleichenden, zischenden, knarrenden, lauten (polternden) und leisen Geräuschen entstehen, mit dem der Wahrnehmende etwas ihm Vertrautes assoziiert.

Thuja und Energieplätze

Wir wohnten zunächst in einer mittelalterlichen Fuggerburg und später zehn Jahre in einem kleinen Barockschloss. Solche Gebäude wurden nicht irgendwohin gebaut, sondern in der Regel auf erhöhte, alte Kultplätze. Wir haben in beiden alten Gemäuern viele Phänomene erlebt, am Tage und in der Nacht. Wenn das Wohnen darin Alltag ist, bekommt man ein klares Verhältnis für die energetischen Bedingungen, unter denen sich sensitive Wahrnehmungen verstärken und abschwächen. Die Mondphasen spielen ebenso eine wichtige Rolle wie die Luftspannung und mikroklimatischen Verhältnisse. Auch die eigene Befindlichkeit, ob man übermüdet, energieschwach oder voller Energie und Tatendrang ist, beeinflussen die örtlichen Energieverhältnisse. Eines kann ich mit Sicherheit nach 15 Jahren Erfahrung sagen: Gebäude, die auf Kultplätzen errichtet wurden, sind wie atmende Wesen, weil die Erde, auf der sie stehen, ebenfalls auffällig rhythmisch dehnende und zusammenziehende Energien aufweist. In einem historischen Gebäude haben nicht alle Räume die gleiche starke »atmende« Energielage, sondern nur bestimmte. So war das Schloss, in dem wir wohnten, auf einem keltischen Kultplatz errichtet worden und hatte ursprünglich nur einen Turm, der genau auf diesem Platz stand. Im Barock (17. Jh.) baute man symmetrisch passend einen zweiten Turm. Der alte Turm, der zu unserem Wohnbereich gehörte, war ein runder, etwa 50 qm großer Raum, in dem jeder die starke Energie physisch wahrnehmen und keiner schlafen konnte. Hier traten auch die beschriebenen hellhörigen Phänomene, die sich wie laute Geräusche anhörten, etliche Male pro Jahr auf. Sie wurden gelegentlich durch uns selbst oder durch Gäste ausgelöst, die unbewusst die dem Raum ähnliche »Wirbelenergie« mitbrachten und natürlich dachten, wir hätten einen Schlossgeist. Es ist erstaunlich, wie schnell eine intellektuelle und Schulbildungstünche abfällt, wenn jemand solche Erlebnisse hat. Man unterhält sich eben noch über den Sieg des rationalen, analytischen Denkens über den Aberglauben und ist im nächsten Moment, mit einem Schlag im finstersten Mittelalter!

Ich erzähle das, weil ich die Qualitäten der medialen Thuja-Persona in unserer Schlosszeit schätzen gelernt habe. Sie hob sich angenehm gegen die Gäste ab, die stets groß tönten, sensitive Wahrnehmungen seien psychopathische Symptome und selbst ebensolche Symptome innerhalb einer Nacht im Turmzimmer produzierten. Thuja erlebte ich bei verschiedenen Menschen mit einem feinen Gefühl für Raumschwingungen und einem natürlichen Verständnis für das Zusammenspiel Mensch – Raum. Thuja liebt das Ambiente alter Gemäuer. Es war bezeichnend, wer von unseren Gästen abends mit einer besonderen Aufmerksamkeit durch den alten Friedhof schritt, wer schweigend durch die Räume ging und eindeutig sagte: In diesem Raum möchte ich nicht schlafen, der ist zu stark.

Je mehr jemand versucht, sich von der Natur abzukoppeln, sich als Mensch zu isolieren, umso stärker holen ihn seine Ängste in der Natur ein. Die Thuja-Persona ist nahe an der Natur und hat feine Antennen für natürliche Energien, die sich auf alten Kultplätzen manifestieren. Im erlösten Zustand kann Thuja wie kaum eine zweite Persona ganz natürlich damit umgehen. Sie braucht besondere atmosphärische Umstände, um ihre Sensorien wirken zu lassen. Dazu gehören an erster Stelle die Lichtverhältnisse. Thuja liebt das Zwielicht, die Dunkelheit, weil es die Fantasie anregt und »fühliger« macht. Thuja hat oft eine besondere Gabe, Schwingungen der Erde festzustellen, indem sie mutet, ob mit Wünschelrute, Einhandrute oder Pendel.

In meinen Radionikkursen ist die Thuja-Persona stets zahlreich vertreten,

und ich lerne viel über die Gratwanderung dieser sensitiven und oft unbewusst medial begabten Menschen zwischen zuverlässiger, nachprüfbarer Wahrnehmung und Einbildung. Ich erlebe die Thuja-Persona als schweigsame, aber scharf beobachtende Menschen, die schwer zugänglich sind. Spüren sie aber, dass man sie ernst nimmt, öffnen sie sich.
Für mich sind sie stets eine Herausforderung, weil ich von allen Phänomenen sofort die »Verpackung« wegnehme und sehe, was echt ist. Ich mag von Natur aus keine umständlichen Rituale und habe eine Spürnase für Situationen, in denen jemand »Des Kaisers neue Kleider« vorführt. Aber die Thuja-Persona hat mich gelehrt, Rituale, gleichförmige Handlungen als Energiespender zu achten und zu würdigen. Thuja ritualisiert gerne sein/ihr Leben und erst recht alles, was mit magischen, okkulten Energien zu tun hat.

Thuja und Fassade

Das Konzept basiert auf meiner Art, physisch-psychische Probleme der Thuja-Konstitution einzuordnen.

▷ Das Grundproblem von Thuja, wenn es in den unerlösten Zustand gerät, ist der Aufbau einer Fassade, hinter der gewaltige Energiestaus bestehen.

Das auffälligste energetische Symptom ist das unterdrückte Leber-Qi, weshalb ich den Patienten erst einmal anhalte, seine Staus zu kanalisieren. Deshalb wähle ich als Basistherapie oft eine Milz-Leberdrainage mit **Ceanothus D6** und eine Orangelichtbestrahlung. Da Thuja zu Depressionen neigt, empfehle ich zwei Hausaufgaben:
Erstens in den Wald gehen, sich einen Baum aussuchen und laut schreien, was einem nicht passt. Schreien ist die Lautäußerung, die zum Leber-Gallenmeridian gehört und sehr heilsam für den gepanzerten, gestauten Thuja-Patienten ist.
Zweitens gebe ich die Aufgabe, jeden Tag mindestens eine positive Wahrnehmung aufzuschreiben. Ich versichere dem Menschen, dass ich seine sensitiven Gaben würdige und erkläre, dass sie eine Aufgabe beinhalten, nämlich sie zum Wohl des eigenen Lebens zu entfalten.
Ich habe oftmals das Mittel Thuja erst nach einer Woche »Schreiübung«, Milzdrainage, Lichttherapie und Aufschreiben positiver Wahrnehmungen verordnet, um das medikamentöse Konsumverhalten, das auch vor der Homöopathie nicht Halt macht, abzuschwächen und zu prüfen, ob der Patient zur Mitarbeit an seinem/ihrem Heilungsprozess bereit ist. Das heilende Wesen von Thuja steckt für mich nicht in den Zuckerkügelchen, sondern in dem Energiefeld, das sich zwischen Patient und mir aufbaut. Die Erfahrung hat gezeigt, dass Thuja als homöopathisches Heilmittel auf einen viel fruchtbareren Boden fällt und langanhaltender wirkt, wenn die Patienten ihre Staus durch die genannten Maßnahmen abbauen helfen.
Thuja kann unglaublich phlegmatisch sein und erwartet, dass sie/er als Kranker nichts tun könne. Dem helfe ich durch Hausaufgaben ab. Das hat auch den unschätzbaren Vorteil, dass der depressive Patient weniger Zeit hat, depressiv zu sein. Das klingt vielleicht etwas hart, aber meine Erfahrung

ist, dass depressive Menschen zutiefst gelangweilt sind und die Zeiträume mit ausgeprägtem negativem Denken füllen. Sie bewegen sich körperlich und geistig auf einem Quadratmeter und neigen zu Verstopfung und allerlei Staus. Ich bin nicht geneigt, diese Unbeweglichkeit nur durch drei Globuli Thuja zu unterstützen, weil die Thuja-Persona wie der Thujabaum innerlich vibriert und danach lechzt, die Bewegung nach außen zu bringen. Folglich suchen wir gemeinsam nach einer Lösung zusätzlich zu den Thuja-Gobuli.

Thuja und Radionische Testverfahren

Im Folgenden fasse ich die Erfahrungen mit Patienten zusammen, die aus den Kreisen bioenergetischer bzw. radiästhetischer und radionischer Testverfahren stammten und bei denen Thuja dazu verhalf, ein positives Verhältnis zu den medialen Gaben zu gewinnen.

Die Gefahr der Tester besteht darin, dass sie von ihrem Gerät abhängig werden und allmählich glauben, das Pendel oder Radionikgerät zeige selbstständig etwas an. Wie schon an früherer Stelle erklärt, übertragen sich die vom menschlichen Energiesystem aufgefangenen Impulse lediglich auf den materiellen Indikator über die Hände des Testers und der Tester leiht sein System einem anderen, meist kranken Lebewesen, um die Systemdiagnose zu stellen. Dieser Zusammenhang ist natürlich weniger spektakulär, als wenn man sich einbildet, das Pendel wisse etwas, was der Pendler nicht weiß oder wissen kann. Aus der Testsucht vieler Radioniker, die ihrem Biotensor mehr vertrauen als ihrem Menschenverstand, entstehen viele Täuschungen, bei Thuja durch die ständige Formulierung »es ist als ob« unterstrichen. Das Wunschdenken tut ein Übriges, die Tests so zu beeinflussen, wie es der Tester unterbewusst will. Ich erkläre in meinen Radionikkursen oder bei allen Schulungen, die bioenergetische Testverfahren enthalten stets, dass das Testen eine sinnvolle Zwischenstufe ist, um allmählich seinem ersten Eindruck zu vertrauen, das heißt, sensitiv zu arbeiten. Aber das Testen kann nicht Ersatz für Menschenkenntnis und Wissen sein, das man sich erst erwerben muss. Ein Heilungsprozess macht unter anderem frei und unabhängig von bedingten Reflexen wie »Ich kann nur, wenn ...«.

Test und Täuschung liegen eng beieinander, weil es, wie in der Homöopathie, keine objektiven Symptome, keine objektiven Testergebnisse und folglich keine objektive Therapie gibt. Der bioenergetische Test, ob mit Muskeltest, Pendel oder Tensor, sind wunderbare »Butler«, wenn wir schon alles ausgelotet haben und zum Beispiel zwei, drei Homöopathika zur Auswahl haben. Was liegt da näher, als das Biosystem des Patienten selbst zu befragen, mit welchem Mittel es die größte Resonanz hat?!

Bei Thuja-Patienten kann man öfter in diese Situation kommen, weil sie undurchsichtig sind und schwer zugänglich sein können. Man vermutet **Thuja**, aber es kommen noch andere Mittel in Betracht wie zum Beispiel **Acidum nitricum, Lycopodium** oder die Sykose-Nosode **Medorrhinum**. Der eine kauft sich für 6000 Euro eine Software und lässt den Computer das momentan optimale Mittel ausdrucken. Der andere investiert drei Euro in

ein Pendel und befragt das Biosystem oder testet einen der Muskeln, was noch billiger kommt. Oder man vertraut seinem ersten Eindruck.
Ich erlebe gerade unter Radionikern die Untugend, die Verordnungen des Therapeuten nachzutesten. Es lässt sich nicht immer einrichten, dass die Patienten nicht wissen, was sie einnehmen, denn sie müssen manche Mittel selbst bestellen. Homöopathische Mittel kann man jedoch auch dem Patienten ohne Nennung des Namens schicken lassen. Doch habe ich auch hierbei schon erlebt, dass Patienten das Mittel austesten und mir am Telefon sagen, die Rute habe eindeutig angezeigt, das Mittel, was es auch sei, sei nicht das richtige oder sogar schädlich. In diesem Falle pflege ich unmissverständlich zu sagen, dass der Patient von jetzt ab sich selbst therapieren kann und ich die Zusammenarbeit löse. Die Testsucht ist eine bisher wenig beachtete Krankheit, der ich oft begegne. Wer die Maßnahmen des Therapeuten nachtestet, will sich nicht in einen Prozess eingeben, will alles kontrollieren, will nicht loslassen. Das sind keine Voraussetzungen für Heilung und eine fruchtbare Zusammenarbeit.
Andererseits hat der Kontakt zu Thuja-Persönlichkeiten den Vorteil, dass man als Therapeut getrost von seinen Testverfahren sprechen und sie einsetzen kann. Sie haben dafür Verständnis und hellfühlige Sensorien.

10. Die Lycopodium-Persona

▷ Die mediale Lycopodium-Persona stammt aus dem Pflanzenreich, aber ihre stärkste Kraft entfaltet sie im Kontakt mit dem Tierreich und der Natur im Allgemeinen.

Die gängige Materia medica schildert uns nur folgende sensitive und mediale Wahrnehmungen:

- Wahrnehmungen beim Schließen der Augen, abends, beim Einschlafen
- Meint, das Haus sei voller Menschen
- Spürt, sieht eine andere Person im Raum
- Sieht Phantome, tagsüber, nachmittags, beim Mittagsschlaf, abends, nachts
- Sieht wechselnde Bilder, Bilder an der Wand
- Sieht Personen, beim Eintreten in ein Zimmer
- Hat Visionen, tagsüber, beim Schließen der Augen
- Hört liebliche Musik, überirdische

Aus meiner Erfahrung füge ich hinzu:

- Spricht und kommuniziert mit Tieren
- Spricht und kommuniziert mit Pflanzen

} Hellhörigkeit

Lycopodium und Ordnung
Über Lycopodium gibt es schon viele Erfahrungsberichte, aber bisher habe ich noch nirgends etwas über die großen sensitiven und medialen Fähigkeiten gelesen oder gehört. Mohinder Jus sagte einmal: »Wenn Lycopodium gesund ist, kann es sehr hohe Bewusstseinsstufen erreichen. Es kann zur Erleuchtung gelangen wie kaum ein zweites Mittel.«
Mir persönlich hat die Lycopodium-Persona das Reich der Tiere eröffnet, und alles was heute in der Heilkunst Früchte trägt, verdanke ich meinen Lehrmeistern, den Vögeln. Sie waren meine ersten Patienten, die ich mit Akupunktur, Farblichttherapie und Homöopathie behandelte. Unter Lycopodium öffnete sich der Vorhang zur Vogelwelt.
Der *Bärlapp* wurde im Mittelalter genommen, um die Sprache der Tiere zu verstehen. Lycopodium, das in der Homöopathie immer wieder mit dem Kleinen, Unscheinbaren, Minderwertigen in Beziehung gebracht wird, was keiner sein und haben will, entfaltet seine Größe genau dort, wo es heute noch wächst: am Rande von Waldlichtungen. Hat Lycopodium den geschützten Rahmen, entwickelt es große Fähigkeiten, die ihm aber nicht in den Schoß fallen, sondern durch Fleiß, Ausdauer und Disziplin erworben werden. In der Medialschulung steht diese Persona für die Stabilität und Abrufbarkeit der erworbenen Fähigkeiten. Margaret Pearson, eine meiner englischen Lehrerinnen sagte einmal: »Es kommt nicht darauf an, über-

durchschnittlich begabt zu sein, sondern darauf, sein Potenzial zu 100% zu leben. Damit erreicht man Überdurchschnittliches.«

Bei der medialen Persona von Lycopodium kommt im Zuge der Reifung und Entwicklung ein weiteres, oftmals überdurchschnittliches Talent zum Tragen: die Gabe, Wissen zu vermitteln, es anschaulich darzustellen und andere zu begeistern.

Hierbei kann **Lycopodium** sogar **Phosphor** überflügeln. Wer lehrt, braucht die Erfahrung, wie man mit Versagen, Fehler, Schwäche, fehlender Inspiration, Einbildung und Fixierung umgeht. Mit einem Wort: Schattenarbeit macht keiner zweiten Persona soviel Sinn wie Lycopodium, denn seine Gabe liegt im zuverlässigen, systematischen, schrittweisen Vorgehen in der Entwicklung von Medialität. Bei einer Persönlichkeit mit großer Lycopodium-Aspektierung rennt man offene Türen ein, wenn von Solarplexusschutz, Ein- und Abschalten und regelmäßiger Zirkelarbeit spricht.

Auch dazu ein Beispiel aus meiner eigenen Vita:

Als wir 1985 unsere Medialschulung in England begannen, lernten wir ein fröhliches Chaos kennen. Es war wunderbar, die vielen verschiedenen Arbeitsweisen von Medien zu erleben, mal hier, mal dort im Übungskreis mitzumachen und viel Übungen auszuführen. Die englische Medialschulung ist ganz natürlich in 150 Jahren gewachsen, und zwar durch die Bedürfnisse der Engländer, die sich dafür interessierten. Es gab nie einen Missionseifer oder das Bedürfnis, andere zu überzeugen. Es gab auch bis vor zehn Jahren kein leistungsorientiertes Denken in der Medialschulung, sondern man saß eben jahrelang, jahrzehntelang in seinem Zirkel und wartete einfach, was sich tat oder auch nicht tat. Es gibt zwar Tausende von Sitzungsprotokollen seit dem 19. Jahrhundert und eine lückenlose Folge von Medien, die aus den unzähligen Zirkeln als gereifte Persönlichkeiten hervorgingen, aber als Außenstehender erkennt man keine Ordnung, hat man keinen Anhaltspunkt, wie die Schulung strukturiert ist.

Nach ein paar Jahren erwachte in mir der Wunsch, das fröhliche Chaos so zu ordnen, dass der Spaß an der Schulung bleibt und doch ein wenig klarer wird, welchen Regeln und Gesetzen die Schulung folgt. Ich wurde von meinen Lehrer ermuntert, die Sensitivitätsschulung auf die Bedürfnisse unserer mitteleuropäischen Verhältnisse zu übertragen. So entstand das Buch »Das große Praxisbuch der englischen Psychometrie« und die Sensitivitätsschulung in Deutschland.

Das Buch schrieb ich unter der Einnahme von Lycopodium. Seine hellfühlige Persona half mir, mich in jemanden hineinzuversetzen, der keine Ahnung von der Materie hat, von Ängsten vor den eigenen Gaben besetzt ist, aber interessiert ist.

Lycopodium und Dienen

▷ Die Lycopodium-Persona hat in der erlösten Seinsform die Fähigkeit der Hingabe und des Dienens.

Das habe ich oft bei Patienten erlebt, die zunächst unter allen möglichen

Halluzinationen und Einbildungen litten, weil sie mediale Fähigkeiten und Heilerkräfte erzwingen wollten. In solchen Fällen frage ich genau nach der Motivation, in welchen Dienst sie solche Gaben stellen möchten. Wir arbeiten an Themen wie Eitelkeit, Macht über andere haben wollen, Ungeduld und Dienen, Dienen, Dienen. Für die Entfaltung der Lycopodium-Talente gilt etwas, das in London so treffend im Hause der »Spiritual Association« angekündigt steht: »Nachmittags sind unsere Medien anwesend, die ihre Gaben in den Dienst der Menschen stellen«. Wenn Lycopodium seine sensitive Arbeit in den Dienst der Heilkunst, der universalen Schöpferkraft oder höheren Naturmächte stellt, bleibt der Mensch frei von Größenwahn.

Lycopodium und mentale Kontaktaufnahme

▷ Die häufigsten medialen Begabungen von Lycopodium sind Hellfühligkeit und Hellsichtigkeit sowie die mentale Kontaktaufnahme zu anderen Lebewesen.

Heute, wenn ich Tierärzte in Tierkinesiologie ausbilde und sie lernen, über eine Mediumperson Stress beim Tier abzulösen, stellen wir oft Lycopodium zur Förderung der mentalen Kontaktaufnahme in den Unterrichtsraum. Es sind keine besonderen Rituale, keine besondere Beleuchtung nötig; alles kann im hellen Tageslicht, auch vor laufender Kamera im Studio geschehen. Viele andere medial begabten Konstitutionen können eher nachts oder in der Dämmerung wahrnehmen. Lycopodium braucht Licht, Klarheit, Transparenz.

Auch wenn ich therapeutisch mit Komapatienten, Autisten oder anderen sprachlosen Menschen arbeite, kommt mir die mediale Lycopodium-Persona sehr zustatten. Solange Lycopodium Zugang zu seinen Potenzialen hat, ist ein gesundes Selbstbewusstsein vorhanden und ein Sinn für das Einfache, Schlichte. Der Größenwahn, das Aufblähen, die Rechthaberei oder Prahlerei der Lycopodium-Pathologie zeigt immer den Verlust des Selbstwertgefühls und das Nichtannehmen von Schwäche.

Wir wissen, dass Lycopodium die Farbe Grün, die Lebensfarbe, die Farbe des Wachstums liebt. Es ist auch die Farbe der Natur, und, soweit ich das bis jetzt bei vielen Lycopodium-Personae feststellen konnte, gedeihen sie am besten in Naturnähe, auf dem Lande.
Sie stehen dem Tierreich nahe. Meine größte Lycopodium-Klientel sind Vogelhalter bzw. Vogelzüchter, die in Papageienstammtischen vereint sind. Bei ihnen konnte ich die letzten 12 Jahr sehr gut die erlöste und unerlöste Seinsform studieren. Lycopodium ist ähnlich wie **Graphites** und **Kalium** handwerklich begabt, kann gut mit Holz (Baum) umgehen und konstruiert gerne Tierbehausungen und Volierenanlagen. Die sensitive Persona zeigt sich in schlichten Bemerkungen wie: »Ich weiß, mein Kakadu versteht mich« oder »Nach dem Dienst unterhalte ich mich erst mal mit meinen Sittichen.« Das muss nicht verbal geschehen; Lycopodium kann nonverbal kommunizieren.

Fallbeispiel 22

Ein französischer Onkologe konsultierte mich, weil er seit 16 Jahren unter der wahnhaften Vorstellung, begleitet von heftigen Panikattacken, litt, er müsse sterben. Auf dem Weg zur Klinik überkam ihn mit einem Mal die Wahrnehmung, jetzt müsse er sterben, obgleich er dafür noch nicht bereit sei. Fortan traute er sich kaum noch, schlafen zu gehen, mied die Dunkelheit und Einsamkeit, wagte sich immer seltener weiter als einen Kilometer von seinem Haus fort, konnte schließlich nicht mehr Auto fahren, verlegte seine Praxis in seine Penthauswohnung und wartete regelrecht auf die nächste Attacke. Sein Eindruck war, eine männliche Person stünde hinter ihm und lade ihn freundlich ein, mit ihm auf die andere Seite (Jenseits) zu gehen. Es folgten unregelmäßig Erfahrungen, wie sein Bewusstsein neben dem Körper stehe und die »Wand« zwischen Diesseits und Jenseits durchlässig schien. Sein Leben war zur Farce insofern geworden, als er niemandem sagen konnte, dass er, der erfolgreiche Röntgenologe und Onkologe, selbst so schwer psychisch krank war. Er vertraute sich Kollegen an, aber niemand konnte ihm helfen. Er lebte von Antidepressiva, Tranquilizern und allen möglichen Psychopharmaka. Der Leidensdruck war so groß geworden, dass er selbst glaubte, unheilbar verrückt zu sein.
Er hatte nie Drogen genommen, die Familienanamnese schien auf den ersten Blick unauffällig, sein körperlicher Zustand war recht gut.

Folgende Punkte waren mir wichtig:

- Als er das erste Mal in den Zustand fiel, war er 28 Jahre alt. Ich erklärte ihm, dass dies zunächst einmal ein typisches Alter sei, in dem man sein Leben hinterfragt und durch Krisen das Bewusstsein zu höheren Ebenen drängt. Das konnte er bestätigen: »Ich hatte auf einmal den Gedanken: alles was ich in der Medizin gelernt habe, geht am Wesentlichen vorbei. Das war alles umsonst!«
- Das Erlebnis, jetzt sterben zu müssen, ist für sich betrachtet, eine positive Erfahrung, wenn auch ein wenig überdeutlich. In einer spirituellen Schulung streben wir den Bewusstseinszustand an, jederzeit für das Sterben bereit zu sein. Es hat sich eine neue Bewusstseinstüre geöffnet. Das erleichterte den Patienten ungemein. Er sagte: »Dann bin ich ja gar nicht verrückt!«
- Der Arzt arbeitet als Röntgenologe und ist dadurch trotz aller Vorsichtsmaßnahmen einer erhöhten Strahlung ausgesetzt. Radioaktivität gibt es in der Natur. Menschen, die in der Nähe erhöhter Strahlung radioaktiven Gesteins leben, sind überdurchschnittlich hellsichtig. Auch auf diesen Hinweis reagierte der Arzt freudig-spontan: »Ja, das verstehe ich. Ich habe von Anfang an gemerkt, dass sich bei mir etwas verändert, wenn ich röntgenologisch arbeite. Es ist so, als würde ich selber durchsichtig.

Dieses Vorgespräch brachte mehr Klarheit und Verständnis in die Art der Wahrnehmung. Bevor ich zur homöopathischen Anamnese überging, erklärte ich ihm meine Arbeitsweise und stellte ihm meine »klassischen« 4 Fragen:

❶ Warum sind Sie krank? Was sind Ihre Gedanken, Erkenntnisse dazu?
❷ Was sind Sie bereit, in Ihrem Leben zu verändern? Wo darf Wandlung stattfinden?
❸ Wie ernähren Sie Ihre Seele? Was tun Sie Kreatives, Schöpferisches, ohne den Anspruch von Leistung, Bezahlung und Perfektion? Wie erleben Sie die Pause in der Lebensmelodie?
❹ Was tritt anstelle Ihrer Krankheit, wenn Sie gesund sind?

Nr. 1 war durch das Vorgespräch abgeklärt. Auf Nr. 2 antwortete er: »Ich weiß nicht genau, wie, aber ich will aus diesem Zustand raus und weg von den Mitteln, die durch ihre Nebenwirkungen noch neue Krankheiten erzeugen. Ich bin auf jeden Fall bereit, mitzuarbeiten.«
Auf Frage Nr. 3 wies er lächelnd auf die vielen Gemälde in seiner Wohnung. Er hatte verschiedene Maltechniken erlernt und war außerdem ein hervorragender Portraitist. Er wies auch auf den Flügel, auf dem Noten von Chopin standen. Er sagte: »Die Kunst hat mich am Leben gehalten. Ohne meine Malerei und mein Klavierspiel wäre ich längst in der Psychiatrie!«
Auf die Frage Nr. 4 reagierte er spontan mit den Worten: »Als erstes steige ich in mein Auto und fahre zu Ihnen in die Praxis. Dann möchte ich unbedingt mehr über eine Schulung der Sensitivität wissen und meine medizinische Arbeit grundlegend ändern.«

Als nächstes erklärte ich ihm zwei Grundübungen. Die erste dient dazu, sein eigenes Energiefeld zu schützen und zu stärken. Sie ist denkbar einfach und so alt wie Menschen eine Bewusstseinsschulung anstrebten. Es geht um das bewusste Ein- und Ausschalten bei jeder Tätigung bei einer erhöhten Energieanforderung und um die Stärkung des Solarplexus. Der Solarplexus ist das wichtigste Kommunikationszentrum mit der Außenwelt und zeigt an, wie gut jemand geerdet ist.
Die zweite Übung dient dazu, den inneren Raum – meistens die Herzebene – zu leeren, damit Platz zur Entfaltung der eigenen Bedürfnisse entsteht.
Beide Visualisierungs- und Atemübungen konnte Herr W. sofort umsetzen und machten ihm Sinn.
Schließlich begann die eigentliche **homöopathische Anamnese**. Das Gespräch zuvor diente mir dazu, mir einen Eindruck von der Persönlichkeit und den sensitiven Fähigkeiten des Patienten zu verschaffen.
Aufgrund folgender Kardinalsymptome wählte ich **Aconitum**:

- ist voller Ängste
- hat Angst auszugehen, das Haus zu verlassen
- plötzlicher und starker Kräfteverfall
- Herzklopfen vor Angst
- Wechsel zwischen Blässe und roten Wangen

Er bekam **Aconitum C200 jeden 3. Tag**. Dazu jeden Tag morgens und abends 2 Tabletten Jarsin (**Hypericum**).

Für den Patienten war die Versicherung, mich jederzeit anrufen zu dürfen, wichtig.
Heilungsprozess:
Nach einer Gabe Aconit sofort besseres Gefühl. Das ist ungewohnt, deshalb produziert er die Angst, es könnte eine Attacke ausfallen (!!!). Er macht die Übungen konsequent und stellt fest, dass er immer wieder vergisst, nach der Behandlung eines Patienten »auszuschalten«. Er bekommt Angst, weil sein Solarplexus bisweilen öde und leer »aussieht«. Ich empfehle ihm die Affirmation: »Ich schaue nach vorne, dort ist die Lösung.«
Nach 2 weiteren Gaben folgt große Erleichterung. Er besucht seine Mutter und sagt, nun wisse er ganz sicher, dass er nicht verrückt ist und dass er gesund werden kann. Die Übungen gelingen immer besser und vermitteln ihm die Gewissheit, dass er selbst etwas für seine Gesundung tun kann.
Nach 2 Wochen ist der Arzt bereit, mir die Wahrheit über seine Familie zu sagen. Er weiß plötzlich, woher seine Krankheit kommt: »Ich hatte einen Vater, der mich immer gemaßregelt hat, der mich in die Medizin aus Prestigegründen geschickt hat, der nie duldete, dass ich Künstler werde und der von mir verlangte, auf meine ältere Schwester (Kinderärztin) aufzupassen, weil sie so labil sei.« Er wagt den Begriff »Psychoterror«, aus seiner Erzählung spricht Anklage und Schuldbewusstsein, das Bild des »guten Vaters« anzuzweifeln. Erst jetzt erfahre ich aus seinem Munde, dass er total von der Mutter abhängig geworden ist, täglich (!) mehrmals mit ihr telefoniert und sie regelmäßig besucht.
Da Herr W. nicht zu mir kommen kann und ich nicht zu ihm, erkläre ich ihm die Übung, die er zuhause durchführen kann: Sie schalten bewusst ein, schauen auf Ihren Solarplexus, visualisieren im Raum Ihren verstorbenen Vater und sagen alles laut, was Sie nicht in Ordnung fanden, was Sie verletzt hat. Wenn alles gesagt ist, sagen Sie laut, das Sie ihm verzeihen und ihn loslassen: Du gehst deinen Weg, ich gehe meinen Weg. Ich trage nur die Verantwortung für mein Leben. Dann schauen Sie wieder auf Ihren Solarplexus, bringen ihn, wenn nötig, wieder in die Ausgangsverfassung und schalten bewusst ab.
Nach vier Wochen kann der Patient wieder alleine kurze Strecken Auto fahren, nach vielen Jahren wieder mit Freunden im Biergarten sitzen und einfach mal die karge Freizeit als Arzt genießen. Er rief an und es kam folgender bezeichnender Dialog zustande:
Patient: *Ich möchte Ihnen gratulieren, Sie haben das geschafft, was alle Psychiater, die mich behandelten, nicht geschafft haben.*
Frage: Danke, dass Sie sich bedanken. Haben Sie auch sich selbst und dem Eisenhut (Aconit) gedankt?
P.: *Ja, ich habe brav alle Übungen gemacht.*
F.: Haben Sie auch Ihren Vater visualisiert und ihm alles gesagt, was Sie sagen wollten?
P.: Ja. Als gestern Nacht mein Vater im Traum erschien, konnte ich zum erstenmal sagen: Ach, du schon wieder, Papa. Es ist alles in Ordnung, du

brauchst nicht nachzuschauen, ich kann jetzt alles alleine tun. Wissen Sie, das kam so selbstverständlich, ich hatte überhaupt keine Angst.
F.: Ich freue mich mit Ihnen, dass alles so gut läuft und Sie die Homöopathie erstmalig in ihrer vollen Schönheit erleben.
P.: *Klappt das denn nicht immer so präzise?*
F.: Ja und nein. Es kommt auf den energetischen Dialog zwischen Therapeut und Patient an. Sie haben ja erlebt, wie viele »Hausaufgaben« Sie bekommen haben. Das hat die Zeiten ausgefüllt, zu denen Sie keine Globuli eingenommen haben. Ohne Ihre täglichen Übungen wäre es sicher nicht so bilderbuchhaft verlaufen.
P.: *Dann darf ich ja richtig stolz auf mich sein?!*
F.: Aber ja! Und richtig glücklich dazu!
P.: *Ich habe jetzt eigentlich nur noch eine einzige Angst: dass ich rückfällig werden könnte. Ich bin seit 16 Jahren nicht gewöhnt, keine Angst zu haben.*
F.: Ich wiederhole: die Lösung ist vorne. Das Leben ist vorwärts orientiert. Üben Sie weiter die Affirmation: Ich gehe voller Hoffnung nach vorne und lasse Vergangenes los.
P.: *Gut, mache ich. Mir ist auch klar geworden, dass ich meine medizinische Tätigkeit ändern will, sobald ich wieder problemlos Auto fahren kann. Dann mache ich entsprechende Fortbildungen. Die Welt im Krankenhaus ist zu klein geworden. Jetzt merke ich, in welchem Gefängnis ich da arbeite. Alles düster, alles verstrahlt, nur Krebs, nur Röntgenaufnahmen. Wie soll ich da gesund werden?!*

Wer den Patienten sähe, würde sofort an **Calcium** und **Phosphor** denken. Viele Körpersymptome leiten einen in diese Richtung. So gerne ich irgendeine Phosphorverbindung verordnet hätte, ich blieb meiner inneren Stimme treu, die die Angst des Patienten in den Vordergrund stellte, die tiefe Religiosität und die Gratwanderung zwischen Medialität und Paranoia. Ich gebe auch zu, dass ich mich besonders bemühte, logische Bezüge zwischen **Aconit** und dem Folgemittel herzustellen und nicht zu früh das sensitive Begabungspotenzial anzugehen. Deshalb blieb ich beim Thema Angst und wählte **Kalium bichromium LM12,** mit dem ich schon einmal bei einem autistischen Kind guten Erfolg erlebt hatte.
Das positive Potenzial, das ich von Anfang an bei diesem Patienten wahrnahm, war die Phosphor-Persona. Aber diese konnte erst zur Entfaltung gebracht werden, wenn die Paranoia aufgelöst wurde. Daher bekam er erst nach zwei Monaten **Phosphor M,** einmal pro Monat. Das große Thema war jetzt, Grenzen zu ziehen, sich abzugrenzen von allen Menschen, die ihn vereinnahmten oder von denen er sich abhängig fühlte. Die Phosphor-Therapie führte dazu, dass er immer besser sagen konnte: Bis hierin und nicht weiter, dabei die Arme ausstreckend und sie im Halbkreis nach außen bewegend.

Dann kam ein schwerer Rückfall, ausgelöst durch ein unerfreuliches Ereignis in der Klinik: Ein Patient war falsch intubiert worden. Es kam zu einem Ausnahmezustand. Herr W. war zuhause und hatte plötzlich das klare Bild

vor Augen, dass der Patient in Lebensgefahr ist. Er folgte seiner inneren Stimme, raste in die Klinik und setzte sofort die Reanimation für diesen Patienten in Gang und korrigierte die Intubation. Er konnte den Patienten retten. Der Stationsleiter zog den Arzt zur Rechenschaft und machte ihm Vorwürfe, dass er keinen Dienst habe und kein Recht, den Patienten nachts zu behandeln. Herr W. war so sprachlos, weil das Wichtigste, die Rettung des Patienten als nebensächlich abgetan wurde, dass er in Panik geriet.
Zuhause angekommen, zitterte er am ganzen Leibe und traute sich nicht mehr vor die Türe. Schließlich rief er mich an und fragte am Ende des Berichts: »Habe ich was falsch gemacht?«
Jetzt bekam er **Lycopodium C 1000,** und die erste Reaktion darauf war: »Ich vertraue meiner Intuition und ich ehre meine Intuition.« Ich gab ihm die Lycopodium-Cassette von Andreas Krüger zu hören.
Er schrieb: »Ich habe heute Morgen Lycopodium eingenommen und schwebte den ganzen Morgen in eine ruhige sinnliche Welt. Ich habe abends die Trance von Andreas Krüger gehört und konnte in meinen Gedanken durch ein leichtes Schweben einen Teil meiner Kindheit anschauen.«

In den folgenden Wochen kam Herr W. immer wieder in Situationen, in denen er seiner Intuition traute und den Mut entwickelte, vor Mitmenschen, Patienten und vor allem vor Kollegen dazu zu stehen. Er wurde deutlich selbstbewusster. Unter Lycopodium konnte er sich angstfrei und blitzartig in einen Patienten hineinversetzen, eine schulmedizinische Diagnose (!) erstellen und darauf einen Behandlungsplan aufbauen. Die Tatsache, dass sich seine Intuition als richtig erwies, bestärkte sein Selbstvertrauen. Er brauchte auch nicht mehr durch seine Mutter oder mich eine Bestätigung.

Der Patient war allmählich in der Lage, über seine Zukunft als Arzt nachzudenken. Die akuten Probleme lösten sich auf, und er war fasziniert von der Idee, sich mit ganzheitlichen Heilweisen zu befassen. Als Schulmediziner hatte er sich immer fehl am Platze empfunden, hatte aber erst jetzt in seinem schrittweisen Heilungsprozess eine Idee, was zu ändern wäre.

III.
Die mediale Arznei-Persona zweiter Ordnung

Einführende Hinweise

Übersicht

Pulsatilla → Opium → Camphora → Natrium muriaticum → Arsenicum album → Mercurius → Ignatia → Medorrhinum → Platinum → Alumina → Agaricus

Kriterien der Rangordnung

In der Betrachtungsweise sensitiver und medialer Begabungen ergibt sich eine zweite Rangordnung von Konstitutionen. Das sind zum Beispiel Sonderbegabungen oder Zustände, in die jemand vorübergehend einmal gerät. Ich möchte darin keine Wertung sehen, sondern die Aufmerksamkeit des Therapeuten dahin lenken, dass nicht jedes Talent schulungswillig und schulungsfähig ist. Die wichtigsten Gründe, die mir genannt werden, warum jemand zwar Interesse an der Thematik »Medialität« hat, aber keine Bereitschaft findet, seine sensitiven Gaben zu schulen, sind

- zu viele Ängste
- zu starke Zweifel
- zu großes Phlegma
- zuviel Willen

Diese Gründe sind Hindernisse, eine Überdisziplin und Motivation zu entwickeln. In der Praxis zeigt sich das durch Klienten, die zum Beispiel eine außerordentliche Wahrnehmung hatten und damit nicht zurecht kommen. Oder es sind Künstler, bei denen plötzlich ein sensitives Potenzial aufbricht. Oder es sind Menschen, die in Ausnahmezustände geraten. In allen Fällen ist es für uns wichtig, Erklärungshilfen und Verständnis für die sensitiven und medialen Wahrnehmungen aufzubringen und die dadurch offenbarten Potenziale zu erkennen. Die hier vorgestellte Reihenfolge entstand aufgrund des Häufigkeitsprinzips sensitiver Wahrnehmungen und aufgrund des Vergleichs von positiven und negativen Erscheinungen.

1. Die Pulsatilla-Persona

- Wahrnehmungen beim Schließen der Augen, abends im Bett
- Hält sich für körperlich leicht
- Sieht Feuer
- Sieht Phantome, nachts, im Dunkeln
- Sieht Geister, Gespenster, Tag und Nacht
- Hat Visionen, abends, beim Schließen der Augen
- Hört Stimmen, die Lärm machen (Poltergeist)

Pulsatilla und Naturtalent
Die Konstitution von Pulsatilla ist uns durch viele Darstellungen bekannt. Ihr Wankelmut, ihre Unentschiedenheit und ihre große weibliche Kraft erlebe ich auf der Basis einer feinen Sensitivität, die vorübergehend sehr konkret, sehr heftig aufbrechen kann. Aber es ist schwer für diese Persona, die Energien zu halten, sie über längere Zeit zu kanalisieren. Pulsatilla repräsentiert für mich die naturgegebene intuitive Mutterkraft. Sie ist ein Naturtalent, das nicht nach konsequenter Schulung verlangt, sondern einfach sein möchte. Wenn ihre Energien frei fließen können, geht sie mit hellfühligen, hellhörigen oder hellsichtigen Wahrnehmungen ganz selbstverständlich um. Pulsatilla kann die stärksten hellhörigen Phänomene hervorbringen, weil sie eine große schöpferische bzw. sexuelle Kraft besitzt. Kommt sie an bestimmten Orten und in Räumen in Resonanz mit geomantischen Energien, verdichtet sich das Energiefeld so stark, dass laute Geräusche entstehen, die einem wie Schritte, kollernde Gegenstände oder undefinierbarer Lärm vorkommen. In der Materia medica steht dafür der Begriff »Poltergeist«, der aus den deutschen Untersuchungen solcher Phänomene stammt, die dazu dienten, die Medialität als Scharlatanerie zu entlarven.
Typisch für Pulsatilla ist die Unwiederholbarkeit, es passiert unverhofft, irgendwann.
Ist die Pulsatilla-Persona blockiert, so bedeutet das nach meiner Erfahrung, dass sowohl die sexuelle als auch die sensitive Kraft ins Chaos gerät. Bei keiner Konstitution ist so klar, dass die schöpferische Energie physisches und geistiges Leben hervorbringen kann. Bei Pulsatilla geht das Hand in Hand, sie differenziert nicht, sondern spürt immer die ganze Kraft. Im unerlösten Zustand hat sie deshalb auch das große Problem herauszufinden, was eigentlich im argen liegt. Sie klagt vielleicht über Liebeskummer, aber gleichzeitig vermisst sie ihre natürliche Hellfühligkeit oder vielleicht telepathischen Fähigkeiten. Ging sie zuvor natürlich mit der Tatsache um, dass jemand anruft, an den sie gerade dachte, erliegt sie im blockierten, gestauten Zustand seltsamen Einbildungen und Sinnestäuschungen, wobei Pulsatilla besonders gerne dazu neigt, naive Bilder von »Geistern und Gespenstern« zu gebrauchen.
Die Heilung der Pulsatilla-Persona ist nach meiner Erfahrung immer ein

Gefühl von Ganzheit sexueller und sensitiver, intuitiver Kräfte. Das bedeutet für die therapeutische Arbeit, dass sich einem die Pulsatilla-Konstitution durch Befragen beider Bereiche auch leichter erschließt. Durch das natürliche mütterliche Potenzial ist Pulsatilla viel näher am Unterbewusstsein als am Oberflächenbewusstsein angesiedelt. So wie eine Mutter, auch wenn sie arbeiten geht oder schläft, immer mit ihren intuitiven Sensorien mit dem Kind verbunden ist, so ist **Pulsatilla** auch immer mit dem Reich der inneren Bilder, Träume und sensitiven Wahrnehmungen verbunden.
Es ist kein Zufall, dass in der englischen Tradition in den Zirkeln das weibliche Element in Gestalt des mütterlichen Typs stets gerne gesehen ist. **Pulsatilla** oder **Calcium** bringen die natürlichen Gaben herein und helfen mit, auch eine natürliche Atmosphäre aufzubauen.

Pulsatilla und Zirkelenergie
In der englischen Medialschulung achtet man darauf, dass in der energetischen Zusammensetzung von Zirkelmitgliedern eine gute Balance zwischen intellektuellen und intuitiven, altruistischen und egozentrierten Persönlichkeiten besteht. Die Sensitivität wird als Inbegriff des Weiblichen angesehen. Darum sind »mütterliche Typen« auch gern gesehen.
Wir haben etliche Zirkel kennengelernt, in denen eine Person im Kreise von fünf bis sieben Menschen sozusagen die Übermutter repräsentierte. Diese Pulsatilla-aspektierte Frau bringt Wärme, Fülle, Sicherheit und Erdverbundenheit herein und ist maßgeblich daran beteiligt, dass sich die eher kühlen, unsicheren, schüchternen Talente geborgen fühlen. Pulsatilla muss gar nicht viel tun, sondern einfach da sein. Ihre Ausstrahlung ernährt die ganze Runde.
Pulsatilla braucht wie **Calcium** den schützenden Rahmen, um so sein zu dürfen wie sie ist. Deshalb kümmere ich mich auch bei den Pulsatilla-Menschen um eine Möglichkeit, dass sie ihre Sensitivität in einem kleinen Freundeskreis nicht schulen, sondern »geschehen lassen«.

Fallbeispiel 23

Im Jahr 1999 reisten wir in einer kleinen Gruppe von Tierkinesiologen zum Veterinärkongress nach Hawaii, genauer auf die Insel Kauaii. Dann folgte ein kurzer Urlaub auf Maui. In dieser pazifischen Welt mit ihren Vulkanen, mit ihrer Fauna und Flora erlebte ich die mütterliche Kraft in Reinkultur. Für meinen Vortrag auf dem Kongress, der von Vogelkonstitutionen in der Homöopathie handelte, hatte ich mich zuhause ganz besonders mit Pulsatilla befasst, weil diese Konstitution bei Heimvögeln, also zahmen Papageien relativ häufig vorkommt. Das Wesen von Pulsatilla war für mich auf den hawaiianischen Inseln omnipräsent. Ich merkte, dass ich mich selbst bisher noch wenig auf dieses innere Wesen eingelassen hatte.
Nun war in unserer Gruppe ein deutsches Paar aus Italien. Die Dame war der Inbegriff von Pulsatilla, der mir erst durch eine Notsituation zu Bewusstsein kam. Es gab Unstimmigkeiten in der Gruppe, wie dies schnell geschieht,

wenn man sich zu eng »auf der Pelle hängt«. Als die Diskussionen unersprießlich wurden, schlug ich vor, dass wir abends einen Zirkel bilden und die Gelegenheit nutzen, unsere Sensitivität weiter zu schulen. Die Idee wurde begeistert angenommen. Am Nachmittag desselben Tages hatte ich ein Gespräch mit dem Freund der Dame, der sich in therapeutische Behandlung geben wollte. Er sagte unter anderem, dass er unter der großen mütterlichen Kraft seiner Partnerin leide und sich klein vorkäme, ohne dass sie dazu äußerlichen Anlass gäbe. Sie sei einfach mächtig.
Die Dame wirkte unglücklich wegen der Disharmonie in der Gruppe, sprach aber nicht darüber. Als nun die Zirkelarbeit stattfand, war aller Zorn und alle Misshelligkeit schnell verflogen. Wir machten psychometrische Übungen, dann Heilungsübungen. Und in dieser Runde kam das Wesen von Pulsatilla mit einem Mal so deutlich zum Ausdruck wie ich es selten in deutschen Zirkeln erlebt habe. Die Dame tat äußerlich gar nichts Auffälliges. Ich sah aber, wie sich ihr Energiefeld ausdehnte, seine Wärme uns umschloss und durchdrang und sich dadurch die zwei Streithähne total entspannten. Plötzlich fiel mir auf, dass die Dame ein Pulsatilla-farbenes Sommerkleid trug und von ihr ein besonderes Strahlen ausging.

Ein paar Monate später kam die Dame zu einer Sitzung. Sie litt einerseits unter Hitzewallungen trotz gesunder Ernährung und andererseits darunter, dass ihr Partner nicht immer ihre erotischen Bedürfnisse begriff. Sie sehnte sich nach mehr intuitivem Erfassen, wann der richtige Zeitpunkt für sexuelle Kontakte miteinander sei und nach mehr Kreativität im sexuellen Spiel. Sie hatte nie Kinder gewollt, um ihre Unabhängigkeit zu wahren und lebte ihre schöpferische Kraft als Künstlerin und inzwischen auch als Heilerin für Tiere auf der Basis der Tierkinesiologie.
Ich empfahl ihr, darüber nachzudenken, warum sie immer mit schwächeren Männern liiert sei und einstweilen keine Entscheidung zu fällen, ob sie ihre Partnerschaft auflösen oder weiter bestehen lassen solle. Ich ermunterte sie, ihre Pulsatilla-Energie auf ihre großen heilerischen und sensitiven Gaben zu lenken und abzuwarten, was sich in der Partnerschaft dadurch verändere.
Sie gründete in Italien einen kleinen Zirkel und erlebte, wie sich beides, ihre natürliche Intuition und schöpferisch-sexuelle Kraft von ganz alleine wieder in harmonische Bahnen lenkte, ohne, dass sie mit ihrem Partner diskutieren musste.

Fallbeispiel 24

Ein anderes Pulsatilla-Fallbeispiel erlebte ich vor 14 Jahren, als ich noch in der Musik tätig war. Ein alter Studienkollege, inzwischen zum habilitierten Professor für Musikwissenschaft avanciert, bat mich um ein therapeutisches Gespräch. Er wusste, dass ich kinesiologisch arbeite und hatte das Vertrauen, auf diese Weise könne ihm geholfen werden. Sein Problem war, dass er keine Frau fand, obwohl er sich redlich bemühte. Keine Freundin hielt es länger als zwei Wochen bei ihm aus, weil er kraft seiner großen Pulsatilla-

Natur ein perfekter Hausmann war und soviel kochte und buk, dass sie sich von Nahrung überstülpt und erstickt fühlte.
Er hatte das Problem erkannt und fragte, was er denn tun könne, um nicht vor lauter Freude über den weiblichen Besuch in einen Koch- und Backrausch zu geraten.
Ich muss vorausschicken, dass ich bis zu diesem Zeitpunkt noch nie einen Mann getroffen hatte, der so deutlich Pulsatilla-geprägt war. Er war rundlich gebaut, hatte einen völlig unmännlichen, hüftschwingenden Gang, große schöne, leicht vorstehende, feuchte Kuhaugen, war »nahe am Wasser gebaut«, wie er immer wieder betonte und träumte von einer Idylle mit weidenden Kühen, einem schönen Garten mit vielen Blumen und einer Frau, die er mit herrlichen Gerichten verwöhnen dürfe.
Das entsprach nun überhaupt nicht dem Ideal eines Universitätsprofessors, obgleich ich mir mehr Pulsatilla-Energie in den vertrockneten, öden Lernfabriken wünschte. Er litt verständlicherweise unter seiner Neigung, andere in seine nährende, warme »Aura« aufzunehmen in einem Umfeld kühler, verklemmter Intellektualität.
Ich fragte nach sensitiven Wahrnehmungen, und auch hier gestand er, er habe »ganz unmännliche Intuitionen«. Er spüre, wie es dem Gegenüber emotional gehe. Er höre manchmal in der Nacht Stimmen, die ihm ein neues Kochrezept einflüsterten. Er habe deutliche Visionen beim Schließen der Augen, die so real seinen wie das tägliche Leben. Auf die Frage, was für Visionen, antwortete er: »Ich sehe zum Beispiel ganz klar meine Zukunft mit einer wahnsinnig hübschen Frau, einem Kind, einem Haus im Grünen.« Die lange verborgenen Wahrnehmungen sprudelten aus ihm heraus und mündeten in die finale Frage: »Sag, Rosina, bin ich verrückt?«
Wir erarbeiteten detailliert einen Plan, wie er sich verhalten werde, wenn er die nächste Frau kennenlerne. Das Heilmittel **Pulsatilla** war mir damals schon aus der Hausapotheke bekannt, ich hatte aber noch wenig Ahnung von der Wirkung der höheren Potenzen. So empfahl ich ihm, **Pulsatilla D12** jeden Tag zu nehmen. Der Plan enthielt folgende Punkte:

- der Dame einen Blumenstrauß zu schenken und sie zum Essen einzuladen (Bisher hatte er sofort die neue Bekannte »bekocht«).
- der Dame zuzuhören, wofür sie sich interessiert und selbst weniger zu sprechen (Bisher hatte er sofort der neuen Bekannten seine finanzielle und häusliche Situation offengelegt, damit sie überzeugt sei, er könne sie ernähren)
- jeden Tag seine Vision einer glücklichen Ehe und eines harmonischen Umfeldes zehn Minuten lang zu nähren. Er sollte sich alles genau vorstellen und mit der Affirmation enden: Ich vertraue, dass dies alles so wird wie es für mich am besten ist.

Er war bereit, dies in die Tat umzusetzen. Durch unseren Umzug verlor ich ihn aus den Augen. Etwa 16 Monate später erhielt ich einen Brief mit einer Einladung zum neuen Domizil. Wir hatten gerade in der Frankfurter Gegend zu tun und besuchten den Herrn. Er empfing uns strahlend, stellte uns eine ausnehmend hübsche Frau vor, die sichtlich schwanger war und erzählte von seinem Glück, dass alles so gelaufen sei wie damals »geplant«. Er bekochte uns mit einem fünfgängigen Menü, während seine Frau still und freundlich den Tisch deckte. Gegen Ende unseres Besuches fragte er ehrlich besorgt, ob wir auch genügend zu Essen hätten und ob es auch warm genug in unserer Mittelalterburg sei. Er wolle uns doch lieber ein Paket Briketts mitgeben. Während wir das gerade noch abwenden konnten, verließen wir, beladen mit Kuchen und Tüten voll selbstgebackener Plätzchen, das gastfreundliche Haus. Nach allem, was wir später hörten, führte er eine glückliche Ehe, hatte Kinder, einen Blumengarten und war bei den Musikstudenten außerordentlich beliebt. Man hielt ihn ein wenig für verrückt, aber genoss seine Herzenswärme und seine glückliche Ausstrahlung. Er hatte Pulsatilla aus eigenem Antrieb 3 Monate lang genommen und schwor auf die positive Wirkung.

Fallbeispiel 25

Eine 54-jährige Frau hatte gemeinsam mit ihrem Mann den ersten Sensitivitätskurs besucht und fiel auf, weil sie mühelos die Übungen durchführte, aber jedes Mal Zweifel aufkommen ließ, sie könne doch eigentlich gar keine Begabung haben und wenn ja, dann fürchte sie sich davor.
Aus diesem Teufelskreis kam sie vier Tage lang nicht heraus und bat um einen Termin. Als die Dame in die Praxis kam, breitete sie erst einmal viele gebackene Köstlichkeiten auf dem Tisch aus mit der Bemerkung: »Es soll Ihnen gut gehen bei so viel Krankheit, die Sie hier sicher erleben.« Ich war überrascht, dass das nährende, mütterliche Wesen von Pulsatilla gleich so deutlich spürbar wurde und prüfte gleich zu Beginn der Anamnese ein paar Aspekte, die mir wichtig sind und die sich in meiner Arbeit dank Andreas Krügers Pulsatilla-Trancen oft bestätigt haben:
»Was assoziieren Sie mit einer Kuh auf der Weide?«
Die Patientin lacht, klatscht in die Hände und sagt: »Herrlich! Dieser warme Blick. Ich denke sofort an Mutter, Milch und Nahrung. Ich liebe Kühe!«
»Sie haben einen anstrengenden Alltag. Was tun Sie zu Ihrer inneren Erbauung als Ausgleich?«
Sie strahlt mich an: »Na, Sie stellen aber Fragen! Ich gehe mit dem Hund spazieren und so.«
»Können Sie das ›und so‹ noch etwas besser erklären?«
Die Patientin verhält sich plötzlich wie ein Teenager, spielt das schüchterne Mädchen, schaut mich verschmitzt an und meint: »Na, ich weiß nicht. Soll ich das wirklich sagen? Ich tu's ja noch nicht, aber ich würde es gerne tun.«
»Bitte, sagen Sie es!«
»Lachen Sie mich auch nicht aus?«
»Nein.«
»Also, Trommeln, am liebsten würde ich in einer Negerband trommeln. Habe ich Sie jetzt erschreckt?«

Ich muss wohl verblüfft dreingeschaut haben. Pulsatilla erschien deutlich in blauvioletten Buchstaben vor meinen inneren Augen. Ich sandte ein Dankeschön zu meinem Inspirator Andreas Krüger: Ja, machmal darf Homöopathie ganz einfach sein!

Dann ließ ich mir die Beschwerden schildern. Aus dem Wirrwarr der Symptome konnte ich auf der Körperebene Kniebeschwerden, Blutwallungen aufgrund klimakterischer Beschwerden, auf der emotionalen Ebene vor allem Unentschlossenheit und Unzufriedenheit ausmachen. Die Dame beteuerte immer wieder zwischendurch, nachdem sie wieder ein paar Symptome vorgetragen hatte:
»Aber das ist alles nicht so schlimm. Am schlimmsten ist, dass ich spüre, da ist eine Gabe in mir, aber ich komme nicht dran.«
Ich befragte die Patientin nach ihren sensitiven Wahrnehmungen. Sie erzählte, wie völlig normal für sie das Vorherspüren von Telefonaten, von Ereignissen, von Tagträumen mitten im Konditorladen sei, dass sie manchmal Geistwesen hinter ihren Kunden sähe. Sie lachte verschmitzt und fügte hinzu: »Das passiert immer besonders intensiv, wenn ich mit meinem Mann zusammen bin. Aber leider hat der nicht viel Lust. Ich muss ihn immer bezirzen, und dazu habe ich einfach keine Lust mehr. Er soll selber mal auf die Idee kommen.«
Ich verordnete **Pulsatilla C1000** und Lichtbestrahlung mit Blau und Gelb, um ihre Entscheidungsfähigkeit zu stärken. Nach vier Wochen rief sie an und berichtete, alles sei im Chaos, sie schaffe die Arbeit im Betrieb kaum noch und von Entscheidungen sei keine Rede. Ich fragte, was sich positiv verändert habe. Wider meiner Erwartung waren die physischen Probleme als erstes verschwunden und sie schlief besser, was bei dem Chaos, das sie beschrieb, auffällig war. Nach weiteren sechs Wochen rief sie an und berichtete, dass sie viel klarer sehe, was ihr Weg sei. Ihre körperlichen Symptome waren in leichter Form zurückgekehrt. Dafür habe sie neu starke Herzbeklemmungen. Da sie ängstlich wirkte, riet ich ihr, ihr Herz bei ihrem Hausarzt untersuchen zu lassen. Der sagte, sie stünde kurz vor einem Herzinfarkt, sie müsse sofort ihr Geschäft aufgeben. Über diesen leider immer noch üblichen schulmedizinischen Voodoo-Zauber, einen Menschen negativ zu programmieren und ihm ausgerechnet bei Herzangst auch noch Angst einzuimpfen, war ich nicht begeistert. Frau W. war verständlicherweise völlig durcheinander. Ich riet ihr eine Trancereise in ihren Körper, um selber festzustellen, was im Herz-Kreislaufsystem los sei und erklärte ihr die Vorgehensweise noch einmal. Sie hatte sie schon im Sensitivitätskurs hinreichend kennengelernt. Sie kaufte sich auf mein Geheiß ein Anatomiebuch und begab sich jeden Tag für etwa zehn Minuten auf eine Trancereise. Nach einer Woche waren die Herzbeklemmungen verschwunden. Ich fragte sie, was sie auf ihrer Reise in den Körper erlebt habe.
Sie sagte: »Ich habe am physischen Herz gar nichts gesehen. Das sah so aus wie im Buch. Da war ich sehr erleichtert. Dann habe ich mich in die linken Herzkammer auf einen Schemel gesetzt und gewartet, was für Gefühle vor-

beikommen. Nach einer Weile kam ein Klumpen vorbeigeflossen, der sich ganz unglücklich anfühlte. Ich habe ihn dann in silbernes Licht getaucht, dann fühlte er sich glücklich an. So habe ich es mit allem getan, was sich nicht wohl anfühlte; ich habe es umgepolt und mit guten Gefühlen versorgt. Ich fühlte mich viel besser nach dieser Alphareise.«

Die Pulsatilla-Persona ist bisweilen sehr naiv und bringt sich dadurch in unnötige Schwierigkeiten. Diese Dame ging nach den Selbstheilungssitzungen zu ihrem Hausarzt und sagte, er habe sich wohl geirrt, denn sie habe selbst festgestellt, ihr Herz sei kerngesund. Als er fragte, wie denn, erzählte sie treuherzig von ihren Alphareisen. Leider war dieser Kollege nicht besonders feinfühlig und sagte recht unwirsch, sie solle doch nicht so einen Quatsch machen und ihre Intelligenz einsetzen, woraufhin sie weinte und er sie nicht tröstete, sondern sagte: »Nun stellen Sie sich doch nicht so an, ein Herzinfarkt ist doch kein Sandkastenspiel.« Er redete noch einmal eindringlich von der drohenden Herzinfarktgefahr.

Die Patientin fiel wieder in ein Loch und war verunsichert. Wir machten einen neuen Termin aus. **Pulsatilla C1000** wurde wiederholt. Sie bekam die Hausaufgabe sich in ihrer Stadt nach einer Tanzgruppe mit Trommeln zu erkundigen. Sie wollte natürlich wissen, was ich von der Prognose des Hausarztes halte. Doch ist es bei mir oberstes Gebot, mit keinem Patienten über einen anderen Therapeuten zu sprechen. Folglich lenkte ich sie auf ihre Eigenautorität, selbst zu entscheiden, was mit ihrem Körper geschehe.

Der Fall nahm erfreulicherweise nach vielen Höhen und Tiefen ein gutes Ende, denn die Patientin fand tatsächlich eine Gruppe mit »African drums«, nahm noch zweimal **Pulsatilla XM** und berichtete nach einem Jahr: »Ich bin zwar die Oma hier in der Truppe, aber mir geht es so gut wie nie zuvor. Mein Mann hat mir erst den Vogel gezeigt, dass ich mit 54 Jahren Trommeln spiele und die Hüften schwinge. Aber er sieht, dass alles besser klappt – auch mit uns zwei. Ich glaube sogar, er ist ein bisschen stolz auf mich.«

Während dieser insgesamt eineinhalb Jahre dauernden Therapie habe ich oft daran gedacht, das Mittel zu wechseln. Aber glücklicherweise standen immer alle Zeichen auf **Pulsatilla**. So lernte ich durch diese Patientin, dass der Heilungsprozess genau so kapriziös verlaufen kann wie die Persona von Natur aus ist.

2. Die Opium-Persona

- Hält sich körperlich leicht, Körper hat kein Gewicht
- Vergrößerungsgefühl
- Meint, er schwebe in der Luft
- Meint, durch Welten zu reisen
- Meint, unter Kontrolle zu stehen
- Sieht Feuer
- Sieht viele Bilder, Phantome
- Hat Visionen, fantastische, schöne, beim Schließen der Augen
- Zeigt auf Personen
- Redet mit abwesenden Personen

Opium und Drogenrausch

Opium ist eine Rauschdroge als Ursprungsstoff, und wie Cannabis und Anhalonium erzeugt es eine Menge außerordentlicher Bewusstseinszustände. Dienen sie dazu, eine neue Welt der Wahrnehmung zu eröffnen, sollte der psychedelischen Erfahrung eine Schulung folgen. Eine Drogenerfahrung ist ein Gratis-Geschenk, das zeigt, was sein könnte, wenn man es sich erarbeitet. Mit den Drogen verhält es sich ähnlich wie mit einmaligen Erlebnissen wie Spontanheilung oder einer echten medialen Wahrnehmung. Das ist ein Akt der Gnade, für den man sich würdig erweisen muss, um es wieder zu erleben. Natürlich wollen Menschen, die Peyotl, Haschisch oder Opium nehmen, das Erlebnis wiederholen, aber sie wollen es in der Regel auf bequeme Art und Weise abrufen, ohne etwas dafür zu tun.

Als ich in Indien arbeitete, erlebte ich verborgene Opiumhöhlen der Rikschafahrer. Es war bezeichnend, dass die Männer und Frauen, die an der Pfeife buchstäblich hingen, die politische Problematik des Kastenwesens vor den Wahlen diskutierten und genau wussten, was zu tun wäre, da ihr Berufsstand Hunderttausende ausmachte. Aber sie flüchteten sich in den Rausch, ohne auch nur einen Plan auszuführen. Das ist typisch für Drogenabhängige ganz allgemein. Sie suchen die Abkürzung und fliehen den Lebensauftrag, wollen keine Verantwortung tragen und hoffen, dass irgendeiner das Problem lösen wird. Eine gefährliche Haltung, die ins Verderben führt.

Drogen wurden in allen Kulturen in bestimmten Ritualen eingesetzt, um seherische Fähigkeiten zu erlangen und bestimmte grenzüberschreitende Bewusstseinszustände herbeizuführen. Das Ritual ist ein geschützter Rahmen, in dem alles sein darf, was dem Ziel der Ausführung dient. Ein wichtiges Ziel war, die Geschicke einer Gesellschaft vorauszusehen und ein anderes, einen Kranken zu heilen. Das Heilungsritual wurde und wird besonders in schamanischen Kulturen immer in einem Ausnahmezustand des Bewusstseins ausgeführt. Waren die Schmerzen des Kranken unerträglich oder war eine Operation vonnöten, spielten Drogen als Betäubungsmittel eine Rolle.

Opium und Astralreisen

Die mediale Persona von Opium kann auch ohne Konsum der Droge auftauchen. Hierbei sind folgende Wahrnehmungsarten für unsere Betrachtung von besonderem Interesse:

- Hält sich für körperlich leicht, Körper hat kein Gewicht
- Vergrößerungsgefühl
- Meint, er schwebe in der Luft
- Meint, durch Welten zu reisen
- Meint, unter Kontrolle zu stehen

Diese Zustände werden auf natürliche Weise, das heißt ohne Drogeneinnahme, in besonderen Formen der Trance erreicht. Man nennt sie »Astralreisen«. Wie schon an früherer Stelle gesagt, sind alle Bewusstseinszustände, die wir als Menschen willentlich herbeiführen, in unserem Menschsein angelegt. So ist auch die Astralreise etwas Natürliches, das wir im Schlaf bisweilen erleben, manche Menschen mehr, manche seltener.
Es ist sicher allgemein bekannt, dass wir verschiedene Energiekörper haben. Die dichteste Abstrahlung ist das Biofeld oder die Körperaura, auch Ätherkörper genannt. In ihm sind alle physischen Erfahrungen gespeichert, weshalb man in diesem Feld eine detaillierte Systemdiagnose des Kranken durchführen kann. Diesen Energiekörper kann man heute durch Hochfrequenzfotografie sichtbar machen. Der nächst feinere Energiekörper ist der astrale oder Emotionskörper. Seiner Lockerung vom materiellen Leib sind unsere Träume zu verdanken. Löst er sich noch weiter von der Physis, befinden wir uns im Sterbeprozess.
Wenn Traumspezialisten von der Begegnung mit dem eigenen Ich und von Lösungsprozessen sprechen, so trifft das genau den Punkt. Solche bedeutsamen Träume haben immer etwas mit dem »kleinen Tod« zu tun. Etwas, was nicht mehr wichtig ist, stirbt ab, und wir gehen geläutert aus diesem Prozess hervor. Darum finde ich es wichtig, dass wir in der Heilkunst die Träume und ihre Symbolik berücksichtigen. Sie zeigen uns viel deutlicher einen Lösungsprozess, als wir dies im Tagesbewusstsein mit Worten ausdrücken könnten. Wer von Natur aus luzid träumt oder es geübt hat, erlebt bewusst das Verlassen des Körpers, also das Sterben, und entschwebt in andere Seinsebenen und Dimensionen. Es stellt sich als Reise auf fremde Sterne, in ferne Galaxien oder in fremde Fantasielandschaften dar. Dieser Zustand kann auch willentlich durch entsprechende Tranceübungen erreicht werden, der dann lebhaft an die Wahrnehmungen unter Opium erinnert. Erst kommt das Leichtigkeitsgefühl des Körpers, das typisch für alle tiefergreifenden Meditationsformen ist. Diese erste Phase wird am leichtesten durch rhythmisches Atmen erreicht oder durch das immer wiederholte Zählen der Atemzüge von Eins bis Zehn. Das ist auch die Basisübung im Zenbuddhismus, die dazu dient, an der Bilderwelt der Alphaebene vor-

bei auf die nächst tiefere Thetaebene zu gelangen. Das Ankommen auf der Thetaebene geht mit dem Eindruck einher, der Körper dehne sich aus, nehme freie Formen an und beginne zu levitieren bzw. zu entschweben. Im Zenbuddhismus wird darauf geachtet, dass keine Astralreise stattfindet, weshalb die Augen offen gehalten werden und der Zenmeister an der Abstrahlung der Energiezentren am Rücken spüren kann, wo sich der Übende befindet. In der Trance sind die Augen geschlossen, was es leichter macht, die Astralreise zuzulassen.

Die nächste Phase der Tieftrance besteht aus verschieden intensiven Eindrücken, sich von seinem Körper und damit von der Erde zu lösen.

Die Wahrnehmung »meint, unter einer Kontrolle zu stehen«, ist sehr aufschlussreich und ist so zu verstehen, dass wir bei der Astralreise ja nicht tatsächlich sterben, sondern einen ähnlichen Prozess durchlaufen. In der Medialschulung, aber auch in vielen asiatischen Schulungswegen spricht man von dem »Lebensfaden« oder der »Silberschnur«, der energetischen Entsprechung der Nabelschnur, die uns bei der Geburt mit der Mutter verbindet. Von Natur aus fällt die Nabelschnur ab, wenn das Neugeborene sein eigenes, selbstständiges Leben beginnt. In einer höheren Oktave der Betrachtung ist unser Körper eine Entsprechung der Mutter Erde. Unser Lebensfaden verbindet uns mit den Energiekörpern. Ist das irdische Leben erfüllt, beginnt die Geburt in die körperlose Existenz, und in diesem Prozess fällt die »Nabelschnur« zu unserem physischen Leib ab, damit unser Bewusstsein oder energetisches Sein selbstständig fortbestehen kann.

Bei der **Astralreise** geht es nicht um den tatsächlichen Sterbeprozess, sondern um eine ähnliche Erfahrung. Das Gefühl, unter einer Kontrolle zu stehen, entsteht durch die Präsenz des Lebensfadens, der uns mit dem physischen Körper verbindet.

Sowohl die Erkenntnisse von Rupert Sheldrake, der vom morphogenetischen Feld spricht, als auch die Erfahrungsberichte der Nahtoderlebnisse beschreiben diese Art energetisches »Gummiband«, das sich unabhängig von räumlichen Distanzen dehnt und den Eindruck erweckt, trotz aller mentaler Erlebnisse, geschützt zu sein, als gebe es eine Instanz, die kontrolliert, was wir da tun.

Die Astralreise ist also ein Ausnahmezustand für den menschlichen Organismus, der immer einen Grund für den jeweiligen Menschen hat. Man übt keine solche Trance »just for fun«, wie es in der Esoterikszene angepriesen wird. Diese Reise kann erst in den Wahnsinn, dann in den Tod führen. Nur im Traum haben wir das Gefühl, wann es Zeit ist, in den Körper zurückzukehren. Bei einer willentlich herbeigeführten Trance ist ein Beobachter oder Leiter nötig, der genau sieht, spürt, hört, wie unsere Reise verläuft und uns gegebenenfalls zurückholt.

Ich betone das deshalb, weil es Seminare gibt, in denen verantwortungslos mit diesen Astralreisen umgegangen wird, indem man Menschen in der Finsternis ermuntert, den Körper zu verlassen, um ein Nahtoderlebnis zu provozieren. Das ist Sensationsheischerei, die aus dem Sterbeprozess einen »week-end kick« macht. Entweder wird im Westen der Tod krampfhaft tabuisiert und durch einen Jugendwahn übertüncht, oder man fällt ins andere Extrem und macht aus dem Tod einen Trip, um mal nach drüben zu gucken. Diese Haltung entspricht dem Drogenkonsum von Opium und zerstört die Energiekörper, zu denen auch der physische Leib gehört.

Wozu dient nun die Astralreise?
Die Antwort ist ganz einfach: Nur dem Menschen, der sie erlebt, offenbart sich der Sinn dieser Erfahrung für sein Leben. Der Ausnahmezustand dient immer dazu, eine tiefere Erkenntnis zu einem Thema zu ermöglichen. Natürlich kann das Thema der Tod sein. Aber das bestimmt nicht ein Seminarleiter, sondern es ergibt sich aus der Frage, aus dem Thema eines Menschen. Wenn er die Antwort durch eine Astralreise bekommt, ist das eben sein Weg zu einer Lösung und steht völlig wertfrei neben anderen Möglichkeiten, das Bewusstsein zu weiten, andere Betrachtungsebenen zu betreten.
Die Astralreise wurde in den Yogawissenschaften als (sehr langer!) Übungsweg angewendet, um sich an verschiedenen Orten zu materialisieren. An einem Ort war der physische Leib, an einem anderen sein energetisches Doppel. Einige Yogis waren berühmt dafür, dass sie ihre Schüler an verschiedenen Orten gleichzeitig aufsuchen konnten, wenn sie der Hilfe bedurften. Als im Westen durch die Publikation von Yogananda (Der Weg eines Yogi) der Kriyayoga etabliert wurde, war natürlich jeder daran interessiert, wie Yukteshwara, der Lehrer Yoganandas, durch die Welten reisen zu können, und das ohne Opium! Aber man kann keine uralte, langsam gewachsene Tradition des Mentaltrainings einfach in unsere bewegliche, nervöse Welt des Westens transferieren. Wir haben ein anderes Bewusstsein und infolgedessen andere Bedürfnisse. Es fehlen uns die indischen Wurzeln, und ohne diese werden gerade solche Praktiken wie das Materialisieren durch Astralreisen zur Sensation ohne tieferen Sinn, warum und für welche Motivation man diese Gabe erlangen möchte. Wie gesagt, kann man die Tieftrance oder Astralreise nicht kursmäßig einsetzen, sondern sie erschließt sich für einen Menschen als Notwendigkeit, wenn die Voraussetzungen dafür vorhanden sind.
In der englischen Medialschulung spielt die Astralreise eine untergeordnete Rolle, weil fast alle Aspekte auf Heilung ausgerichtet sind. Eine Astralreise dient jedoch nicht primär der Heilung eines Kranken, sondern der Erweiterung des eigenen Bewusstsein aufgrund bestimmter Notwendigkeiten.

Ich habe in der Praxis etliche Menschen erlebt, die entweder als Folge einer nicht notwendigen Astralreise kurz vor dem Wahnsinn standen oder die im Traum so oft astral reisten, das es sie verwirrte oder beeinträchtigte. Typisch ist hierbei die Opium-Pathologie, nicht mehr zwischen den Realitäten unterscheiden zu können. Die mediale Opium-Persona ist hauptsächlich hellsichtig. Es kommt daher zu verwirrenden visuellen Wahrnehmungen, wenn sich die Grenzen zwischen Tagbewusstsein und dem Ausnahmezustand der Astralreise verwischen. Ich begegnete auch Vertretern der Eso-

terik, die meinten, astral zu reisen, aber einer Einbildung erlagen. Sie hatten darüber gelesen und stellten sich vor, den Körper zu verlassen. Das ist eine Spielerei und klammert das aus, was überwunden werden muss bei einer tatsächlichen Astralreise: die Todesangst. Niemand stirbt gerne; die Natur hat viele Sicherheitsvorkehrungen getroffen, damit wir am Leben bleiben, bis wir alles erledigt haben, was nötig ist, bevor wir den »alten Mantel«, unseren physischen Leib ablegen.
Für unsere Praxisarbeit ist es im Grunde unerheblich, ob jemand sich die Astralreise einbildet oder sie wirklich erlebt. Entscheidend ist, warum der Patient kommt. Wenn er mit diesen Erfahrungen ein Problem hat und seine Lebensfähigkeit eingeschränkt ist, kann ich nach den bisherigen Erfahrungen sagen, **Opium** ist ein gutes Mittel als »Folge von Astralreisen«. Wir wissen, dass Phosphor ein sehr gutes Inkarnationsmittel nach einer Trance ist. Aber das ist eine andere Situation, denn in der Alpha-Trance bewegen wir uns nicht »weit« von unserer Physis. Die Momente, in denen wir das Gefühl für den eigenen Körper verlieren, sind momenthaft, nicht dauerhaft. Auch im Sterbeprozess wird **Phosphor** in der Anfangsphase eingesetzt, nicht mehr im fortgeschrittenen Stadium. **Opium** ist das mentale bzw. astrale »Reisemittel«, das uns weit vom Körper entfernt.

▷ Es lohnt sich als Homöopath/In, ein waches Auge für die Szene der vermeintlich Astralreisenden zu haben, um die Geisteszustände zu verstehen, die in der Praxis geschildert werden.

Wenn wir die bisherigen Darstellungen der medialen Mittel überfliegen, sehen wir, dass sich die Phänomene immer wiederholen. Es ist daher wichtig, die Besonderheit einer medialen Persona zu erkennen. Man könnte meinen, hinsichtlich der Phänomene seien **Cannabis** und **Opium** fast gleich. Aber Opium hat wesentlich mehr Todessehnsucht im Sinne von Lösung von allem Irdischen und Wegreisen wollen. Auch **Cannabis** flieht in eine Traumwelt, aber in dieser Persona geht es um Levitation, Abheben, Schweben. Sie sagt nach ihrem Trip vielleicht: »Wo bin ich?« Die Opium-Persona fragt: »Bin ich tot?«, wenn sie zurückkehrt. Diese Nuance ist in den Arzneimittelprüfungen noch wenig zum Ausdruck gekommen. Das ist auch nicht weiter verwunderlich, weil die Voraussetzungen der Prüfer über die Intensität und Differenzierung der Ergebnisse entscheiden. Als wir Opium in unserem Zirkel mehrmals prüften, ohne dass wir wussten, welches Mittel wir in der Hand hielten, tauchte bei allen in mehr oder minder intensiver Weise das Phänomen der Astralreise auf, eingeleitet durch eine Trance, die völlig unempfindlich für den Körper und unempfänglich für die Umgebung wurde. Wir regelten es so, dass einer von uns den Zirkel leitete und keine Mittelerfahrung machte, damit diejenige oder derjenige wachsam sein konnte für die energetischen Prozesse der anderen. Es ist in der Tat so, dass sich das Energiefeld unter Opium rasant vergrößert und man den Eindruck hat, der Körper werde immer kleiner und leer, ähnlich der 4. Sterbephase. Es war auch eine aufschlussreiche Erfahrung, dass in diesem geschützten Rahmen des Zirkels jeder sich bei Opium sofort in die Theta-Ebene »fallen« lassen konnte und dadurch weder Körpersymptome, noch nennenswerte Emotionen auftauchten.

Opium und Flucht

In der Praxis begegnen wir der Opium-Persona, die an den Folgen von Opium-Missbrauch leidet, kaum. Wir erleben sie aber als Fülle von Zuständen bei Menschen, die Drogen nehmen oder genommen haben. Darüber hinaus fallen Menschen in Opium-Zustände aufgrund anderer Ätiologien. Erfreulicherweise liegt das Opium-Arzneimittelbild inzwischen wesentlich differenzierter vor, so dass wir einen besseren Einblick in das manisch-depressive, chaotische, aber auch in das euphorische, völlig abgehobene Wesen der Arznei bekommen. Mir fehlte dennoch immer noch der Zugang zum Potenzial, zur sensitiven und medialen Persona, die zweifellos bedeutsam ist. Ich verdanke den Zugang ausgerechnet den Menschen, die ich zunächst am wenigsten leiden konnte: den angeberischen Esoterikern, die nur auf den höchsten kosmischen Ebenen testen, reisen, heilen. Es kommt einem sofort der Gedanke an Flucht, und Opium hat ja auch das Verlangen zu fliehen. Mein Focus war auf die Frage gerichtet: Die Flucht wovor? Ich muss gestehen, dass ich das als rhetorische Frage betrachtet habe, denn es war mir klar: vor der Annahme von Verantwortung, vor persönlichen oder beruflichen Problemen usw. Eines Tages stellte ich die Frage: Die Flucht – wohin? Und da begann erst meine lösungsorientierte Denkweise Fuß zu fassen. Die Opium-Persona, der wir in der Praxis begegnen, ist nicht die typische Indienreisende, die alle Strapazen auf sich nimmt, um das Flair des Ashrams, der Gangesufer, des Meeressaums von Goa zu erleben. **Opium** begriff ich als luziferische Schwester von **Cannabis,** die ähnlich wie **Platinum** von hochgestochenen Ideen durchdrungen ist und sie im Verborgenen verwirklichen will. **Cannabis** hat am meisten Spaß, seine turbulenten Reisen in der Gruppe zu erleben, es hat das soziale Element. Für **Cannabis** ist es egal, wer mitmacht, Hauptsache, es sind Gleichgesinnte beieinander.

Bei **Opium** ist das anders. Es handelt sich um Einzelgänger, die das Schicksal miteinander verbindet, die aber alleine sein wollen. Als ich zum ersten Mal eine solche Einrichtung mit ihren Nischen sah, hatte ich die Assoziation von lauter kleinen Raketencockpits, mit denen die Insassen ins All katapultiert werden. Dieses Bild habe ich sofort vor Augen, wenn mir jemand von seinen Astralreisen erzählt – was mich meist auf die Spur von Opium bringt.

Auf die Frage, wohin die Reise geht, gibt die Opium-Persona Auskunft. Dies aber nur, wenn sie sicher ist, nicht verlacht zu werden, denn es handelt sich nicht um irdische Reise, auch nicht um die Reise zum Mond, sondern zu fernen Gestaden im All. Eine Behandlung kommt nur in Frage, wenn der Mensch mit diesen Erfahrungen nicht im Einklang ist, wenn sich daraus Ängste und physisch-psychische Probleme entwickeln.

Opium und Atem

Mein Behandlungskonzept beinhaltet außer dem Heilmittel **Opium** und einer entsprechenden Betreuung der sensitiven Wahrnehmungen eine Lungen- und Nierendrainage mit **Grindelia D6** und **Solidago D6** sowie eine solide Atemschulung. Die Lunge steht für Kommunikation und für den natürlich fließenden Atem. Aber Menschen der Opium-Persona neigen ganz besonders zu Atemstau, unregelmäßigem oder holotropem Atmen. Wir müssen als Therapeuten, wenn wir veränderten Wahrnehmungen eines Patienten begegnen, immer nach den Auslösern fragen. Wenn der Patient keine nennen kann, achten wir auf den Atem. Starke Unregelmäßigkeiten mit Staus lösen Ängste, aber auch besondere Bewusstseinszustände aus. Denken wir nur an den Zusammenhang von Herzkrankheiten und Träumen vom Fliegen. Die bewusst durchgeführte Veränderung des Atemrhythmus war und ist das älteste Übungsmittel gewesen, um außerordentliche Wahrnehmungen zu provozieren. Wird der Atemrhythmus konstant verändert, vor allem durch lange Stauungen nach dem Ausatmen und vor dem Einatmen, so gerät der Organismus in einen Ausnahmezustand, der die Pforte zum Sterbeprozess einleitet. Die Meister alter spiritueller Schulungen wussten, dass eine Bewusstseinsänderung der Kenntnis des Sterbeprozesses bedarf, denn eine tiefgreifende Änderung zu Lebzeiten bedeutet immer, dem größten Wandel, dem Tod nahe zu sein. Alle spirituellen Schulungen basieren auf einer Atemkontrolle, das wurde nur bei der Übertragung in den Westen ignoriert oder zu wenig beachtet.

Findet eine Veränderung des Atemrhythmus bewusst und in einem geschützten Rahmen statt, können die daraus erwachsenden Umstülpungen des Bewusstseins aufgefangen werden. Nicht so, wenn jemand schutzlos durch eine Krise oder durch unvernünftige energetische Experimente in diese Situation gerät.

Auf diesem Hintergrund sehe ich meine Begründung, besonders mit der Opium-Persona eine Atemtherapie durchzuführen, die sie inkarniert und wieder an die irdischen Lebensrhythmen anschließt.

3. Die Camphora-Persona

- Hält sich für körperlich leicht
- Meint, in der Luft zu schweben
- Vergrößerungsgefühl
- Wahrnehmungen, abends, beim Einschlafen
- Gegenstände erscheinen in leuchtenden Farben, strahlend
- Spürt eine fremde Person neben sich
- Sieht leuchtende Farben
- Sieht Phantome, nachts
- Sieht körperlose Wesenheiten (Geister, Gespenster)
- Hat Visionen, nachts, beim Schließen der Augen, wunderbare

Camphora und Hellriechen

Die mediale Persona von Camphora ist weiter verbreitet als wir in der Regel denken. Nur verknüpfen wir den Bereich der Esoterik, in dem sie eine dominante Rolle einnimmt, selten mit Camphora. Was macht einen die Sinne schneller schwinden als intensive Düfte?! Es gibt hellriechende Menschen, die durch anregende, schöne Düfte ihr Bewusstsein und damit ihre Wahrnehmung erweitern. Es gibt auch die Schattenseite der »Schnüffler«, die »high« werden durch Benzin-, Aceton- oder Äthergerüche. Das Riechhirn ist der älteste Teil des menschlichen Gehirns, und wir alle haben schon oft den Beweis für seine prompte Reaktion erlebt: Man riecht irgendwo Anis, und sofort ist man in Oma's Küche vor Weihnachten und hat das Gefühl von Gemütlichkeit. Düfte lösen Assoziationen aus, die sowohl den Bilderspeicher als auch den Emotionsspeicher öffnen.

Meine erste Begegnung mit dem Urstoff von Camphora, dem Kampfer, ist mir unvergesslich, weil es mich in eine Welt der Bewusstseinszustände führte, die mir bis dahin völlig fremd waren:

Im Jahre 1973 war ich erstmalig in Indien zwecks Feldforschungsarbeit. Freunde luden mich ins Parfumeur-Viertel in Kalkutta's Bazar ein. Schon nach der Probe von drei schweren Düften, hergestellt aus Blüten, die am Abend ihren Duft verströmen, war ich wie betäubt. Als ich zwei kleine Phiolen zu einem märchenhaften Preis erstehen wollte, wurde ich aufgeklärt, dass ich nicht einfach ein Parfum kaufen könne. Erstens müsse man mein Horoskop betrachten und zweitens müsse ich auf meine Träume und inneren Visionen achten. Außerdem müsse ich erst meine Nase durch eine Vorübung »reinigen«, damit ich für den zu mir passenden Duft empfänglich sei. Ich nannte meine Geburtszeit und wurde gebeten, in ein paar Tagen wiederzukommen. In der Zwischenzeit hatte ich die Aufgabe, meine Nase und mein Imaginationstalent mit Kampfer zu schulen. Ich erhielt einen salzähnlichen weißen Klumpen, den ich in einer Schale neben mein Bett in die Nähe des Halses platzieren sollte. Die Aufgabe war, auf die Träume zu achten.

Der Kampfer löste bei mir eine solche kristallklare geistige Klarheit aus, wie ich sie selten im Leben erreicht habe. Was die sensitiven Wahrnehmungen betraf, enthielten sie alles, was oben in der Liste steht. Teils kamen diese Wahrnehmungen am helllichten Tage, wenn ich nur an Kampfer dachte, und nachts im Traum. Nach etwa einer Woche hatte ich das Gefühl, innen vollkommen gereinigt zu sein und fast nur noch aus Nase zu bestehen. Unter Kampfer erwarb ich eine Fähigkeit, die ich bis heute habe, nämlich am Rand eines großen Tals zu stehen und von jedem beliebigen Standort mir gegenüber meinen Platz zu betrachten, mich und mein Umfeld also von außen zu sehen. Das gelingt am Tage wie im Traum; ich habe die Wahrnehmung in realen Landschaften oft überprüft und sie bestätigt gefunden.
Als ich einmal von einem Heilpraktiker nach meinen Träumen gefragt wurde und unvorsichtigerweise dieses Phänomen als eines schilderte, das nicht nur im Traum auftauche, meinte er besorgt, das sei aber ein sehr pathologisches Zeichen und weise auf ein krankes Herz. Daraufhin wechselte ich den Therapeuten, denn ich wusste aus den Erfahrungen in Indien, das darin nichts Pathologisches ist, sondern die hellriechende Gabe eine starke Imaginationsgabe auslösen kann.
Die Parfum-Geschichte ging so zuende, dass ich nach einer Woche das meinem indischen Horoskop entsprechende Parfüm bekam. Es war in einer kleinen Phiole, die erst im Jahre 2000 leer war. Wenn ich nur in ihre Nähe kam, öffnete sich sofort ein Vorhang für die Inspiration. Der Duft war allerdings so stark, dass ich nur äußerst sparsam damit umgehen konnte.
Die Camphora-Persona ist mir in der Praxis hauptsächlich bei Menschen begegnet, die eine Affinität zu Düften haben bzw. Aromatherapie betreiben. Wer eine gute Nase hat, hat auch eine gute Intuition. Deshalb baue ich darauf, auch wenn der Mensch mit einem desolaten Zustand kommt und sich weit entfernt von einer Intuitionsgabe wähnt. Aromatherapeuten sind eine sehr spezielle Klientel. Sie sprechen erst über ihre sensitiven Wahrnehmungen, wenn sie einem vertrauen. Was aber dann zu Ohren kommt, ist erstaunlich und klingt fantastisch. Das Mindeste, was sie beschreiben, ist das Gefühl des Erhobenseins. Sicher gibt es für alle Düfte eigene, individuelle Erfahrungen, aber die Camphora-Persona betrachte ich bisher als eine Ausgangsbasis, die hellriechende und Levitationsbegabung zu verstehen und im Falle einer pathologischen Entgleisung als Heilmittel einzusetzen.

Camphora und Levitation

Die sensitive Fähigkeit, die der Camphora-Persona zugrunde liegt, ist, einen erhöhten Standpunkt einzunehmen, aus der Vogelperspektive die Welt unter sich zu betrachten. Der Weg zu diesem Betrachtungsort geschieht durch Levitation. In den diversen Yogarichtungen Indiens nimmt die Levitation einen großen Platz ein. Es mag sicher auch früher Yogis gegeben haben, die real, also physisch levitierten. In unseren Breiten braucht man Sprungfedermatratzen oder Drogen, um ein Levitationsgefühl auszulösen. Ähnlich wie bei **Opium** muss man bei **Camphora** genauer fragen, wohin die Reise geht. Die mediale Persona von Camphora spricht von der Levitation, die wie eine weiße Rauchsäule an einem windstillen Tag gerade nach oben steigt. Levitation ist nicht gleich Levitation! Deshalb ist die Frage wichtig, um Camphora ins Blickfeld zu bringen: Wohin steigen Sie auf? Was ist das für ein Ort? Was tun Sie an diesem Ort? Die sensitive Gabe ist das Aufsteigen zu einem hohen Aussichtspunkt, von dem aus der oder die Wahrnehmende die Welt unter sich betrachtet. Dabei kommen Gedanken, und die entscheiden, ob die Wahrnehmung ins Leben integriert werden kann oder Angst auslöst.

Camphora und Erinnerung
Im Arzneimittelbild ist das Thema »Gedächtnis« sehr bedeutsam. Camphora ist januskopfig, wie ich aus eigener Erfahrung weiß. Es regt die Gedächtnisleistung an, und sollte deshalb viel häufiger bei frühen Anzeichen von Vergesslichkeit und mangelnder Konzentration eingesetzt werden.

▷ Nimmt man Camphora zu lange, schlägt es ins Gegenteil um und es stellt sich Gedächtnisschwund ein.

Wenn ich bei Gedächtnisschwäche allerdings nachbohre und frage: Was wollen Sie denn vergessen?, da kommen dann oftmals sensitive und mediale Erfahrungen zutage, die irgendwie nicht einzuordnen waren, die Angst machten und die der Patient vergessen wollte. Die Camphora-Persona lehrte mich den Zusammenhang zwischen Gedächtnisschwäche und Riechschwäche oder Gedächtnisschwäche und überdurchschnittlicher Riechfähigkeit. Beides habe ich erlebt und in beiden Fällen hat Camphora sowohl die Erinnerung an mediale Erlebnisse aktiviert als auch das Levitieren in Gestalt von Traumreisen oder Alphareisen oder Trancereisen.
Ein anderes mediales Phänomen war die Fähigkeit, die Zeitgrenze aufzuheben. Alle unsere Mitprüfer hatten ein ähnliches Erlebnis, nämlich in eine frühere Zeit zu reisen und aus dieser Zeit etwas in unser jetziges Leben zu bringen: Wissen, Erfahrung, Fortsetzung einer Aufgabe. Jeder hatte unter Camphora ein Déjà-vu-Erlebnis, eine Erinnerung, ein Wiedererkennen von Orten, Menschen und Situationen. Es ist, als wenn sich für einen Moment der Vorhang der Vergangenheit hebt und eine Szene aufleuchtet, die für jeden eine bestimmte Bedeutung hatte.
In unseren Prüfungen ergab sich als Symbol und Essenz der blaue, auf dem Berg Meru tanzende Hirtengott Krishna. Die Farbe Blau ist die Zeit, der Gott der Hirten ist der Gott der Liebe, der vom höchsten Standpunkt aus, dem heiligen Berg Meru tanzend lehrt, dass in der Einfachheit des Hirtenlebens größte Weisheit zum Ausdruck kommt. Krishna balanciert in manchen Darstellungen das Weltengebirge auf einem Finger. Die im Zirkel erlebte Symbolik von Camphora beflügelte den Komponisten und Leiter des Ensembles »Nature's voice«, Harald Knauss, das Stück »Der Weg nach Kailash« zu komponieren (CD des Ensembles, Raga-Suite).

Kampfer spielt in der Homöopathie eine vermeintlich wichtige Rolle als Antidot bzw. als Mittel, das die Wirkung anderer Mittel auflöst. Deshalb wird Kampfer immer isoliert von anderen Arzneien gehalten. Ich habe diese

Erfahrung nicht gemacht. Bei mir steht Kampfer freundschaftlich als Ursubstanz und in allen möglichen Potenzen bei den anderen Mitteln. Die Diskussion um den destruktiven Einfluss des Kampfers auf das Heilwesen anderer Mittel halte ich für eine echte »Wahnidee«. Die Energie folgt dem Gedanken, und Gedanken manifestieren sich. Wer an Gespenster glaubt, dem erscheinen auch Gespenster. Wer an die auflösende Kraft von Kampfer glaubt, der erlebt das auch in der Arzneimittelprüfung, der schwächt auch seine Heilenergie, und in der Folge sind auch seine Arzneien geschwächt. Ich kenne nur ein absolut sicheres »Mittel«, das die Wirkung eines Heilungsprozesses und die Wirksamkeit jedes Mittels aufhält und auflöst: das negative Denken.

4. Die Natrium muriaticum-Persona

- Tastsinn wird überempfindlich
- Eindruck, schwebe in der Luft
- Sieht Gesichter
- Sieht Feuer
- Sieht viele Bilder, Phantome
- Sieht Geister, Gespenster
- Sieht Personen
- Hat Visionen, tagsüber
- Meint, Haus sei voller Menschen
- Redet mit toten Personen
- Redet mit Geistern
- Hört Stimmen, weit entfernte, von toten Menschen
- Hört Töne, Klänge, Laute aus einer anderen Welt

Natrium und Zweifel
Meine persönliche Erfahrung ist, dass keine Konstitution in ihren sensitiven Fähigkeiten so unterschätzt wird wie Natrium. Das liegt daran, dass der Natrium-Mensch einem selten in der erlösten Form begegnet, sondern meistens voller Ängste, Selbstzweifel, Allergien, Neurosen, Hysterien und negativer Gedanken. Ich betrachte es als größten Therapieerfolg, wenn die Natrium-Persona das erste Mal lächelt und in der Lage ist, einen positiven Gedanken anstelle einer Tirade von Kümmernissen. Die zweifellos reichen Gaben von Sensitivität und Medialität sind von einem Berg von negativen Glaubenssätzen verschüttet. Ich habe stets den Eindruck, ich muss erst tief unter die Erde in den Salzstock, um das Potenzial wahrzunehmen. Die Oberfläche zeigt im pathologischen Zustand die Schattenseite sensitiver Fähigkeiten. Alles ist von Ängsten durchdrungen. Die Natrium-Persona muss viel an sich arbeiten und vieles in ihrem Gefühlsleben erlösen und ordnen, ehe eine Sensitivitätsschulung möglich ist. Sie steht sich nicht nur durch Ängste im Wege, sondern durch viele Zweifel. Zweifel sind wichtig, aber nehmen sie überhand, zeigen sie eine fehlende Hingabefähigkeit. Ich erlebe Natrium bei Menschen, die Fragen stellen, ehe sie das Gehörte in sich aufgenommen haben. Sie müssen analysieren, ohne erst einmal eine eigene Erfahrung gemacht zu haben. Die Hochschulwissenschaften sind für mich in ihrer Haltung, etwas abzulehnen ohne Selbsterfahrung, der Inbegriff der Natrium-Schattenseite.

Natrium und Zirkelarbeit
Wir haben in England den Typ des notorischen Fragenstellers in der Medialschulung erlebt, aber auch die strikte Reaktion unserer Lehrer, indem sie sagten: »Der Zirkel ist kein Ort der Diskussion, der Analyse und der Fragenstellung, sondern ein Ort des Tuns, das einem Antworten gibt.«

In ihrer Persönlichkeitsstruktur erscheint mir Natrium wie ein Spinnennetz, in dem sie alle emotionalen Schwächen auffängt, die von außen auf sie eindringen. Dadurch bleibt wenig Raum für die Wahrnehmung der Schönheiten des Lebens. In der Sensitivitätsschulung bzw. im Zirkel erlebt jeder, was es heißt, Ja zum Leben zu sagen und die negativen Gedanken draußen zu lassen. Ist die Natrium-Persona erlöst, zeigt sich das darin, dass sie nach vorne schaut und beginnt, auch im Alltag lösungsorientiert zu denken. Ihre Gaben beginnen sich aus dem Schatten herauszulösen.
Vielleicht liegt es daran, dass die Natrium-Persona mein ferner Spiegel ist und mir die Therapie besonders schwerfällt, wenn es um das Thema der Sensitivität geht. Auf dem intellektuellen Sektor wie auch auf dem der charakterlichen Geradlinigkeit fühle ich mich Natrium durchaus ähnlich. Aber das Wie im Umgang mit den Unbill des Lebens und der Mitmenschen komme ich oft an die Grenze der Toleranz. Darin bin ich die Antipode. Die Natrium-Persona stellt mich immer auf den Prüfstand dessen, was ich lehre: positive Potenziale wahrnehmen, Geduld üben. Es fällt mir bei keinem so schwer wie bei ihr. Das liegt nicht an der mangelnden Wahrnehmung der Begabungen, denn das Energiefeld dieser Persona schwingt in klaren, leuchtenden Farben wie am Meer. Das Problem ist, sie will das gar nicht wissen, hören und in sich aufnehmen, sondern ist fixiert auf das, was nicht ist, was sie nicht hat, was sie verloren hat. Ich konnte beobachten, dass die Neigung, immer zuerst das Negative wahrzunehmen, auch erhalten bleibt, wenn die Patientin/der Patient einen Heilungsprozess durchlaufen hat.

Fallbeispiel 26

Ich konnte einen sehr schönen Heilungsverlauf der Natrium-Persona im Kollegenkreis beobachten. Ein Heilpraktikerin kannte ich seit Jahren als eine starke Persönlichkeit, die aber zum einen ständig in die Vergangenheit schaute und dort mit unerfreulichen Erinnerung beschäftigt war, und zum andern bei allen spontanen Äußerungen erst das Negative nannte. Letzteres fiel ihr gar nicht mehr auf, aber es machte es für die Umwelt schwierig, ihre Kompetenz problemlos anzunehmen. Ich behandelte sie nicht, weil ich der Meinung war, sie würde das empfohlene Mittel weder annehmen, noch tolerieren, dass ich es ihr nicht sagen möchte. So verließ ich mich auf ihre Intuition und auf ihre regelmäßige Zirkelarbeit. Aus Erfahrung wusste ich, dass die scheinbar spielerischen Psychometrieübungen wie ein Schleifstein am Bewusstsein eines Menschern arbeiten und schonungslos das zutage bringen, was durch negatives Denken behindert wird. Nach einem Jahr zeigten sich die Früchte, indem sich das ausdrucksstarke Gesicht aufhellte und sie von sich aus mehr bemüht war, auch die positiven Potenziale in einem Mitmenschen zu würdigen. Von der totalen Egozentrizität (Ich bin schlecht behandelt worden, ich habe gelitten, ich werde nicht gewürdigt usw.) zur Öffnung nach außen. Das kann ein Natrium-Mensch nur, wenn genügend Sicherheit und Vertrauen entstanden ist.
Sie verordnete sich zu meiner große, aber stillen Freude **Natrium muria-**

ticum LM60, das ihre Sensitivität noch einmal ein großes Stück weiter brachte. Sie übernahm sogar die Aufgabe, bei den mentalen Heilungssitzungen für ihren Vater die übrigen Heiler sicher und sanft zu führen. Gewiss war es auch die Aufgabe, bei jemandem die sensitiven Heilungskräfte einzusetzen, die ihre eigenen Fähigkeiten sprunghaft anwachsen ließ.

Fallbeispiel 27

Ein anderes Fallbeispiel erlebte ich bei einem elfjährigen Mädchen, das wegen Bettnässen und ständigem Zanken mit dem Bruder kam. Andrea erzählte, dass sie sich immer mehr in ihre eigene Welt der Schlümpfe zurückziehe, auch in der Schule wenig Freunde hätte und sehr unglücklich sei. Ich ging ausführlich auf ihre Welt ein und ermunterte sie, keine Scheu zu haben, weil es mich sehr interessiere. Erst musterte sie mich kritisch und glaubte mir nicht. Sie sagte: »Ich bin doch hier, weil ich nachts ins Bett mache. Da wollen Sie doch wissen, woher das kommt, oder? So war es auch bei der Kinderpsychologin.« Ich antwortete: Das Bettnässen ist sicher auch wichtig, aber wichtiger ist mir, warum du so unglücklich bist als so nettes Mädchen. Deine Welt, in der du dich sicher fühlst, interessiert mich deshalb so, weil du damit Fähigkeiten beschreibst, die mir weiter helfen, deine Begabungen zu verstehen.« Sie wartete, mich misstrauisch anschauend. Ich wartete, sie anlächelnd. Sie wurde unruhig auf dem Stuhl und erwartete, dass ich das Schweigen breche. Sie schaute fragend die Mutter an, die aber erfreulicherweise auch schwieg und selbst brennend interessiert war, mehr von ihrer Tochter zu verstehen. Plötzlich verstand ich die Botschaft des Kindes und sagte: »Ich habe den Eindruck, du möchtest, dass die Mama draußen im Wartezimmer ein Buch liest. Stimmt das?« Erleichtert bejahte sie. Dann beschrieb Andrea detailliert, dass sie viele Leute in ihrem Zimmer sehe, tagsüber Fantasielandschaften vor ihrem inneren Auge auftauchten, auch wenn sie Schularbeiten machte. Wenn sie besonders unglücklich war, sprach sie mit ihrer verstorbenen Oma. Sie erkannte diese Oma an der Stimme. Sie hatte auch des öfteren hellhörige Erlebnisse. Sie spielte selbst Klavier. Und nach dem Üben hörte sie plötzlich von ferne wunderschöne Kammermusik mit Klavier. Es entstand folgender Dialog:
Ich fragte sie: »Weißt du wer da musiziert?«
Sie sagte spontan: *»Ja, das ist Brahms mit seinen Kollegen.«*
Was ist deine Idee, warum Brahms auftaucht?
Ich weiß, er spielt nur für mich, wenn ich traurig bin.
Möchtest du daran etwas ändern?
Eigentlich nicht.
Warum nicht?
Es ist so schön, dass Brahms für mich spielt.
Meinst du nicht, der Brahms würde auch für dich spielen, wenn du glücklich und gesund bist?
Schulterzucken.
Magst du es mal ausprobieren?

Glauben Sie mir denn, dass da der Brahms mit seinen Kollegen spielt?
Du machst diese Erfahrung, also ist es wichtig, dass du diese Botschaft verstehst. Ich bin fest überzeugt, dass du hellhörig bist und dass dir das auf deinem Musikerweg sehr hilfreich sein wird. Ich habe auch mal so ein hellhöriges Erlebnis gehabt – ich hörte plötzlich in der Siedlung, wo wir wohnten, um 17 Uhr einen fantastischen, lauten Gesang einer Arie in der Luft. Danach habe ich mir geschworen, Sängerin zu werden. Das konnte ich niemandem damals erzählen, man hätte mich für durchgeknallt gehalten.
Andrea war begeistert und lächelte zum ersten Mal.
Also, kommen wir zu dir zurück. Möchtest du dein Unglücklichsein gegen Glücklichsein eintauschen und hören, was der Brahms dazu spielt?
Ja!!!

Wir verloren kein Wort mehr über das Bettnässen, sondern arbeiteten gemeinsam einen Therapieplan aus. Sie bekam **Natrium muriaticum C1000,** dazu eine Nierendrainage mit **Solidago D6** und eine Blaulichtbestrahlung. Ich erklärte ihr, dass das Blaulicht nicht nur gut für Blase und Niere ist, sondern auch in der Sensitivitätsschulung eingesetzt wird, um die Hellsinne sensibler zu machen. Ihre letzte Frage war: »Sagen Sie jetzt alles meiner Mutter?« Ich spürte ihre Sorge und versprach, meine Schweigepflicht einzuhalten – was die Mutter enttäuschte. Aber ich erklärte ihr, sie solle auf ihre begabte Tochter vertrauen.
Vier Wochen später war das Bettnässen verschwunden. Auch das Verhalten dem zänkischen Bruder gegenüber hatte sich gelegt. Sie stand nun hin und ließ sich nicht mehr alles gefallen. Die Mutter berichtete, Andrea sei wie ausgewechselt und tue sehr geheimnisvoll, wenn sie ihre Blaulichtsitzung, übrigens freiwillig eine Stunde lang, absolviere. Nach drei Monaten gab es noch einmal einen kleinen Rückfall mit dem Bettnässen, weshalb ich das Mittel wiederholen ließ. Danach blieb Andrea diesbezüglich stabil.
Als ich sie nach 7 Monaten wiedersah, erfuhr ich, sie habe von sich aus der Mutter erzählt, was sie erlebt habe. Sie hatte großes Vertrauen in ihre sensitiven Fähigkeiten gewonnen und darin auch etwas erkannt, dass sie von ihrem älteren Bruder abhebe. Sie sagte kurz und knapp, Brahms habe für sie gespielt und gesagt, so sei es für ihn angenehmer zu musizieren, wenn sie selbstbewusst sei.
Wie ich von der Mutter erfuhr, nahm Andrea sehr erfolgreich am Wettbewerb »Jugend musiziert« teil und spielte Klavier-Kammermusik (!). Sie hatte den Eltern gegenüber gesagt, sie werde Musik studieren. Dieser Entschluss veränderte das Mädchen insofern, als es gerne übte und in der Schule deutlich besser wurde. Der Fall ging so zuende, dass die Mutter anrief und um einen Termin in der Praxis bat mit den Schlussworten: »Wenn das Homöopathie bewirken kann, dann kann sie auch bei mir noch Begabungen zum Vorschein bringen!«

5. Die Arsenicum album-Persona

- Tastsinn wird überempfindlich
- Versucht, Gegenstände zu ergreifen
- Meint, Haus sei voller Menschen
- Spürt, die Zeit zum Sterben sei gekommen
- Spürt fremde Person neben sich
- Sieht abwesenden Bekannten auf dem Sofa sitzen
- Sieht Personen, tote
- Sieht Feuer
- Sieht körperlose Wesenheiten (Geister, Gespenster), Tag und Nacht
- Hat Visionen, fantastisch, beim Schließen der Augen
- Hört Glocken
- Hört Stimmen
- Meint, jemand rufe
- Meint, jemand rufe beim Erwachen

Arsen und Sterbeenergetik

▷ Die **Arsen-Persona** ist in vielem der **Natrium-Persona** verwandt, denn auch sie lebt in den seltensten Fällen ihre sensitiven Fähigkeiten.

Sind es bei Natrium die unzähligen Zweifel, die einer sensitiven Entfaltung und damit einem kreativen Leben im Wege stehen, so ist es bei Arsen der scharfe Verstand, der alles durchleuchtet und analysiert. Da die Medialschulung sinnvollerweise in einem geschützten Kreis von Gleichgesinnten und gleich motivierten Freunden stattfindet, zeigt sich auch hier ein Problem der Arsen-Persona. Sie hat wenige Freunde, will nicht »mit jedem« in einer Runde sitzen, ist eher ungesellig und will eigentlich alles allein machen. Sich auf Nähe einzulassen, ist nicht ihre Stärke.
Was **Natrium** und **Arsen** ähnlich macht, ist ihr energetischer Standort in der *Großen Wandlung,* wie ich das Sterben nenne. Hier leisten beide große Dienste und entfalten sie ihre schöpferische Kraft. Arsen hat alle Möglichkeiten, hellfühlig, hellhörig und hellsichtig zu sein. Diese Gaben entfalten sich im Sterbeprozess sofort, wenn man dem Sterbenden versichert, dass alle Wahrnehmungen in der Ordnung dieses Prozesses seien. Hierbei habe ich auch die meisten Erfahrungen zur Arsen-Persona sammeln können. Ob durch mich oder durch andere, die sich mit dem Sterbeprozess intensiv befassten, wurde klar, dass es für den Sterbenden eine große Erleichterung ist zu wissen, seine Wahrnehmungen werden gewürdigt und es wird ihm versichert, dass er/sie auf dem richtigen Wandlungspfad voranschreite.

Arsen und Disziplin

Der Weg zu den eigenen sensitiven Fähigkeiten ist bei Arsen in jüngeren Jahren schwerfällig und zögerlich. Schon als Kind ist zuviel Ernst im Spiel, oft vergreist das »innere Kind« zu schnell. Ferner tritt bei Arsen an die Stelle von Humor und Mutterwitz oftmals beißende Ironie und Sarkasmus. Kann sich die mediale Arsen-Persona allerdings frei entfalten, so kommen weitaus mehr mediale Begabungen zum Vorschein als oben in der Liste angegeben. Der Vorteil von Arsen ist dann, dass der »common sense« die Wahrnehmungen regiert und nicht das Wunschdenken. Lycopodium und Arsen sind die beiden ähnlichen Persönlichkeiten, die verstehen, dass eine hohe Qualität durch diszipliniertes Üben und durch Arbeit ein stabiles Fundament bekommt.

Fallbeispiel 28

Ein Fabrikant konsultierte mich wegen Gelenkproblemen. Sein enormes intuitives Potenzial wurde überdeckt durch beißenden Spott und Selbstironie. Aber er war sehr offen für eine erweiterte Wahrnehmung und eine spirituelle Weltsicht.
Der Zirkel, in dem er saß, traf sich zwar sehr unregelmäßig, aber durch die Ausbildung in Tierkinesiologie lernte er viele seiner Wahrnehmungen bei Tieren schätzen. Das veränderte auch positiv seinen Zugang zu Pferden und zum Reitsport.

▷ Zu Beginn unserer Bekanntschaft verordnete ich eine Gabe **Arsenicum album XM,** die acht Monate lang wirkte und seinen vormals unangenehmen Sarkasmus, seine Ironie deutlich milderte.

Sein brillanter Verstand brauchte viel Nahrung, das heißt Erklärungen, so weit es mir möglich war. Er setzte alles in die Tat um, um es für sich selbst zu überprüfen. Im Laufe der folgenden Jahre kristallisierte sich eine Form der Sensitivität heraus, die seinem Naturell entsprach: die Gabe der Fernheilung auf mentalem Wege. Hier brachte er fabelhafte Heilungsprozesse bei Menschen und Tieren zustande, die sein Vertrauen in diese Gabe stärkten. Für ihn wie für jede Arsen-Persona, ist die Überprüfbarkeit ein sehr wichtiger Faktor. Deshalb war auch bei diesem Klienten der Zugang zur englischen Medialschulung insofern leicht, als er das Prinzip der »evidence« begrüßte. Was ihm bis heute schwerfällt, ist die Öffnung zum menschlichen Gegenüber und die Gefühlsäußerung. Was mich jedoch für diesen begabten Menschen einnimmt, ist, dass er sofort Tränen in die Augen bekommt, wenn er von einem Heilungsprozess oder von einem Erlebnis menschlicher Überwindungskraft hört.

Arsen und Zen

Im Zusammenhang mit Stramonium ging ich schon auf die Zenschulung ein, die im Westen nur in ihrer strengen, patriarchalen Form vermittelt wird. Das durch die Meditation aufgebaute Energiepotenzial muss in den Alltag einfließen, es braucht eine Ausdrucksform, denn wir leben hier im Westen in keiner Klostertradition, sondern müssen Privat-, Berufs- und Familienleben mit Spiritualität in Einklang bringen. In Ostasien floss das schöpferische

Energiepotenzial in die Zenkünste. Dadurch wurde das strenge Zen des Schweigens, des Innehaltens, des Verweilens mit dem Lebendigen, Beweglichen und Kreativen in ein natürliches Gleichgewicht gebracht.
Nach 15 Jahren persönlicher Zenerfahrung und Kontakten zu Zendos in Europa und Amerika bin ich zu dem Schluss gekommen, dass diese strenge Form des Mahayana-Buddhismus als Dauerschulung nur selten für einen westlichen Menschen geeignet ist.
Meine ehemalige Zenmeisterin, Koun An D'ortschy Roshi sagte einmal:
»Es gibt in der Zenschulung nichts Schlimmeres als ein lachendes Zendo.«
Das trifft genau das zentrale Problem. So wie im Westen Zen gelehrt wird, bleiben Fröhlichkeit, Lachen, das innere Kind, Lebensfreude, das Spielerische, Bewegliche vor den Toren der faszinierenden, perfekten und (tod-) ernsten Ordnung eines Zendos. Da Schweigen angesagt ist, findet eine Verständigung nur durch Glocken- und Klappernzeichen angesagt. Der gesamte Tag eines Sesshins (intensive Schulungstage) ist streng ritualisiert. Als gelegentliche Erfahrung, etwa einmal ein Jahr lang regelmäßig Zazen üben, ist eine hervorragende Disziplinierung von Körper, Geist und Seele. Keine Persona ist damit so stark in Resonanz wie Arsen. Eine solche Kunst der Bewusstseinsschulung konnte nur in Japan entstehen, in einer im höchsten Maße arsenisch aspektierten Kultur – mit allen Licht- und Schattenseiten.
Wird eine solche Kultur auf unsere westlichen Lebensverhältnisse übertragen, kommt es in den meisten Fällen zu großen Problemen, die wir in der Praxis als Arsen-Pathologie erleben. Es ist für uns Therapeuten wichtig, den Hintergrund zu verstehen. Zu 90% machen sich Menschen auf den Zenweg, weil sie Probleme haben, die sie durch die strenge Meditation zu lösen hoffen. Wie ich aus eigener Anschauung weiß, sind die Probleme meist emotionaler Natur und Folgen von Unterdrückung – sei es Unterdrückung von emotionalen Bedürfnissen, von sexuellen Wünschen, von kreativen und sensitiven Fähigkeiten, mit denen der/die Suchende nicht mehr klarkommt. Nun begibt er/sie sich in ein System, in dem gerade der emotionale Bereich vollkommen ausgeschlossen wird, denn Zazen widmet sich der Mentalebene. Für eine Weile ist das Ausklammern der Emotionalebene sehr heilsam, weil ein Abstand zu den Problemen entsteht. Aber, wie ich in vielen Fällen erleben musste, wirkt die Zenmeditation mit ihren strengen Lehren auf Dauer wie ein umfassender Unterdrückungsmechanismus. Das liegt natürlich nicht in der Absicht der Lehre. Die Unterdrückungskrankheiten, an erster Stelle Krebs, können entstehen, weil von der Zenschulung im Ursprungsland nur der strenge Anteil im Westen gelehrt wird und das Pendant der kreativ-künstlerischen Kanäle fehlt. Außerdem herrschen bei uns keine Klosterverhältnisse. Bei den meisten westlichen Zenschülern – ob sie nun in Japan, Amerika oder Europa ihren Weg gehen, konnte ich wachsende Weltfremdheit, Verlust von Lebensfreude, Verlust von Lachen und Humor und eine gewisse Arroganz dem alltäglichen Leben gegenüber beobachten.
Die **Arsen-Pathologie** zeigte sich auch in dem Zenkreis mit 160 Menschen, in dem ich geschult wurde, indem zu viele junge Menschen an Krebs star-

ben, den Freitod wählten und lebensuntauglich wurden. Bei den Frauen waren Menstruationsprobleme an der Tagesordnung; es wurde als ideal angesehen, wenn die Regel fortblieb (!). Bei den Männern kam es zu nächtlichen Pollutionen oder krankhaften sexuellen Visionen. Die Zengemeinschaft nahm fortschreitend androgyne Züge an. Diese Entwicklung war und ist weder der Lehre, noch der Zenmeisterin anzulasten, sondern in letzter Konsequenz dem gescheiterten Versuch, das japanische Zenerbe 1 : 1 auf westliche Verhältnisse zu übertragen. Selbst die Künstler unter uns litten unter der krampfhaften Sucht nach Erleuchtung. Noch besser meditieren, noch strenger mit sich sein – alles dies führte zu noch mehr Problemen, das tosende Leben im Alltag zu meistern. Bei allen professionellen Künstlern, die immerhin ein großes schöpferisches Potenzial mitbrachten, war eine deutliche Abnahme dieses Potenzials über die Jahre hinweg zu beobachten. Da Kritik nicht erlaubt war, sensitive und mediale Wahrnehmungen als Bewusstseinstrübungen und »Maya« abgetan wurden, zerbrachen viele daran, auch wenn sie es nicht wahrhaben wollten. Ich empfand es als Blasphemie, hier von Karma zu sprechen. Natürlich ist alles Karma, aber auch dieser beliebte Begriff im Zen wird einseitig verwendet, um eine Hinterfragung auszuschließen. Karma ist das LEBENSrad, das VORWÄRTS orientiert ist. Es fällt uns westlichen Menschen außerordentlich schwer, durch den Filter einer solch strengen Schulung wie das Zazen hindurch folgende Fragen zu beantworten:

- Werde ich durch diese Schulung lebensfähiger?
- Gesunde ich an Leib und Gemüt?
- Wird meine Lebensenergie angeregt?
- Werde ich gesünder?
- Kann ich mehr lachen?
- Kann ich das Leben in vollen Zügen genießen?
- Nimmt mein kreatives, schöpferisches Potenzial im Alltag zu?
- Kann ich besser meine Bedürfnisse äußern?
- Lebe ich zu 100% meine Eigenautorität?
- Wächst mein Selbstbewusstsein?
- Wächst mein Selbstvertrauen?
- Werde ich unabhängiger?
- Kann ich besser mit anderen Menschen kommunizieren?
- Kann ich besser Konflikte lösen?
- Bin ich mehr lösungsorientiert in meinem Leben?
- Habe ich mehr Mut, meinen Alltag anzunehmen?
- Ehre ich den Platz im Leben, an dem ich stehe?
- Werde ich beziehungsfähiger?
- Lebe ich lustvoll meine Sexualität?
- Leiste ich »Schattenarbeit«?

Sicher gibt es Menschen, die diese Fragen bejahen können, aber es sind sehr wenige. Ich stelle diese Fragen bewusst meinen Klienten, um ihnen vor Augen zu führen, dass eine Bewusstseinsschulung niemals dazu gedacht ist

und erschaffen wurde, um irgendeinen Lebensaspekt einzuschränken, sondern um zu erweitern. Schränkt sie ein, trifft sie den Lebensnerv gerade dort, wo wir ohnehin schon genügend Leiden produziert haben durch Lust- und Leibfeindlichkeit. Es muss geprüft werden, ob das Maß oder die Art der Schulung zuträglich ist.
Ich erlaube mir diesen Standpunkt einzunehmen, weil ich die Zenlehre durchaus ehre, weil ich ihre positiven Aspekte erlebt und weil ich die Schattenseiten kennengelernt habe. Die große mentale und spirituelle Kraft der Arsen-Persona habe ich ebenso erlebt wie die unerlöste, zutiefst destruktive Kraft, die in den Tod oder in den Wahnsinn führte. Das Faszinierende ist die Gleichzeitigkeit von höchster Ästhetik, von höchster Stilisierung und tödlicher Energie. Das **Kamikaze-Phänomen** ist mir aus Zenkreisen vertraut, es ist sogar ein wesentlicher Inhalt vieler Koans, in denen Schmerzen, Leiden und Tod durch das unbeugsame Verharren im EINEN Geist nichtige Begleiterscheinungen des Lebens werden. Für das Gros westlicher Menschen verleitet indes der fatalistische Zug dieses buddhistischen Lehrzweiges zu einer lebensverneinenden Haltung.
Es ist kein Zufall, dass sich in Zenkreisen hauptsächlich Menschen mit einer starken Arsenaspektierung in ihrem Persönlichkeitsprofil einfinden. Absoluter Gehorsam, Pflichtgefühl und Disziplin sind für sie kein Problem, deshalb halten sie durch. Das zugrundeliegende syphilitische Miasma von Arsen zeigt sich in der fortschreitenden Fähigkeit, das Körpergefühl abzuschalten. Ich habe Menschen erlebt, denen man eine Nadel in die Haut stecken konnte, ohne dass sie es merkten. Meine Frage war und ist: Ist das wichtig, nichts mehr zu spüren? Wie kann sich ein Bewusstsein erheben, wenn es den Tempel = Körper missachtet, in dem Erleuchtung stattfindet? Für die kranke Arsen-Persona wird das Leiden und Sterben zur Philosophie hochstilisiert. Ohne Zweifel ist es sehr schwer, einen Menschen aus diesem selbst auferlegten Gefängnis zu befreien. Deshalb bin ich bei Arsen-Patienten besonders hartnäckig, eine Antwort auf die Frage zu erhalten: Was sind Sie bereit in Ihrem Leben positiv zu ändern?

Fallbeispiel 29

Eine Kinderpsychologin von 51 Jahren konsultierte mich wegen des Themas »Mammakarzinom«. Sie hatte etliche Bestrahlungen und Chemotherapien hinter sich. Als sie vor mir saß, war die Botschaft ihrer Ausstrahlung und ihrer Worte: Ja, ich habe Krebs, aber ich habe damit nichts zu tun. Man muss durchhalten und kämpfen. Man muss hart gegen sich selbst sein. Es gibt Wichtigeres im Leben.
Sie lebte eine lesbische Beziehung, ihre zwei Kinder lebten auch in dieser Gemeinschaft. Alle paar Monate ging sie für vier Wochen in ein Zenkloster, das ausschließlich von Frauen geleitet und besucht wurde.
Sie wurde von einem Onkologen gut und gewissenhaft betreut, ging oft zu Nachuntersuchungen und antwortete auf meine Frage, warum sie zu mir komme trotz guter ärztlicher Betreuung:

»Das hat alles nichts gebracht. Ich habe immer wieder Metastasen. Vielleicht hilft eine andere Therapie.«
Stolz, Härte, Misstrauen und grenzenlose Angst unter der Oberfläche nahm ich wahr. Ich erklärte der Dame, wie ich arbeite und dass ein ganzheitlicher Heilungsprozess viel Eigenarbeit bedeutet.
Bei dem Thema »Krebs und Unterdrückung« versteifte sich die Körperhaltung noch mehr, der Mund wurde noch schmaler, der Augenausdruck noch härter, aber aus dem Mund kamen die Worte: »Ich habe mich als Frau befreit und jahrelang an meinen Themen ›Vater- und Mutterbeziehung‹ gearbeitet. Ich habe mehrere Analysen gemacht. Unterdrückung? Nein, kann ich nicht sehen, wo sie sein sollen.«
Die Anamnese ergab, dass sie durch Zazen keine Aggressionen mehr habe, dass sie ihre Sexualität ohne Schuldgefühle lebe und dass sie sich im Leben nichts gefallen lasse, sondern ihre Meinung standhaft vertrete.
Ich fragte: »Warum haben Sie dann Krebs, wenn alles so in Ordnung ist? Warum sind Sie hier?«
Darauf entspann sich folgender Dialog:
Patientin: *»Was soll denn Krebs mit Aggressionen zu tun haben? Natürlich habe ich mich gefragt, wieso gerade ich Brustkrebs bekomme.«*
Ich: Und was ist Ihre Antwort?
Vielleicht ist es mein Karma und ich muss es einfach annehmen?
Das ist keine wirkliche Antwort, sondern eine Ausflucht.
Ich weiß es nicht!
Ich weiß es auch nicht!

Ich fragte nach den Ängsten als Kind, als Erwachsene. Ihre verblüffende Antwort: *»Ängste habe ich gottseidank nicht mehr. Da stehe ich inzwischen drüber.«*
»Na, wunderbar! Warum sind Sie dann hier?«

Die Patientin versuchte mit allen Mitteln, ein perfektes Bild von sich zu zeichnen und koppelte damit den Krebs ab. Er war eine lästige Nebenerscheinung.

▷ Ich verordnete eine Menge Hausaufgaben, die mit dem Selbstbild zu tun haben und mit der Abgrenzung, **Carcinosinum C30** und **Arsenicum album LM6,** Lichtbestrahlung mit Orange und Blau im Wechsel. Ich empfahl ihr, alles zu essen und zu trinken, was ihr schmeckt, um den kachektischen Körperzustand zu erlösen.

Nach vier Wochen war die Patientin bereit, ihre Schwächen und Ängste anzuschauen. Sie erlebte eine leichte Krise mit körperlicher Schwäche, musste liegen, ging zum Onkologen, der sie sofort in die Krebsklinik überwies. Dort stellte man eine Zyste in der Achselhöhle fest mit dem Vermerk: »Das kann aber auch ein neuer Krebsherd sein.« Die Patientin trug diese negative Mutmaßung mit Fassung.

Hier muss ich einflechten, dass ich in meiner prozessorientierten Krebsbehandlung streng darauf achte, dass nach der Operation, Chemotherapie und Bestrahlung keine körperlichen Manipulationen vorgenommen werden, weder durch Physiotherapie noch Akupunktur, weil ich oft eine Zystenbildung beobachtete und sensitiv sehe, dass die Energiekörper völlig im Chaos sind. Es muss erst eine gewisse innere Ordnung einkehren, ehe die Haut als Trennwand zwischen physischem und Energiekörper wieder belastbar ist.
Bei dieser Patientin hatte man sofort nach der Operation mit gymnastischen Übungen begonnen, wodurch sie Schmerzen bekam, die sie aber unterdrückte.
Ich ließ die Zyste unberücksichtigt, sondern ermunterte die Patientin, ihre Therapie fortzusetzen und darauf zu vertrauen, dass die Zyste von alleine wieder gehe. Ich gab ihr die Übungsaufgabe, täglich eine Alphareise in ihren Körper zu unternehmen und dort heilerisch tätig zu werden (Visualisierung von gesunden Zellen, gesundem Gewebe usw.).
Die Patientin berichtete, dass sie mit offenen Augen in ihren Körper reisen könne, die Zyste betrachtet und ihr die Flüssigkeit entzogen habe und abends spüre, dass viele unsichtbare Leute in ihrem Zimmer seien. Es beängstigte sie nicht, sie verstand es eher als Blick in eine andere, körperlose Dimension.
Nach weiteren sechs Wochen wurde auch klinisch bestätigt, dass keine Zyste, keine Metastasen vorhanden waren. Die Blutwerte hatten sich deutlich verbessert. Die Kopfhaare begannen zu wachsen, das Körpergewicht hatte sich um 2 kg erhöht. Allerdings waren die Leberwerte noch schlecht.
Bei der nächsten Konsultation erschien eine lächelnde, entspannte Frau mit viel weicheren Gesichtszügen. Sie war überzeugt, der naturheilkundliche Weg sei der richtige. Sie fühlte sich viel besser und erwog, langsam wieder ihre Praxisarbeit aufzunehmen.
Auch hierzu möchte ich sagen, dass in meinem Krebsbehandlungskonzept der Weg in die Normalität des Alltags ein wichtiger Faktor ist. Viele Krebspatienten haben nur noch Behandlungstermine und Untersuchungen als Tagesprogramm. Ich unterstütze die Bestrebungen des Patienten, das zu tun, was er/sie tun kann und nicht den Fokus auf das zu richten, was er/sie alles nicht mehr kann.
Die Patientin nahm erstmalig wieder an einer Zenklausur teil. Sie kam zurück mit der Erfahrung etlicher Träume, in denen sie äußerst aggressiv gegen mich und gegen andere Menschen agiert hatte. Als Psychologin sah sie ein, dass sie ihrem Schatten begegnete, also sich selbst, und dass es an der Zeit war, das Thema der Aggression anzuschauen. Ich gab ihr die Aufgabe, im nahegelegenen Wald ihres Domizils einen Baum zu wählen (Antenne zu Himmel und Erde), ihn zu umfangen und ihre Wut hinauszuschreien. Völlig erschüttert rief sie mich an und sagte, zuerst sei kein Laut aus ihr herausgekommen. Nur langsam traue sie sich, das Ventil zu öffnen. Nach drei Wochen täglichen Übens, den persönlichen Urschrei zu entlassen, fühlte sie sich befreit und folgte ihrer Intuition, ihre Blutwerte untersuchen

zu lassen. Freudestrahlend berichtete sie, dass die Leberwerte besser geworden seien.

▷ Um den positiven Prozess zu unterstützen, verordnete ich eine Leberdrainage mit **Chelidonium D6** und **Carduus marianus D6**.

Nach einem Vierteljahr arbeitete die Patientin wieder in ihrer Praxis, mit Maßen, aber vor allem wieder mit Freude. Sie merkte, dass sie durch die Solarplexusübung ihre Patienten besser loslösen konnte. Sie hatte wieder volles Kopfhaar, hatte an Gewicht zugenommen und fühlte sich beinahe gesund. Aber eine tiefsitzende Trauer und Frustration nagte an ihr. Deshalb kam sie erneut in die Praxis. Wir erarbeiteten die Thematik der Cinis ligni-Ebene (Holzasche), bei der es um den aussichtslosen Kampf mit anschließender Kapitulation geht. Meine Erfahrung mit dem heilenden Wesen von Cinis ligni in der Krebstherapie ist der alchymische Prozess der Purifikation und Veraschung. Im Leben des Patienten kommt es zu einer heilsamen Überprüfung, was Bestand hat und was Ausdruck von Lebensqualität ist. Der Krebspatient steht an einer Art T-Kreuzung, an der er sich entweder voll dem Leben zuwendet und aufhört, gegen Windmühlen zu kämpfen, oder den Weg der Exkarnation geht und stirbt.

▷ **Arsen** wurde bei der Patientin durch **Cinis ligni C1300** ersetzt.

Das Mittel wirkte wahre Wunder. Die Patientin träumte ihre Probleme und ihre Lösungen, setzte sie in ihren Alltag um, entwickelte eine unbändige Lebensfreude und Lebensbejahung. Ihr denkwürdiger Kommentar: »Ich spüre ganz genau, dass mich dieses Mittel dazu bringt, Ja zum Leben zu sagen. Das ist noch ungewohnt. Ich weiß es noch nicht genau.« Nach zwei Monaten Cinis ligni-Einnahme rief mich plötzlich die Lebensgefährtin der Patientin an. Von heute auf morgen sei H. sterbenskrank, sie habe unerträgliche Kopfschmerzen, esse nichts mehr und sei total apathisch.

▷ Ich empfahl **Carbo vegetabilis C200**.

Das half, die Lebensgeister erwachten wieder. Wenige Tage später wieder die anfallsartige Schwäche und rasende Kopfschmerzen.

▷ Es folgen **Glonoinum** und **Hypericum** – mit mäßigem Erfolg.

Die Patientin klingt am Telefon euphorisch, sie hat eine Kleinmädchenstimme, sie »will das durchhalten und keine Schmerzmittel nehmen«. Ich frage sie, welche Umstände zu der Verfassung geführt haben. Sie kann sich angeblich »keinen Reim daraus machen«. Als ich auf Hellhören umschalte, nehme ich wahr, dass sie bereits in der zweiten Sterbephase ist. Ich spreche sie direkt darauf an. Sie tut erschrocken, aber ihr Protest ist nicht echt. Die Freundin bricht zusammen, sie will H. nicht verlieren und kann nicht verstehen, dass H. so gesund war und jetzt einen solch schweren Rückfall erleben muss.
Die Patientin eröffnet mir beim zweiten Telefonat: »Ich bin überzeugt, dass ich einen Hirntumor habe.« Ich rate ihr, das überprüfen zu lassen. Der

Befund einer umfassenden klinischen Untersuchung: Alles ist in Ordnung, die Patientin wird als gesund bezeichnet. Ich spreche offen mit der Patientin über meine Wahrnehmung, dass sie sich für das Sterben entschieden hat. Ihre Entrüstung ist gekünstelt, das merkt auch ihre Partnerin. Sie liegt nur noch im Bett, lässt sich von Partnerin und Kindern bedienen und nimmt Abschied. Sie kommt in die dritte Sterbephase, in der bekanntlich ein letztes Aufblühen möglich ist. Das schier Unmögliche geschieht: sie will unbedingt zu mir in die Praxis kommen. Vor mir erscheint H. mit Freundin, gelöst, euphorisch, den Blick bereits in eine andere Welt gerichtet. Ich versichere ihr, dass ich auch in ihrem Sterben helfe; das beruhigt sie. Wir betreuen sie in unserem Heilerkreis und sind dadurch auf dem Laufenden, wie es ihr energetisch geht.

▷ Ich verordne wieder **Arsen,** diesmal **LM60,** täglich einen Tropfen auf die Stirn gerieben.

Daraufhin hat H. den Mut, ihrer Freundin zu sagen, dass sie gehen will. Sie erlebt mediale Zustände, indem Verstorbene sie am Bettende stehend, begrüßen. Sie sieht Feuer um Gegenstände herum, sie hört »wunderschönes Glockengeläut. Die Glocken holen mich ab und tragen mich«, sie hört sanfte Stimmen, die sie rufen. Trotz der großen Schmerzen im Kopf nimmt sie keine Schmerzmittel. Ein Teil ihrer Persönlichkeit hält fest an der echten Wahnvorstellung, einen Hirntumor zu haben. Es ist, als sei dies das Alibi der Freundin gegenüber, sterben zu dürfen. Nach 2 Wochen will H. Arsen mehrmals täglich, der Umgebung mitteilend: »Dadurch kann ich besser schweben«. Die Freundin und die Kinder sind fest überzeugt, dass H. wieder gesund wird und wollen den nahen Tod nicht wahrhaben. Auch das ist eine Wahnvorstellung angesichts klarer Tatsachen! Eines Tages bittet H. um die Einlieferung ins Krankenhaus mit den Worten: »Ich nehme das Arsen mit, aber ich brauche auch Morphium, mein Tumor ist gewachsen.« Sie kommt ins Krankenhaus, und wenige Stunden später hat die Patientin große Atemnot. Es wird Wasser in der Lunge festgestellt. H. kommt in die Intensivstation. Die Freundin sagt: »Da kannst du doch unmöglich sterben«, darauf die Sterbende: »Doch, das kann ich!«. Es folgte das übliche Drama, das ich bei Sterbenden in der Klinik leider oft erlebt habe. Man kann mit der Situation nicht umgehen, sondern schaltet auf die Wahnidee, den Patienten unter allen Umständen am Leben zu erhalten. Die Patientin wird noch einmal geröntgt, es wird eine mühsame CT durchgeführt und nicht darauf gehört, dass die Patientin schreit: Lasst mich in Ruhe. Ich will gehen. Man beschließt, die Patientin zu operieren, weil der Verdacht auf einen Tumor in der Leber besteht. Das kann die Freundin gerade noch verhindern, indem sie sich mutig mit dem Chefarzt anlegt und völlig entnervt die letzten Stunden neben der Sterbenden verbringt. H. verlangt, das ihr die Flasche Arsen in die Hand gelegt wird. Es geht ein Strahlen über ihr Gesicht, und nach ein paar Stunden verebbt sie.
Bei Krebspatienten erlebe ich immer wieder die Ratlosigkeit der Ärzte und des Pflegepersonals angesichts des Sterbens. Der Patient wird entmündigt,

es wird nicht auf ihn/sie gehört, man versteht ihre Wahrnehmungen nicht. Dabei bietet die Homöopathie so wundervolle Heilkräfte, die auch die Exkarnation erleichtern und Würde, Achtung, Respekt und Besonnenheit in den Großen Wandel bringen. Es ist logisch und völlig selbstverständlich, dass gerade die Homöopathie die besten Heilenergien zur Verfügung hat, denn ihre Urstoffe, die Gifte aus allen Naturreichen haben den Tod als Möglichkeit in sich, auch wenn sie verrieben und rhythmisiert werden. Sie sind der Inbegriff der Ganzheit, indem sie sowohl der Inkarnation, als auch der Exkarnation beistehen und der Inbegriff der Transformation. Die größte Transformation, die als Menschen bewusst erleben können, ist nun mal der Sterbeprozess, der wie kein zweiter die Materie gleich einer Supernova aufstrahlen lässt.

Fallbeispiel 30

Ein Musiker von 57 Jahren kommt wegen einer ganzheitlichen Nachbehandlung seines Prostata CA. Ich kenne ihn von früher: einen lebenslustigen, äußerst kreativen und humorvollen Rheinländer, der Instrumente erfindet, mit Behinderten fantastische Musikwerke aufführt, mit einem Wort: ein Vollblutmusiker, in dessen Gegenwart man sofort fröhlich wird.
Er rief an wegen eines Engagements und sagte am Telefon: »Es ist alles klar. Ich bin nur ein bisschen angeschlagen. Ich hab's ein bisschen am Herzen. Aber nicht weiter tragisch. Macht euch keine Sorgen.« Das machte mich hellhörig. Als ich ihn bei der Veranstaltung traf, sah ich einen graugesichtigen, völlig ausgemergelten, kachektischen Menschen, der nur noch ein Schatten des vor Vitalität sprühenden Musikers von früher war.
Er gab sein Konzert, nachher saßen wir zusammen. Und da brach das Eis und die Fassade. Er erzählte, dass er sich furchtbar mit seinen Ärzten angelegt hat, die nach der Prostata Ca-Operation dringend zur Bestrahlung rieten, die er aber ablehnte. Ein Arzt hatte ihm gesagt: »Wenn Sie nicht wenigstens eine Hormontherapie machen, kommen Metastasen. Das ist so bei Prostata CA.«
Aus Angst nahm der Patient die 3-Monatsspritze, mit dem »Erfolg«, dass das Testosteron weit unter den Normalwert sank, er lustlos und ohne Libido ein freudloses Dasein fristete. Er sagte das dem Arzt, der darauf antwortete: Das ist leider so, dass Sie sich dem Zustand eines Eunuchen annähern.«
Als er in die Praxis kam, waren seine ersten Worte: »Lieber lebe ich kürzer, aber im Vollbesitz meiner Kräfte und mit Lebensfreude.«
Nach seinen Symptomen auf allen Ebenen befragt, stellte sich heraus, dass tief in ihm Lebensängste vergraben sind, die er nicht intellektuell verstehen kann. Es gab starke Depressionen in seiner Vita, ebenso immer wiederkehrende Lymphknotenverhärtungen, Schwindel, Vergesslichkeit, schließlich eine Prostatavergößerung mit starken Miktionsstörungen. Obgleich sehr kreativ und künstlerisch, antwortete der Patient auf meine Frage nach außerordentlichen Wahrnehmungen: »Nein, habe ich nie erlebt, glaube ich auch nicht dran!«

▷ Er bekam **Conium,** was nur mäßig half, obgleich alle Symptome und seine aristrokatische Erscheinung darauf deuteten. Ich verordnete **Arsenicum album LM12.**

Der Patient träumte luzide Fortsetzungen in sieben Nächten einer Geschichte, die sich in einem düsteren Kloster abspielte. Völlig begeistert von seinen Träumen schloss er seinen Bericht ab mit den Worten: »Und das alles ist ja so wahr. Ich bin doch in einer katholischen Klosterschule gewesen. Dort habe ich alle Unterdrückungsarten gegen Lachen, Humor, Sexualität kennengelernt. Offenbar ist doch ein Teil dieser Angstmacherei viel tiefer in mein Bewusstsein gedrungen, als ich das wahrhaben wollte. Ein Pater sagte zu uns real und im Traum: Sexuelle Begierden treiben in den Wahnsinn und zerstören die Gesundheit.«
Der Patient erkannte im Traum seine Lösung. Sie bestand darin, dass er in jeder Traumfolge dem Licht näher kam und im letzten Traum endgültig das düstere Gemäuer verlassen, ihm den Rücken zukehren und ins Licht gehen konnte. Bis ins letzte Detail bekam er auf alle Fragen, die er im Traum stellte, auch eine klare Antworten.
Diese luziden Träume veränderten sein Bewusstsein tiefgreifend. Er hatte seine Angstschatten angeschaut und selbst den Weg ins Licht gebahnt. Die Blutwerte wurden fast schlagartig besser, seine Lebensfreude kehrte zurück, und er hatte endlich den Mut, selbst zu entscheiden, ob er die Hormonspritze weiterhin brauchte oder nicht. Da er sehr geschwächt war, verordnete ich zusätzlich zu **Arsen Carbo vegetabilis C30 täglich,** wodurch auch seine physische Vitalität zunahm.

▷ **Carbo vegetabilis** ist in meiner Praxis eines der am häufigsten verordneten Mittel bei schweren Krankheitszuständen, vor allem in der Krebstherapie. Da ich damit schon an Wunder grenzende Vitalisierungen erlebt habe, nenne ich es das »Lazarus-Mittel«.

6. Die Mercurius-Persona

- Tastsinn wird überempfindlich
- Erwartet Nachrichten
- Einbildung, abends, beim Einschlafen, im Bett
- Meint, das Haus sei voller Menschen
- Sieht Gesichter
- Sieht Phantome, nachts
- Sieht Geister, Gespenster, nachts
- Sieht Personen
- Hat Visionen
- Hört Musik, liebliche, überirdische

Die **Mercurius-Persona** ist mir sehr vertraut, weil ich selbst davon einen reichen Anteil an meiner seelischen Tafelrunde sitzen habe. Wenn ich meine Mercurius-Patienten betrachte, fällt mir auf, dass sie nur deshalb nicht an ihr großes mediales Potenzial herankommen, weil sie zu aggressiv, zu gewaltsam, zu radikal mit sich und den Mitmenschen umgehen. Sie sind darin der **Stramonium-Persona** verwandt. Der Unterschied liegt in der Klientel. **Stramonium** habe ich bei Menschen erlebt, die eine ausgezeichnete Schulbildung haben oder in der Kunst tätig sind und sich für mediale Dinge interessierten. **Stramonium** habe ich seltener aus der gesellschaftlichen Unterschicht kennengelernt.
Anders bei **Mercurius**. Hier erlebe ich starke Extreme: Entweder es ist eine künstlerische Persönlichkeit, die die nötigen mentalen Voraussetzungen besitzt, sensitive Fähigkeiten und Potenziale bei sich anzuerkennen. Oder es ist ein Mensch aus dem Underground, aus einem Milieu, in dem mehr Instinkte als Medialität zählen. Was beide eint, ist ihre Furchtlosigkeit und das Bedürfnis, andere zu beschützen.

Die **Mercurius-Persona** ist sehr vielseitig begabt, sowohl künstlerisch als auch medial. Wenn sie frei fließt, kann sie viel in Bewegung bringen und ist sehr ausdauernd. Der Planet Merkur steht für schnelle mentale Kräfte, für Intellekt; er ist aber auch der Götterbote, der Botschaften aus anderen Dimensionen auf die Erde bringt. Die Begabungen seiner Persona haben mit dem Element Luft zu tun, deshalb ist das Wort, ob gesprochen oder geschrieben, als Sinnbild der Kommunikation zur Entfaltung wichtig. Ferner gehören Poesie, Gesang und Lehrtätigkeit zu den positiven Potenzialen. Werden sie unterdrückt, führt dies zu Entladungen mit höchst aggressiven und gewalttätigen Elementen. **Mercurius** verträgt keine Form der Einengung; das macht es schon im Kindesalter schwer, mit dem Freigeist, der sich ohne Rücksicht auf Verluste eine Bahn bricht, umzugehen.
Die folgenden drei Fallbeispiele mögen das Potenzial dieser Persona erhellen. Ich möchte mit meinem **»merkurischen« Schlüsselerlebnis** beginnen:

Mercurius in der eigenen Vita

Vor ungefähr 24 Jahren hatte ich eine Fiebergrippe, die sich einem deliranten Zustand näherte. Da ich keine Antibiotika wollte, machte ich Wadenwickel und vertraute darauf, dass das Fieber von alleine absinkt. Es war niemand da, der mir ein homöopathisches Arzneimittel hätte verabreichen können, aber ich dachte intensiv an Mercurius, da mir einige Symptome sehr vertraut waren (Zahnabdrücke in der Zunge, Nachtschweiße, fleckige Haut, wiederkehrende Pharyngitis usw.). Während ich im Bett lag, hatte ich plötzlich den Eindruck, jemand sei an mein Bett getreten. Ich öffnete die Augen und sah in ein freundliches Gesicht, das mir aber fremd war. Aus diesem Gesicht drangen Laute, die ich alsbald als Gedichte hörte. Ich schloss die Augen und lauschte. Zu meiner großen Überraschung hörte ich eine Stimme, die mir auftrug, fortan Gedichte zu schreiben, aber unbedingt auf das Versmaß zu achten. Es folgten ein paar Beispiele in den typischen Versmaßen Trochäus, Jambus, Anapäst, Daktylus und Amphibrachis. Ich war wie elektrisiert und hatte den Eindruck, mein Fieber sei schlagartig gesunken. Die Krankheit war vergessen, mein Bewusstsein war nur erfüllt von dem Wunsch, meine Gedanken in Verse zu gießen und streng auf das Versmaß zu achten. Noch im Fieber schrieb ich heitere und ernste Gedichte. Nach überstandener Grippe war nicht nur meine Begeisterung für die Dichtkunst geboren, sondern meine Sprache war verwandelt: ich konnte mit einem Mal deutlich zwischen Dialekt und Hochsprache unterscheiden. Vorher war es mir schwergefallen, eine Trennlinie zu ziehen, wann welche Sprache angebracht ist.

Ich war und bin durchaus eine Befürworterin des Dialekts, denn das ist die eigentliche Muttersprache, die Gemütssprache, die lautmalerische Sprache, die private Sprache. Aber sie gehört nicht in die Universität oder sonst eine intellektuelle Lehreinrichtung. Später, als ich an der Stuttgarter Musikhochschule lehrte, wurde mir das sehr deutlich vor Augen geführt, als schwäbische Studenten zu Unrecht als weniger intelligent eingestuft wurden, weil sie kein Hochdeutsch sprechen konnten. Die Hochsprache hat allerdings einen wichtigen Platz, um allgemein gültige Dinge zu vermitteln und hat die Kraft, den geistigen Horizont zu weiten.
Aus eigener Erfahrung weiß ich, dass es gut war, zwischen Hochdeutsch und Dialekt unterscheiden zu können.

Das hellhörige Erlebnis mit einem geistigen Inspirator im Fieberwahn hat mein Leben nachhaltig beeinflusst, indem ich bis heute Gedichte schreibe, sie aber nur als Geschenk für Freunde weitergebe; sie sind der schöpferische Ausgleich zur beruflichen Tätigkeit. Es hatte auch zur Folge, dass ich intuitiv alle Gedichte und später in England alle Bilder, die ich von dem wahrgenommenen Energiefeld eines Menschen malte, mit »Mercurius« signierte.
Die Fiebergrippe endete allerdings auch damit, dass die Merkur-Symptome auf immer verschwanden.

Fallbeispiel 31

Es kam ein junger Mann mit dem Problem eines Kontaktekzems. In seinem Gesicht sah ich alte Narben, an der Lippe befand sich eine dicke Blutkruste, die ihn am Lächeln hinderte. Der Gesichtsausdruck war hart.
Er arbeitet in einer chemischen Fabrik, hatte sich vom Handlanger zum Projektleiter hochgearbeitet. Er ist verheiratet und hat sechs Kinder. Bezüglich des Kontaktekzems riet ich, Sicherheitsvorkehrungen zu treffen, um mit den aggressiven Chemikalien nicht hautnah in Berührung zu kommen. Während ich dies sagte, fiel mir sein starrer Blick auf, der mich unangenehm fixierte. Ich fragte, ob er immer die Menschen so genau anschaue. Seine Antwort: »Ja, aber nur wenige halten das aus!« Es lag etwas Bedrohliches in seiner Stimme, und ich hatte bald das sichere Gefühl, hier geht es um etwas anderes als das Kontaktekzem. Es ergab sich folgender Dialog:
Ich fragte: Wie gehen Sie mit Ihren Aggressionen um?
Er antwortete: *Normal.*
Könnten Sie das etwas genauer beschreiben?
Ich mach halt ab und zu Zoff.
Mit den Kindern?
Ja, auch. Aber meine Kinder gehen mir über alles.
Mit Ihrer Frau?
Ja.
Wie fühlen Sie sich beim Ausrasten?
Nachher elend. Dann tut's mir leid.
Würden Sie gerne anders mit Aggression umgehen?
Überlegt, dann: Ja, das will ich. Ich leide darunter.
Haben Sie an der Lippe Herpes?
Nee, stammt von 'ner Schlägerei (rutscht unruhig auf dem Stuhl herum. Das Thema ist ihm unangenehm).
Möchten Sie darüber sprechen?
Wenn ich mal zuviel trinke, rutscht mir schon mal die Hand aus.
Auch gegenüber den Kindern?
Ja.
Und das tut Ihnen dann leid?
Ja, auch wenn ich mal meine Frau erwische.
Passiert das öfter, das mit den Schlägereien?
Nee, jetzt nicht mehr. Ich war früher Türsteher. Aber ich habe nie zuerst geschlagen. Nur wenn mich jemand angepöbelt hab', dann habe ich mich, und natürlich auch den Club verteidigt.
Aber jetzt arbeiten Sie ja woanders. Gefällt es Ihnen, wo Sie arbeiten?
Ja, meine Arbeit macht mir jetzt Spaß.
Das ist schön. Sagen Sie mal, was machen Sie denn Kreatives. Ich meine etwas, das Sie nur für sich selbst tun, so zur inneren Erbauung, als Seelennahrung.
(Schaut mich erstaunt an) *Wie kommen Sie denn darauf?*

Das frage ich jeden. Gehört bei mir zur Anamnese. Sie machen auf mich den Eindruck einer künstlerischen Neigung.
(Durchbohrt mich mit Stilletti-Augen) *Woher wissen Sie das?*
Ist meine Intuition.
Das weiß keiner. Also los, wer hat Ihnen das gesagt?
Ich sag' ja, keiner. Jeder Mensch hat ein Energiefeld, darin kann man lesen lernen. Ich lese darin das, was jemand freiwillig zu lesen gibt.
Das ist ja irre! Und was lesen Sie bei mir?
Ich lese darin eine Begabung, die so ganz im Gegenteil zu dem ist, was Sie draußen an Härte zeigen. Sie haben eine zarte Seite, einen Sinn für Poesie. Ich würde mich nicht wundern, wenn Sie mal Tagebuch oder Gedichte geschrieben haben.
Da bin ich ja platt! Das stimmt tatsächlich. Ist aber schon ewig her.
Hätten Sie Lust, mal wieder die Gabe ein bisschen zu beleben? Täte Ihrer Seele sehr gut und würde der Aggression helfen, einen kreativen Kanal zu wählen statt Faustgewalt.
(Überlegt ernsthaft, schweigt lange, schmunzelt und schaut mit listigem Augenausdruck): *Warum nicht. Ja, mache ich!*
Gut, Sie haben mir sehr geholfen, das homöopathische Mittel auszuwählen. Ist das in Ordnung, wenn ich es Ihnen nicht sage? Das ist besser so, weil Sie sonst sofort nachschauen und dann meinen, Sie müssten so reagieren wie es im Buch steht.
Na ja, eigentlich finde ich es nicht so gut, wenn ich was einnehme, ohne zu wissen, woran ich bin.
Ich bitte Sie um Ihr Vertrauen. Ich gebe Ihnen ja kein Gift, sondern eine Hochpotenz.

▷ Der Therapieplan sah so aus, dass außer **Mercurius LM12** noch eine Leberdrainage mit **Chelidonium** verordnet wurde.

Außerdem bekam der Patient die Hausaufgabe, seine Gedanken zu Papier zu bringen, ob in Gedichtform oder Tagebuchform, blieb ihm überlassen, Hauptsache, er war auf der Mentalebene kreativ.
Nach zwei Wochen berichtete er, dass das Kontaktekzem immer noch da sei. Aber er fühle sich entspannter. Und wenn ihm die Hand ausrutschte, weil ein Kind nicht gehorchte, riss er sie im letzten Moment zurück. Auf meine Frage, was denn sein »Gedichtband« mache, lachte er herzlich und sagte: »Ich arbeite dran.«
Dieser Patient kam mit seiner ältesten, krebskranken Tochter (redizivierende Lymphgranulomatose), dann mit einem Sohn, schließlich mit der ganzen Familie. Da sie wenig Geld hat, übernahm unser Heilerkreis die Behandlung der krebskranken Tochter, die inzwischen erfreulicherweise wieder ganz gesund ist.
Die Mutter dieser vielen Kinder war sehr gestresst. Ich erkannte in ihr ebenfalls eine starke Mercurius-Persona. Deshalb fragte ich sie, was sie in ihrer kargen Freizeit, wenn alle Kinder im Bett sind, für ihre Seele tun könne. Sie sagte:

»Ich trau mich das kaum zu sagen. Ich habe früher mal Verse geschrieben oder einfach ein paar schöne Gedanken aufgeschrieben. Seit Sie meinen Mann angehalten haben, Tagebuch zu schreiben, habe auch ich wieder meine alten Blätter aus dem untersten Schubfach geholt. Jetzt sitzen wir zwei Verrückten einmal in der Woche abends bei Kerzenschein und lesen uns gegenseitig unsere Gedanken vor.«

Diese Familie, die von ihrer Umwelt als »asozial« bezeichnet wurde, gewann allein durch die kreativ-schöpferische »Seelennahrung« der Poesie so viel Selbstbewusstsein und wurde wieder so gesund, dass der Mann sich traute, eine Schulung für geistiges Heilen anzufangen und die Frau begann, Kindergeschichten zu schreiben. Was vormals alles als »Nervenkrieg mit den Bälgern« von der Mutter drastisch benannt wurde, transformierte sie in »Wenn ich's in Geschichten verpacke, kann ich drüber lachen«.
Wie heißt es so schön: Die Energie folgt dem Gedanken!

Fallbeispiel 32

Eine Dame von 57 Jahren kam in die Praxis. sie hatte eine lange Odyssee bei allen möglichen Spezialisten hinter sich. Wegen Krebs war die Bauhinsche Klappe entfernt worden. Sie litt unter ständigen Durchfällen, Darmkoliken, Halsenge, einem Tumor auf der Wade (Akupunkturpunkt **Bl57**), starkem Augentränen, hatte FSME und häufige Schweißausbrüche.
Das Gespräch mit ihr zeigte alle Zeichen einer künstlerisch begabten, sensitiv und esoterisch interessierten, sehr reizbaren, mit einem überdurchschnittlichen Gerechtigkeitssinn ausgestatteten Persona. Es zogen an meinem inneren Auge viele aggressive Personae vorbei, aber ich wäre nie auf Mercurius gekommen, wäre da nicht die auffällig häufige Wortwahl gewesen: Ich will das mal auf den Punkt bringen. Das kenne ich von mir, und deshalb zog ich das Mittel in die engere Wahl. Die Dame berichtete aus ihren Leben, das mir wie eine einzige Revolte gegen alles und jedes in unserer Gesellschaft erschien. Momentan kämpft sie gegen das Vorhaben einer Gemeinde, Wald für eine Müllverbrennungsanlage zu roden. Sie sieht überall Feinde und träumt ausschließlich von gewalttätigen Aktionen, die sie durchführt.
Ich fragte nach ihren sensitiven Erfahrungen und war wirklich beeindruckt von dem enormen Potenzial. Sie hatte telepathische Wahrnehmungen ebenso wie klare hellsichtige Erlebnisse. Dazu meinte sie:
»Wissen Sie, ich habe zuhause so einen Zweifler sitzen. Mein Mann hält das alles für Humbug, deshalb kann ich darüber nie sprechen. Aber ich sehe wirklich die Verstorbenen im Raum und rede mit ihnen«.
Ich glaube Ihnen das. Die Frage ist, wie Sie die Erlebnisse in ihr Leben integrieren.
Manchmal stören sie mich. Ich weiß dann nicht, was das soll. Die Verstorbenen tauchen einfach auf und stehen dann fragend herum.
Haben Sie sie mal gefragt, warum sie kommen?

Nein, aber das sollte ich wohl mal.
Ja, setzen Sie sich ruhig hin, sprechen Sie die Person laut an und fragen Sie, warum sie kommt, was sie von Ihnen erwartet. Solche hellsichtigen Wahrnehmungen haben immer für den eine Bedeutung, der sie wahrnimmt. Also finden Sie heraus, was sie für Sie bedeuten.

Frau H. war begeistert von der Idee.

▷ Der Therapieplan enthielt **Mercurius solubilis LM 12**, eine Woche lang jeden Tag einen Tropfen, dann eine Woche warten und mich dann anrufen. Ferner bekam sie die Hausaufgabe, ihre Gabe des Gedichteschreibens wieder aufzunehmen. Da sie auch hervorragend zeichnen konnte, empfahl ich, ihre Gedanken zu illustrieren.

Das Ergebnis nach drei Wochen: Der Durchfall war nach der ersten Gabe Mercurius verschwunden. Frau H. fühlte sich wie neugeboren, ihre hellsichtigen Wahrnehmungen waren insofern erfolgreich, als sie verstand, was eine verstorbene Tante zu sagen hatte. Darüber gab sie keine Auskunft. Sie fühlte eine große Entspannung im Körper und zog sich zum erstenmal aus einer Kampfhandlung (gegen die Müllverbrennungsanlage) zurück mit dem Vermerk:
»Ich sorge erst mal für den richtigen Standort meiner eigenen Müllverbrennungsanlage. Aber ich mache Fernheilung für die Bäume und programmiere, dass sie erhalten bleiben«.

Sie ging zu einer dreiwöchigen Kur. Da sie um einen Rückruf bat, rief ich bei ihr zuhause an. Zu meiner großen Verwunderung meldete sich ein Arzt, der mir amüsiert erzählte, dass er als homöopathischer Arzt gerätselt habe, was ich denn für ein »Wundermittel« für seine Frau gefunden habe. Sie sei nach Hause gekommen und habe gesagt: Bei der Frau werde ich gesund, die stellt genau die Fragen, die Du nie gestellt hast. »So ist eben meine Frau, sehr impulsiv«. Ich fragte den netten Herrn, was er denn vermutet habe. Er sagte: **Syphilinum** – und war daher nicht über **Mercurius** erstaunt!

Mercurius und Aggression
Ich lege jedem Homöopathen warm ans Herz, sich klarzumachen, dass starke künstlerische und mediale Begabungen ein hohes Aggressionspotenzial brauchen. Kein lammfrommer Mensch könnte auf der Bühne bestehen. Die schöpferische Kraft braucht eine enorme Schubkraft, einen Darstellungswillen. Warum die Natur das so eingerichtet hat. weiß ich nicht. Aber es ist so. Die Dynamik schöpferischer Energien ist nach außen gerichtet. Deshalb sprechen wir auch im Deutschen von »Aus-drucks-kraft«, von »sich aus-drücken«. Darin steckt aus das Wort »Druck«. Ein schöpferischer Prozess, ob in der Kunst oder bei medialen Wahrnehmungen, ist wie eine Geburt, und die braucht bekanntlich Druck und Kraftaufwand; sie wird von einer gesunden Aggressionskraft geleitet.
Das Beispiel von Frau H. zeigt die Zusammenhänge: Der Dickdarm steht in

der chinesischen Elementenlehre für das Metallelement und für ersten kreativen Akt, das erste eigenständige Häufchen, das das Kind in den Topf entlässt. Die Dickdarmenergie steuert den Grad der Bereitschaft, etwas nach außen zu bringen. Bei Durchfall ist der Druck zu hoch, bei Verstopfung zu schwach. Bei künstlerisch und sensitiv begabten Menschen dominiert der Durchfall, bei unkreativen Menschen die Verstopfung. Die goldene Mitte finden heißt, das Maß zu finden, wie und in welche Kanäle die Begabungen fließen.

Die Entfaltung der Medialität wie auch der Künste verlangt ein starkes Holzelement, in der TCM durch das Meridianpaar Leber-Gallenblasenmeridian ausgedrückt.

Es steht für Planen und Entscheiden und für den Gefühlsausdruck Wut und Aggression, aber auch für Glücklichsein. Das sind völlig wertfrei zu betrachtende menschliche Emotionen. Die Kraft, die darin steckt, ist für schöpferische Prozesse unabdingbar. Das erkläre ich stets in aller Ausführlichkeit meinen Patientinnen und Patienten. Wir leben in einer Welt unterdrückter Aggressionen, deshalb haben die meisten Menschen ein gestörtes Verhältnis dazu. Wenn man aber diese Kraft einmal von ihrem positiven Potenzial her betrachtet, erkennt man zum Beispiel, dass die positive Lautäußerung des Holzelements, das Schreien, in seiner verfeinerten Form die Grundlage des Operngesangs (Belcanto) ist.

Eine Sensitivitätsschulung bedarf der Fähigkeit, augenblicklich Energie bereitstellen und loslassen zu können. Dabei wird enorme Energie frei, die eine Sonnen- und eine Schattenseite hat. Schattenarbeit ist existenziell wichtig, um zu sehen, was im Schatten verborgen ist. Steht da die geknebelte mediale Persona, die nur darauf wartet, gewürdigt und gefördert zu werden? Oder steht da ein Möchtegernengel, der auf Erlösung hofft?

Die **Mercurius-Persona,** wie auch die von **Stramonium, Belladonna** oder **Lachesis,** fordert uns Therapeuten heraus zu begreifen, dass Medialität und Bühnenkunst nichts für Mauerblümchen und Esoteriker der seichten Gewässer ist.

7. Die Ignatia-Persona

- Tastsinn wird überempfindlich
- Einbildung, beim Schließen der Augen, abends im Bett
- Sieht Phantome, nachts
- Sieht körperlose Wesenheiten (Geister, Gespenster)
- Hat Visionen, abends, beim Schließen der Augen, beim Einschlafen und Erwachen
- Hört Stimmen
- Hört Musik, liebliche, überirdische

Ignatia und Bühnenkunst

Die Ignatia-Persona ist mir aus den Zeiten des Berufsmusikerdaseins sehr vertraut. Sie bringt jeden Konzertveranstalter sekundenschnell an den Rand des Wahnsinns, und es wäre eine Glosse wert, zu welchen Wahnideen sich Regisseure, Tonmeister und Konzertagenten versteigen, wenn sie mit dem kapriziösen Ignatia-Naturell konfrontiert werden. Ignatia gehört auf die Bühne, ins Rampenlicht. Ihr Pathos ist im Alltag nervtötend, auf der Bühne von großer, tragender Kraft. Viele meiner Kolleginnen im Sopran-Fach dienten mir als Lehrmeisterinnen der Konstitution Ignatia. Ich hatte auch mein Künstlerleben lang große Probleme mit solchen unzuverlässigen, entscheidungsunfreudigen, ewig verliebten und todunglücklichen Damen. Das Chaos, das sie hinter der Bühne anrichten konnten, war die Schattenseite. Aber ich erlebte auch ihre Sonnenseite, ihre unvergleichliche Leidenschaft, mit der sie sangen, Cello spielten oder geigten oder schauspielerten. Kein Interpret des italienischen Barock kann die Seufzer so zur Kunst erheben wie Ignatia. Die einstigen Künstlersalons von Venedig und Rom, in denen man sich traf, um gemeinsam zu seufzen und zu weinen (!) bei Darbietungen der »affetti musicali«, waren von einem einzigartigen Ignatia-Geist durchdrungen. In der historischen Aufführungspraxis barocker Musik finden wir auch unter den Männern, hier besonders unter Altisten und Contratenören (hohe, falsettierende Männerstimmlage), die Ignatia-Persona reichlich vertreten. Sie ist elegant, affektiert, schauspielerisch begabt – und enorm anstrengend im Privatleben!

Ignatia und Sensitivität

Für Ignatia sind sensitive Wahrnehmungen, Intuition und der Umgang mit unsichtbaren Wesenheiten genau so normal wie für Lachesis. Es bestehen auch wenig Ängste auf der einen und die Verwischung der Grenzen zwischen Wahrnehmung und Täuschung auf der anderen Seite. Die mediale Persona ist labil, schnell begeistert, unkritisch, leichtgläubig und begabt. Das Problem liegt in der Disziplin, in der Beständigkeit, im Durchhaltevermögen. Die Sensitivität wird wie bei **Belladonna** und **Lachesis** in das kreative Tun integriert und als Impuls zum kreativen Schaffen verstanden.

▷ Die Ignatia-Persona ist der Inbegriff des Irrationalen und deshalb eine Herausforderung an eine intellektuell orientierte Welt.

Ich habe in meiner Praxis bisher nur Ignatia-Patienten gehabt, die ohnehin künstlerisch tätig sind und die ich deshalb nicht auf den Pfad der schöpferischen Arbeit bringen musste. Wenn ich bei männlichen und weiblichen Ignatia-Persönlichkeiten nach medialen Erlebnissen fragte, kam immer eine bunte Mischung aus hellfühligen, hellhörigen und hellsichtigen Wahrnehmungen zustande, so dass es hier keine klare Linie gibt. Ignatia hat von allem etwas.
Nach meiner bisherigen Erfahrung kann ich jedoch sagen, dass der medialen Ignatia-Persona nichts mehr schadet, als eine asketische, passive Form der spirituellen Schulung. Ignatia wäre ja nicht Ignatia, wenn sie sich nicht in den Kopf setzen könnte, eine Art Nonnendasein wie im Zenbuddhismus zu leben und dann ein paar Monate lang wilde Sexorgien zu feiern. In dieser extremen Handhabe von Meditation und Lebensfülle erinnert Ignatia an Lilium tigrinum, aber Ignatia ist die echte Künstlerin.
Mir sagte einmal ein Tonmeister des Südwestfunks, nachdem er sich von einer katastrophalen Zusammenarbeit mit zwei Ignatia-Künstlern erholt hatte: »Solche Künstlerinnen und Künstler erfüllen genau unsere romantische Vorstellung von Künstlertum; mondän, verrückt und toll auf der Bühne. Man muss sie nur aushalten können.«

Das gilt auch für die Praxis, denn Ignatia ist anstrengend zu therapieren, weil sie oder er nur mit Mühe für eine innere Ordnung zu gewinnen sind. Ich kenne keine Konstitution der Materia medica, die so zur Rückfälligkeit neigt wie Ignatia.

Fallbeispiel 33

Eine international bekannte Malerin kommt wegen Knoten in den Unterarmen, Schmerzen im Rücken und chronischen Durchfällen. Ihre schöpferische Kraft ist verschwunden. Sie sitzt im Atelier ohne die geringste Inspiration. Sie fühlt sich »öde und leer« ohne Schaffenskraft. Die Dame ist 53 Jahre alt, sieht sehr elegant aus, redet affektiert, alle Gesten sind von Pathos durchdrungen. Nach einer gescheiterten Ehe hat sie jetzt eine gute Beziehung »mit einem Mann, der alles für mich tut und mich aushalten kann«. Das sprach schon mal sehr für die Nervenstärke des Partners!
Frau M. berichtet viele sensitive Phänomene, mit denen sie selbstverständlich umgeht. Sie sieht hellsichtig auf der Leinwand das fertige Bild, sie weiß, wann sie einen Preis verliehen bekommt. Sie hört wunderbare Musik im linken Ohr, dann eine – Stimme, die ihr empfiehlt, das nächste Bild in einer bestimmten Technik zu malen. Sie ist offen für Selbstheilungsübungen und bekommt zunächst das Mittel Sepia C1000. Die Knoten verschwinden, sie wird ruhiger und konzentrierter. Dann entschließt sie sich zur Ausbildung als Tiertherapeutin. In der bunten Schar von Biobauern, Tierheilpraktikern,

Vogelzüchtern wirkt sie deplaziert. Die Gruppe ist genervt, weil sie bei jeder Lektion viele rhetorische Fragen stellt und alles und jedes mit bühnenreifer Dramatik kommentiert. Wir kommen zum Thema »Tierkonstitutionen in der Homöopathie«. Wie immer rolle ich dieses Thema vom Tierhalter her auf. Meine Intuition sagt, diesmal sollte ich gleich mit »Ignatia – die elegante Katze und ihre Halterin« beginnen. Kaum, dass ich humorvolle Bilder von Menschen- und Tierpersönlichkeiten der Ignatia-Konstitutionen gezeigt und die wesentlichen Merkmale skizziert habe, springt Frau M. auf, tritt vor die Gruppe, stellt sich in Pose und sagt: »Schaut her, ich bin Ignatia. Ich bin noch nie so gut beschrieben worden. Ich habe ein paar Wochen im Kostüm des Tintenfischs verbracht. Aber jetzt weiß ich mein Heilmittel.«
Das brach den Bann zwischen ihr und der Gruppe. Diese kurze Performance war so außergewöhnlich für die eher erdhaften Tiertherapeuten, dass die Grenze überschritten wurde, auch eine »echte Künstlerin« in den Kreis zu integrieren. Abends sah ich, dass jeder plötzlich mit der Patientin reden wollte.
Ihre Beschwerden wurden in der Tat unter Ignatia wesentlich besser. Sie berichtete von einem Tagtraum, in dem sie Jesus begegnete, der sie ermunterte, sich selbst zu heilen. Nach drei Monaten rief sie an und erzählte, dass ihre Schaffenskraft wieder vollkommen erwacht sei. Dank **Ignatia** könne sie wieder aus dem Vollen schöpfen. Es seien noch ein paar Körpersymptome vorhanden, aber die stünden jetzt an zweiter Stelle. Sie hatte das Vertrauen, dass auch die Knoten verschwinden würden.
Sie bekam bei der nächsten Konsultation **Conium** und **Phytolacca,** was ihre physische Ebene wieder ins Lot brachte.

8. Die Medorrhinum-Persona

- Spürt, etwas Wichtiges sei geschehen
- Alles erscheint unwirklich
- Sieht Gesichter
- Sieht große Personen nachts im Zimmer
- Personen kommen herein, sehen ihn an und flüstern »komm!«
- Spürt, die Zeit zum Sterben sei gekommen
- Sieht Tiere
- Hört Glocken
- Hört flüsternde Stimmen hinter sich
- Hört Schritte hinter sich
- Hört Stimmen
- Meint, jemand rufe nach ihm
- Hat den Eindruck von einer Person hinter ihm
- Redet mit einer Person hinter ihm

(Hört Glocken – Meint, jemand rufe nach ihm: Hellhörigkeit)

Medorrhinum und Unterhaltung

Die mediale Medorrhinum-Persona ist von Natur aus hellfühlig und hellhörig und braucht einen großen inneren wie äußeren Raum zur Entfaltung. Ihre hellsichtige Gabe ist visionär, auf große, weit in die Zukunft reichende Ziele gerichtet. Eine disziplinierte sensitive Schulung ist nicht ihre Sache. Sie lebt diese Gaben eher wie ein Schamane, mit Klang, Rhythmus, magischen Worten und Tanz, eingebunden in Rituale. Die Ausführung derselben folgt der Notwendigkeit, nicht der zeitlichen Festlegung. Das Magische lebt sie oft integriert in künstlerische Neigungen. Ihre energetische Ausstrahlung erinnert an **Sulfur, Lachesis, Belladonna** und **Ignatia,** da auch sie häufig unter darstellenden Künstlern wie Musikern, Schauspielern und Varieté-Künstlern anzutreffen ist, aber die **Medorrhinum-Persona** vertritt das selten gewordenen Genre der Unterhaltungskunst. Ob als Stehgeiger im ungarischen Café, der die Damen mit virtuosen Melodien bezirzt, ob der Clown, der etliche Instrumente perfekt spielt, ob als Magier des Varieté-Theaters, ob als Bauchredner, ob als Opernbuffo (komisches Fach tiefer Männerstimmen), ob als Chorsänger schmalziger Liebeslieder oder als stimmgewaltiger Schauspieler, der den schlitzohrigen, listigen Gegenspieler des Hauptdarstellers darstellt. Hier fährt die künstlerische Persona ihre volle Größe aus und verbindet Können mit Unterhaltung, Herz, Wärme und Kunst.

Medorrhinum und Fülle

Immer wenn ich mir drei Minuten lang eine typische Unterhaltungsshow im Fernsehen antue, bedaure ich, dass die Kunst der Unterhaltung, wie sie nur **Medorrhinum** in Vollendung darstellen kann, verloren gegangen ist. Die verhuschten Jüngelchen mit intellektuellem Getue, ihren zappeligen Bewegungen nehmen sich wie wild gewordene Gartenzwerge gegen eine medorrhinische Künstlerfigur aus, die nur aufzutreten braucht, damit die Bühne voll ist. Wir halten heute Fülle, Größe, Überschwang, Überschwemmung mit Gesten, Worten, Geschenken und ein riesiges warmes Herz, das laut singt, nicht mehr aus. Darum gibt es auch fast keine guten Clowns mehr und kaum noch gute Varieté-Künstler. Damit fehlt uns das, was ich die »Mutterbrust der Kunst« nenne, von der man satt und zufrieden abfallen sollte nach einer Vorstellung, sei es als Künstler oder als Zuschauer. Wenn Kunst nicht mehr unterhalten kann, wenn sie nur noch ein paar intellektuelle Gehirnzellen ernährt und man als Zuhörer erst ein zweitätiges Seminar besuchen muss, damit man den kosmischen Sinn eines dissonanten Tonsalats erfährt, dann ist die Wurzel krank. Was wunder, dass das Gros der »Triebe«, die Künstler, an Leib und Seele krank sind?!

Um nur ein Beispiel zu geben: Wenn im Sinfonieorchester Baden-Baden moderne Kunstmusik geprobt wurde, gerieten die Musiker regelmäßig in solche destruktiven Geisteszustände, dass sie ihre Kollegen beleidigten, Stühle zerbrachen, zuhause Kinder verhauten und mit der Ehefrau grundlos stritten. Dazu muss man wissen, dass in einem Radio-Sinfonieorchester die Crème der Musikzunft sitzt, Leute von höchster Bildung und höchster musikalischer Qualität. Was destruktive, dissonante Musik aus Menschen macht, zeigt die Macht der Töne einerseits und den wahnhaften Sinn der modernen Kunst andererseits. Das Gewaltsame und Zwanghafte in der Vermeidung von Wohlklang, Harmonie und Unterhaltung exkorporiert im Verhalten derer, die solche »Musik« produzieren müssen. Das überträgt sich wiederum auf das Publikum, das mit Mozart geködert und zu einem neuen kosmischen Werk zeitgenössischer Musik verdonnert wird und vor der Pause keine Chance bekommt, den Saal zu verlassen. Man vergleiche nur einmal den Ausdruck der Zuschauer, die aus dem Chaos eines schrillen Tonmenüs kommen mit denen, die aus einem unterhaltsamen Konzert strömen, dann wird klar, was wir verloren haben: das Lächeln auf dem Gesicht.
Wir können argumentieren, wie wir wollen, der Zuschauer will in Oper, Theater und Konzertsaal den Alltag vergessen, will auf eine andere Bewusstseinsebene durch den Künstler erhoben werden, meist unbewusst, unreflektiert. Musik in Tönen und Sprache ist eine Herzensangelegenheit, und deshalb will keiner den Verkehrslärm, das Ekelhafte, das Reale des Alltags, das Nackte auch noch im Konzert erleben. Und wenn doch, dann wird der Voyeur in einem geweckt.
Wir können uns musikwissenschaftlich auf intellektuelle Elfenbeintürme kaprizieren und das Publikum als dumme Masse bezeichnen, es nützt nichts. Unten auf der Bühne steht das Sinnbild der Kunst, die Medorrhinum-Persona und lächelt milde und wissend über den analytischen Zirkus, den wir mit unseren kompensatorisch übertünchten Schwächen treiben.
Ich erlaube mir diese kritische Haltung, weil ich die Kunst von innen her kenne, weil ich als Therapeutin bis zum Überdruss erlebe, wie tief erkrankt Musiker, Schauspieler, Tänzer sind, woran sie erkranken und wonach ihre Seele dürstet: nach Gemüt, nach Unter-Haltung, also danach, von unten

gehalten zu werden. Wer hält einen von unten, wenn nicht das Mütterliche, Weiche, Besänftigende, Nährende?! Sie trauen sich nicht, es zuzugeben, denn sie würden von den Kollegen verlacht, als »Softies« bezeichnet werden. Der moderne Künstler muss mindestens aus Stahl sein.

Jahrzehntelang erlebte ich ihr Kranksein und Krankwerden hinter und auf der Bühne. Als Insiderin kann ich die Wirkung künstlerischen Schaffens auf den ausübenden Künstler beurteilen. Als Insiderin des Bühnenbusiness habe ich unzählige Male die pathologischen Wahnideen in Reinkultur bei modernen Künstlern erlebt, eine kalte Welt der Täuschung, die nichts gemein hat mit dem heißblütigen Medorrhinum-Magier, der in uns Betrachtern eine Illusion auslöst, eine Sinnestäuschung. Auch wenn ich heute nur noch die Minibühne der Praxis erlebe, so schlägt mein Herz doch nach wie vor für den Künstlertypen der großen Bühne, der beinahe ausgestorben ist. Er ist anstrengend, aber im tiefsten Grunde seines Herzens ein echter und warmer Mensch.

Man möge mir diese kreative »Kropfentleerung« verzeihen. Ich bin das Kind meines leiblichen Vaters, und der war im Zirkus Musicalclown, meine Tante war Schlangenfrau, eine Varieté-Kunst, die man heute nur noch von biegsamen Chinesinnen sieht, meine sämtlichen Verwandten väterlicherseits waren musikalische und künstlerische Entertainer der besten Sorte, sie waren »Hallodries«, genusssüchtig, Weiberhelden, die Frauen schwängerten und keine Alimente zahlten, so wie mein Vater. Sie verkörperten all das, was die Gesellschaft krampfhaft in die Nische des »Unternehmers« presst, damit diese Künstler ordentliche Steuerzahler sind. Auf dieses Erbe bin ich stolz trotz allen Leids, das damit verbunden war und ist. Die reichlich in meiner Vaterfamilie vertretene Medorrhinum-Persona kann ich mühelos ehren, ich kann ihren großen Schlagschatten leichter akzeptieren als die vielen kleinen, verkümmerten Schatten, die ich in der Praxis erlebe. An meiner homöopathischen Tafelrunde sitzt feist und protzig Medorrhinum, die Persona in mir, die zu Übertreibungen neigt, die sich manchmal zu weit aus dem Fenster lehnt, die ausrastet und Grenzen überschreitet. Sie ist meine verehrte Vaterkraft.

In der Kunst hatte ich sinnigerweise nur »medorrhinische« Lehrer, deren Prallheit im Äußeren wie im Künstlerischen mich oft zu ersticken drohte, da ich mich neben ihnen ausnahm wie ein Vorgartenzwerg. Ich erinnere mich an meinen Trompetenlehrer und meine genusssüchtigen, sexbesessenen Studienkollegen, die die Medorrhinum-Persona herzhaft-vulgär lebten und das mir alles eine Nummer zu stark war. Wenn ich eine Passage auf der Trompete fehlerfrei gespielt hatte, schlug mir mein Lehrer laut grölend vor Freude auf die Schulter, dass ich in die Knie sackte.

Mein erster Gesangslehrer an der Kölner Musikhochschule hatte morgens um 8 Uhr schon einige Promille im Blut und eröffnete die Stunde mit großer Geste und lautem Lachen: »Na, dann wollen wir als erstes mal herzhaft singen!« – und grölte »Freude, schöner Götterfunken«, dass ich halb taub war. Wenn er in einem Oratorium zu Weihnachten oder Ostern sang, war die Kirche berstend voll, weil er sie erstens mit seiner Stimme füllte und zweitens die Rolle so überzeugend sang, dass seine Anhängerinnen in Scharen weinten.

Medorrhinum, die Fülle, findet auf der Bühne, einerlei welcher Provenienz, den Raum und den Kanal, um »es strömen zu lassen«. Auch unter den Pfarrern habe ich des öfteren Medorrhinum-Persönlichkeiten angetroffen. Sie hatten keine leeren Kirchen, sondern brachten Humor und das pralle Leben in die Bibel und somit in die Herzen der Gläubigen.
Meine Laudatio an die Medorrhinum-Persona richtet sich auch an die Kollegen in der Therapie, die ihr magisches Talent, ihre Gabe, alle Sinne anzuregen, leben und durch sie in der vertrockneten und blutleeren Medizin wieder Saft und Kraft, Sinnenfreude und Rhythmus aufersteht.
Ich betrachte es als Gnade der homöopathischen Heilkunst, dass es solche unbequemen Homöopathen wie Andreas Krüger wieder gibt, dass aus seiner Schule wieder genussfreudige, lebenswillige, aus der Fülle des Humors schöpfende Heilpraktiker hervorgehen.

Medorrhinum und Künstlertum

▷ Die Medorrhinum-Persona hat von allen künstlerischen Konstitutionen die größte Kraft, stärkste Struktur und mehr Basiskraft als **Sulfur, Belladonna** oder **Ignatia,** was auch dem Urstoff, der Nosode entspricht.

Die **Medorrhinum-Persona** ist auch von der äußeren Erscheinung her eine Bühnenfigur, da sie Masse besitzt. In der Praxis erlebe ich die Medorrhinum-Persona in Menschen mit großen Gesten, großem Pathos und großen Gaben. Alles ist groß angelegt, und wie bei **Lachesis** und **Pulsatilla** üppig. Während man die künstlerische und unkonventionelle Seite dieser Persona unschwer erkennt, liegen die feinen sensitiven Gaben oft im Verborgenen. Man ist leicht erschlagen von der Fülle des Äußeren, der Sprache, des Gestus und von dem Auftritt, der wie **Ignatia** das Chaos mitbringt. Dieser Künstlertyp zerrt an den Nerven jedes Impresarios, jedes Studioregisseurs, jedes Konzertveranstalters und jedes Therapeuten, wenn er unerlöst und unterdrückt ist.

Medorrhinum und Stimme

Da dieser Patiententyp in der Regel kommunikativ ist, steht das Gespräch im Mittelpunkt. Ich frage nach künstlerischen Neigungen und sensitiven Erfahrungen wie zum Beispiel: »Was erleben Sie vor Ihren inneren Augen, wenn Sie die äußeren schließen? Ist die Medorrhinum-Persona sehr unterdrückt, rege ich sie je nach Symptombild erst mit einem Konstitutionsmittel an, das ihr ähnlich ist wie zum Beispiel **Sulfur,** damit nicht gleich eine »Atomexplosion« stattfindet. Wenn die kreativen Energien mobilisiert sind, folgt die Nosode in Q-Potenzen. Zeitgleich zur Therapie rege ich künstlerische, schöpferische Tätigkeiten an. Bewährte Empfehlungen, die einen Heilungsprozess auslösten, waren und sind: Gesangverein, Laientheater, Zaubern, Malen mit Farbtuben und Händen, Dichten und alles mit der Stimme tun, was möglich ist. Die Stimme ist das wichtigste Ausdrucksorgan dieser Persona, unterstützt durch einen problemlosen Energiefluss der Schilddrüsenhormone und Sexualhormone.

Deshalb therapiere ich oft mit ein oder zwei hormonstimulierenden Homöopathika in D8, je nach individueller Leidenssymptomatik: **Populus tremula, Potentilla, Juglans cinerea, Helleborus, Cantharis, Ledum, Ruta, Lilium tigrinum, Pulsatilla, Aristolochia** oder **Bufo,** die sich bestens für die »Leitung« zwischen Hypophyse und Endokrinum bewährt haben.

Ich leite auch den Patienten an, in seinen Körper Alphareisen zu unternehmen, um durch die eigenen sensitiven Gaben zu erleben, was Selbstheilungskräfte bewirken. Eine reguläre Zirkelarbeit für die Medorrhinum-Persona zwecks Sensitivitätsschulung hat sich nur dann bewährt, wenn alle Zirkelmitglieder bereit sind, zwecks Energieerhöhung fröhlich schunkelnd zu singen. Das ist kein Witz, sondern in England Realität. Wir saßen in etlichen Zirkeln, wo keine meditative Stille herrschte, sondern strophenreiches Singen mit Schunkeln. Das fällt bekanntlich uns Deutschen schwer. Es geht nicht in unseren Kopf hinein, Schunkellieder für die Medialschulung einzusetzen. Wenn es aber geschieht, und zwar vorzugsweise im Dunkeln, ist jeder erstaunt, den Ätherkörper des Gegenübers sehen zu können. Singen ist die schnellste und stärkste Art der Energiebereitstellung.
In einem der ersten Sensitivitätskurse, die ich hielt, war ein sangesfreudiger italienischer Heilpraktiker. Als es zur Einführung in die Zirkelarbeit kam und ich davon sprach, dass beim Schwachwerden des Energiepotenzials ein Lied hilfreich ist, strahlte der Italiener, während die anderen 28 Teilnehmer betreten auf den Boden starrten. Aber ich bestand darauf, dass im Falle des Energieabsinkens gesungen würde. Als ich mich zu dem zweiten Zirkel im Nebenzimmer begab, um die Regeln zu erklären, dröhnte auf einmal ein gewaltiger Chor herüber mit dem Lied »Santa Lucia«, dazu lautes Gelächter und wieder Gesang mit Schunkeln. Am Ende des Kurses bestätigte jeder/jede, das Singen habe eine Art Energiesäule aufgebaut.
So ist es. In unserem eigenen Heilerzirkel ist die Medorrhinum-Persona erfreulicherweise vertreten, so dass wir nunmehr über 16 Jahre erleben, um wie viel leichter Energie gerade an solchen Tagen fließt, an denen wir überarbeitet sind und die Energie im Zirkel eher an einen Pfannkuchen erinnert als an eine Säule. Aber durch einen Kanon in zwei Sprachen (wir haben 2 Franzosen im Zirkel) kommt die Energie in Gang.
Medorrhinum braucht die frei fließende Kraft wie ein mäanderreicher Bach, der einen eigenen Weg wählt. Das kann auch durch den disziplinierten Rahmen einer Medialschulung gewährleistet sein. Und wenn ein Mensch gar nicht seine Sensitivität schulen möchte, so können wir ihn zumindest darin bestärken, dass für manche Persönlichkeiten ein Überhang an gesundem Chaos besser ist. Es muss ja auch nicht jeder als Medium arbeiten oder als Heiler!

Fallbeispiel 34

Ein Mann von 82 Jahren kam wegen Erektionsschwäche (!), Herzrasen, »Black outs« im Redefluss, chronischer Rhinitis und Schlafstörungen. Er traute sich erst nicht, über sein Privatleben zu sprechen. Aber nach ein paar Minuten »taute« er auf, weil ich ihm signalisierte, wie ich mich freue, einen so vitalen Senior zu sehen. Er sprach zu Beginn unzusammenhängend, verlor immer wieder den Faden. Seine Stimme war wohltönend und leicht nasal durch die chronische Rhinitis. Mehr und mehr nahm er Raum, unterstrich gestenreich, was er erzählte. Er hatte sich seinem Hausarzt anvertraut, weil er eine junge Freundin hat und das Sexualleben durch gelegentliche Erektionsschwäche beeinträchtigt wurde. Der Arzt hatte ihm *Viagra* empfohlen mit dem Hinweis, dass er in seinem Alter sicher keine Probleme mit Nebenwirkungen haben werde. Aber die Nebenwirkungen kamen in Gestalt von nächtlichem Herzrasen. Nun fragte er mich, was er denn anstelle von Viagra nehmen könnte.
Ich fragte zunächst einmal, wie sein Alltag aussieht, für was er sich interessiert. Dabei kam heraus, dass er ein geselliger Mensch ist, der andere gerne und gut unterhalten kann. Gerade deshalb störten ihn die Black outs und die Vergesslichkeit. Seine Freunde hänselten ihn deswegen. Was mir auffiel: Nach einer Sequenz von Antworten sagte er immer wieder: »Aber ich bin ja nicht alleine.« Zuerst dachte ich, er meine seine Freundin. Aber er schaute mich dabei immer so beschwörend an, dass ich um eine nähere Erklärung bat. Er beugte sich vor, zwinkerte mit den Augen und sagte: »Ich habe unsichtbare Freunde. Die sind immer bei mir und geben mir auch manchen Rat. Ich höre Stimmen, nette Stimmen von ›drüben‹. Wenn ich abends auf einer Straße laufe, höre ich die Schritte meiner Freunde hinter mir. Aber darüber kann ich mit keinem reden. Die würden mich alle für senil halten.«
Ich fragte, ob er irgendwelche Ängste habe oder ob er es in sein Leben integrieren könne.
Er stotterte: »Ich habe das voll inter, nein, interal, nein, wie heiß das Wort denn nun?«
»Integration oder integriert, meinen Sie das?«
»Ja«.
»Sie haben recht, ich muss ja auch kein Fremdwort gebrauchen. Was ich wissen möchte: Haben diese Wahrnehmungen einen Platz in Ihrem Leben bekommen«
»Ja, die sind voll integriert. Sehen Sie, jetzt klappt's auf einmal!«
Wie die weitere Befragung ergab, aß der Herr hauptsächlich Zitrusfrüchte »wegen der Verdauung«, fuhr regelmäßig ans Meer und war ein Genießer auf der ganzen Lebenslinie – was mich sehr freute.

▷ Ich verordnete **Medorrhinum C200** jeden zweiten Tag und mehr Singen.

Nach vier Wochen konnte er besser schlafen, meldete sich im Männergesangverein als Tenor an (mit 82 Jahren!) und merkte, dass das Singen sein

Gedächtnis verbesserte. Nach sieben Wochen konnte er wieder frei reden ohne Stocken. Das Herzrasen hatte sehr bald aufgehört. Er sagte: »Deshalb kann ich jetzt ohne Probleme Viagra weiter nehmen. Sie wissen ja, die junge Freundin …«

Ich freue mich immer, wenn Senioren Lebensperspektiven entwickeln und nicht einfach Vergesslichkeit, schwache Libido oder Schlafstörungen als altersbedingt hinnehmen. Es gibt immer etwas zu verbessern.

Fallbeispiel 35

Eine Heilpraktikerkollegin konsultierte mich wegen schwerer Depressionen. Sie lebte in einer schwierigen Ehe, ihre Praxis lief so gut wie nicht, alle Männerbeziehungen, die sie einging, endeten im Desaster.
Ich habe bei einer Frau noch nie solche dicken Ober- und Unterlider gesehen wie bei Frau G. und dachte an **Medorrhinum** und **Kalium**. Aber es fehlte die Fülle. Sie kam mir wie verhungert vor, ausgebrannt und vertrocknet. Obgleich ich gemäß der prozessorientierten Homöopathie der Berliner Schule in hypotone und hypertone Persönlichkeiten differenziere, gab diese Frau mir viele Rätsel auf. Es wollte in der Anamnese nichts so richtig passen. Weder die Symptome ergaben ein Bild, noch wies die Persönlichkeit in eine Richtung. In solchen Fällen, wenn die Intuition, die Inspiration und meine Sensitivität nicht wirken, repertorisiere ich klassisch und folge schlicht diesem Prinzip. Aufgrund der Symptome und ihrer Wertigkeit kam eindeutig Medorrhinum heraus. Dennoch passte es nicht zu dem Erscheinungsbild und zu der energetischen Ausstrahlung der Dame vor mir. Mir kam die Idee, sie genauer nach ihren Ängsten zu fragen. Seltsamerweise hatte ich bis zu diesem Zeitpunkt auch nicht daran gedacht, ihre Sensitivität ins Gespräch zu bringen.
Lawinenartig brachen aus der Patientin die »furchtbaren Erlebnisse« hervor. Sie hatte vor zwei Jahren plötzlich Schritte hinter sich gehört, Gesichter an der Wand gesehen, fühlte sich von jemandem hinter ihr auf den Schultern berührt und hatte immer wieder den Gedanken: Jetzt passiert etwas Fürchterliches. Sie hatte sich ihrem Mann anvertraut, der ihr riet, sofort zum Arzt zu gehen. Der Arzt hatte sie beruhigt mit den Worten: »Das sind Tagträume, die Ihnen sicher etwas sagen sollen. Aber ich verstehe nichts von Träumen«. Er verordnete ein Beruhigungsmittel. Es half nicht, die Phänomene tauchten eher verstärkt auf. Die Patientin beschloss, sie »einfach zu vergessen«. Im Prozess der gewaltsamen Unterdrückung hatte sie den Eindruck, in einer Taucherglocke zu sitzen und die Welt nur noch wie durch einen Vorhang wahrzunehmen. Sobald sie dies ändern wollte, kehrten die sensitiven Wahrnehmungen zurück. Der Stress, die Wahrnehmungen zu vermeiden, kostete soviel Kraft, dass sie an Gewicht verlor und in den desolaten Zustand geriet, in dem sie jetzt vor mir saß. Sie betonte: »Wenn Sie nicht gefragt hätten, hätte ich niemals darüber gesprochen. Jetzt kommt das alles wieder hoch!«

»Na, wunderbar, wenn es oben ist, kommt es ins Licht und wir können es genau besehen«, war meine spontane Reaktion.
Ich erklärte der Dame, dass es sich zunächst einmal um sensitive Fähigkeiten handelt, die niemanden »besuchen«, um zu erschrecken, sondern um das Bewusstsein zu erinnern, dass es mehr gibt, als das winzige Eiland unseres Oberflächenbewusstseins. Was immer ich der Patientin sagte, sie schaute mich zutiefst misstrauisch an. Ich merkte, es war ihr unbequem, ihre sensitiven Gaben zu akzeptieren. Daher beendete ich meinen »Vortrag« und sagte:
»Als ersten Therapieschritt bitte ich Sie, drei Wochen lang sich täglich zwanzig Mal vor einem Spiegel zu verbeugen und mit vernehmbarer Stimme zu sagen: Ich ehre meine sensitiven Gaben, ich ehre meine Talente.«
Die Dame platzte heraus: *»Was? Ich bekomme nichts zum Einnehmen?«*
»Nein, es geht hier nicht um Einnehmen, sondern um Annehmen. Wenn Sie keine Dankbarkeit für Ihre wunderbaren Talente entwickeln können, nützen auch Tabletten und Globuli nicht.«
»Da bin ich aber sehr enttäuscht. Sie sind mir so empfohlen worden. Ich hatte so gehofft, dass Sie mir helfen können«.
»Ich möchte nichts lieber, als Ihnen helfen. Sie sind Kollegin, also Vertreterin der Heilkunst und kennen die Gesetze des Heilens, oder? Warum wollen Sie dann einen Teil Ihrer Heilerbegabung abspalten? Andere Menschen sitzen jahrelang und meditieren, um so etwas zu erleben. Und Sie verdrängen diese Gaben, nur weil sie nicht in Ihr Weltbild passen?«
Die Patientin blieb stur und verließ die Praxis, mit Mühe die Höflichkeit wahrend.

Einen Monat später rief die Patientin wider meiner Erwartung an und berichtete, dass sie erst mal »zwei Wochen total sauer« auf mich war, zu einem anderen Heilpraktiker gegangen war und dann doch die Affirmationen ausprobiert habe. Nun habe sie merkwürdigerweise ein gutes Gefühl überall im Körper. Ihre Praxisarbeit sei viel leichter und sie habe »sich dabei erwischt, einen Patienten zu erfühlen«, und das habe sofort funktioniert. Sie bat um einen neuen Termin. Vor mir saß eine verwandelte Frau und Kollegin. Sie war entspannter und strahlte raumnehmend Energie ab. Erst jetzt war ich sicher, die Medorrhinum-Persona mit allen Sinnen zu erfassen.

▷ Ich verordnete **Medorrhinum LM30**.

Die spontane Reaktion war, dass die Patientin an Gewicht zunahm und wieder Kraft in sich fließen spürte. Sie befasste sich immer angstfreier mit den Gesichtern, die an der Wand erschienen und hatte den Mut, laut zu fragen: Wer seid ihr, warum seid ihr da? Die Gesichter verschwanden. Dafür nahm das hellhörige und hellfühlige Talent zu. Ich empfahl ihr einige Basisübungen und die Übung, sich auf Alpha zu begeben und sich in einen Patienten hineinzuversetzen. Dadurch konnte ihre Begabung in einen Kanal geleitet werden, der für ihren Beruf optimal geeignet war.
Nach sechs Monaten war die Kollegin nicht mehr wiederzuerkennen. Ihre

Praxis lief, sie hatte eine neue Beziehung zu einem Mann, der völlig selbstverständlich mit seinen sensitiven Gaben umging. Sei trennte sich in aller Freundschaft von ihrem Ehemann. Sie und ihr Freund gründeten einen Heilerzirkel, sie haben beide begonnen, ihre Sensitivität und Medialität zu schulen. Wir sind enge Freunde geworden und amüsieren uns gelegentlich, wie alles begann. Die Kollegin kann heute mühelos im Energiefeld ihrer Patienten »lesen« und setzt ganz selbstverständlich ihre Heilenergie in der täglichen Praxis ein.

9. Die Platinum-Persona

- Tastsinn wird überempfindlich
- Alles erscheint verändert
- Meint, unter Kontrolle zu stehen
- Meint, Körper schwelle an
- Vergrößerungsgefühl
- Meint, er selbst sei vergrößert
- Sieht Gesichter
- Sieht tote Personen
- Sieht Feuer
- Hat Visionen

Platinum und Größe
Assoziiere ich mit der **Medorrhinum-Persona** die Sphinx vor der Pyramide oder die »Mitfühlenden Augen der Kathmandu-Stupa«, so erlebe ich die symbolische Energie der **Platinum-Persona** als Obelisk. Ihre phallische Kraft ist zugleich das Potenzial der schöpferischen und sensitiven Kraft. Ich habe allerdings noch kein Medium mit deutlicher **Platinum-Persona** erlebt, weil das Medium sich in die Niederungen menschlicher, kleiner Ängste begeben muss und dies nicht die Ebene von Platinum ist. Ich erlebe die **Platinum-Persona** als sensitiv, spirituell interessiert, nach Höherem strebend, aber fast nie medial. Sie hat eine große visionäre Gabe, die Grenzen überschreitet und ähnlich wie **Aurum** das Unmögliche möglich macht, sozusagen nach den Sternen greift. Ich erlebe sie als gebildet, zur Schulung bereit, im Geist geordnet und überdurchschnittlich intelligent. Ähnlich wie **Arsen** besteht eine Abneigung zur menschlichen Nähe und eine Neigung, zu analytisch an Phänomene und Wahrnehmungen heranzugehen, die nur ganzheitlich erlebt und zum großen Teil nicht erklärt werden können. Was ich sehr zu schätzen weiß, ist der Qualitätsanspruch und die Lauterkeit, mit der die **Platinum-Persona** im erlösten Zustand mit ihren sensitiven Übungen umgeht.
In der Kunst erleben wir die **Platina** als Primadonna, als »Diva assoluta«, so wie Maria Callas. Das Schicksal dieser außerordentlichen Sängerin zeigt auch, was dieser Persona nicht gut tut: zuviel medorrhinische, sulfurische oder sonstige chaotische Kreativität. Diese Persona übersteigt alle Normen, allein, oft einsam und geht angstfrei in schwindelnde Höhen (bei der Callas buchstäblich, denn keine Sängerin sang je so kraftvoll im Pfeifregister). Wird ihr der sichere Boden der Disziplin entzogen, stürzt sie aus der hohen Oktave in die Niederungen, wo wir dann die bekannte Platinum-Pathologie wiederfinden, die grausame Folgen hat. Es gibt nur ein Entweder – Oder, kein Mittelmaß. Eine Callas singt oder singt nicht.
Es ist auch bezeichnend, dass ich von einer bestimmten Klientel, die ich mit Platinum behandelte, keine Erlaubnis bekam, ihren Heilungsprozess und

ihre Wahrnehmungen zu veröffentlichen. Das waren Patienten und Patientinnen, die im öffentlichen Leben stehen und meinen, sofort erkannt zu werden. Das möchte ich respektieren. Soviel darf ich aber sagen, dass jedes Mal eine Katastrophe dadurch aufgelöst werden konnte, weil die PatientInnen bereit waren, das innere Kind anzunehmen. Daran arbeite ich deshalb viel mit der **Platinum-Persona,** weil das Kindliche im Menschen immer einfach ist und stärkere Kräfte hat als die komplizierte, verstiegene Persönlichkeitsfassade von Platina oder Platinum, die das Kind abgekoppelt hat. Noch ein eindrückliches Beispiel darf ich veröffentlichen:

Fallbeispiel 36

In dem ersten Sensitivitätskurs war eine Dame anwesend, die sofort durch ihre gewählte Sprache, ihre aufrechte Haltung und ihr Verhalten, mit keinem der Kursteilnehmer Kontakt zu pflegen, auffiel. Am dritten Tag bat sie mich um ein Gespräch unter vier Augen. Sie berichtete, etwas umständlich, von Körperproblemen: Einschnürungsgefühle an den Oberarmen und um die Taille, Taubheitsgefühl nach einer Trigeminusneuralgie und wie nebenbei von einem Knoten an einer der großen Schamlippen. Ich erklärte ihr, dass es nötig sei, in die Praxis zu kommen. Das lehnte sie ab, da sie aus dem Ausland kam und keine Zeit frei machen konnte.
Die Patientin strahlte Souveränität und Stolz aus. Auf meine Frage, wie sie denn mit dem Kurs zurecht käme, sagte sie:
»Das ist mir alles sehr vertraut. Ich bin eigentlich nur hier, um meine Erfahrungen bestätigt zu sehen.«
Sie erzählte mir von ihrem Leben im Ausland, wo sie viele Pionierarbeiten geleistet hatte, Vorsitzende von vielen Gremien war. Sie berichtete auch von ihren Meditationen, einsam im Wald, von ihren hellsichtigen Wahrnehmungen, die sie als Ahnen ihrer Familie identifiziert hatte, von ihren großen Visionen, »die bisher alle in Erfüllung gegangen sind«.
Sie bat inständig um eine Behandlung. »Dort wo ich lebe, komme ich nur sehr schlecht an Homöopathika heran. Ich muss mir alles mühsam aus Deutschland schicken lassen. Ich spüre, ich brauche jetzt sehr bald eine Behandlung. Nur eines kann ich gar nicht gebrauchen: das ist Platinum. Ich habe das Arzneimittelbild gelesen und finde mich darin nicht verstanden«.
Ich kam mit der Dame überein, ihr eine Heilinformation auf Wasser aufzuprägen, das sie tropfenweise jeden Tag zu sich nehmen könne. Wir kamen auch überein, dass ich ihr nicht sage, um welche Information es sich handelt. Ich füllte ein Fläschchen mit Mineralwasser ohne Kohlensäure und prägte **Platinum LM60** auf.
Dazu ist zu sagen, dass wir in der Radionik bzw. in der Informationsmedizin ganz selbstverständlich mit der Prägung solcher Heilmittel umgehen, sowohl in der Human- wie auch in der Tiermedizin. Die Voraussetzung dafür ist: eine abrufbare sensitive und mediale Begabung, die profunde Kenntnis des Heilmittels, das aufgeprägt wird und eine frei fließende Heilenergie des Therapeuten.

Ich erachte es als wichtig, dass die radionisch arbeitenden Kollegen zu ihrer Arbeit stehen, denn sie revolutioniert die Heilkunst. Die Radionik ist eine Kombination von Systemdiagnose im Energiefeld bzw. im morphogenetischen Feld eines Patienten und verschiedener Arten von Fernheilung. Sie existiert bereits seit Anfang des 20. Jahrhunderts und wurde von medial begabten Medizinern (!) ins Leben gerufen, nicht von Vertretern der seichten Esoterik. Da ich professionelle Therapeuten aus der Human- und Tiermedizin in Radionik bzw. bioenergetischen Testverfahren ausbilde, sehe ich auch keinen Grund zu verheimlichen, dass ich mit radionisch hergestellten Homöopathika die gleichen Heilungserfolge erlebe wie mit den klassisch hergestellten.

Die Patientin wusste nicht, welche Information aufgeprägt war, nahm das »Mittel« ein und rief mich nach sechs Wochen an. Der kleine Tumor an der Schamlippe war deutlich kleiner geworden, jetzt nur noch stecknadelkopfgroß. Das Taubheitsgefühl war sehr schnell verschwunden, das Einschnürungsgefühl an den Oberarmen tauche nur noch bei Stress auf. Sie sei sicher, das Mittel sei genau das richtige, aber nun sei es aufgebraucht. Sie wolle einstweilen nicht wissen, was es ist, weil sie sich freier entfalten könne, wenn der Verstand nicht mitmische.
Was war zu tun? Es hatte keinen Sinn, eine Flasche ins Ausland zu senden. Also schlug ich folgende kreative Lösung vor: Jeden Tag um 21.45 Uhr sende ich ein Fernheilungsprogramm mit dem Mittel. Ich wählte ein kleines Korkbrett, befestigte darauf den Namen der Patientin, stellte das wieder neu aufgeprägte »Mittel« darauf, da ich in meiner Heilmittelsammlung **Platinum** nicht in **LM60** vorrätig hatte und ging täglich zur abgemachten Zeit »auf Sendung«. Die Patientin ging ihrerseits zu dieser Zeit »auf Empfang«. So arbeiteten wir ohne Raum- und Zeitbegrenzung über tausende Kilometer hinweg. Diese radionische Telepathie währte nicht mehr als sieben Minuten. Dann schalteten wir beide den Energiefluss ab (Solarplexusübung!).
Die sensitiven Wahrnehmungen der Patientin nahmen zu, ihre Körperprobleme ab. Nach zwei Wochen rief sie an und sagte:
»Ich werde jetzt hier ein paar Freunde zu einem Zirkel einladen und Ihr Radionikbuch in diese Landessprache übersetzen.« Sie besuchte noch einmal einen Radionikkurs, bekam vom Verlag den offiziellen Auftrag, das Lehrbuch zu übersetzen und Einführungskurse in ihrer Wahlheimat zu geben.
Nach einem Jahr rief sie noch einmal an und berichtete:
»Ich habe noch einmal einen weichen Knoten an der Schamlippe bekommen. Diesmal habe ich ihn selbst kuriert, indem ich einige Heilinformationen auf Sand aufgeprägt habe. Das Fläschchen trage ich immer bei mir. Mein Hausarzt hat mir bestätigt, dass die gutartige Geschwulst im Begriff ist, sich aufzulösen. Ich bin beruhigt. Außerdem bin ich dankbar, dass ich das was ich hier lehre auch an mir selbst bestätigt sehe. Können Sie mir jetzt sagen, welches Konstitutionsmittel Sie mir damals verabreicht haben?«

▷ Ich nannte ihr **Platinum LM60**.

Darüber war sie nicht besonders erstaunt, sie hatte Platinum vermutet. Ich sandte ihr zwei Platinum-Vorträge der Samuel Hahnemann Schule in Berlin; daraufhin kam ein Fax mit dem Kommentar: »Ja, so kann ich Platinum annehmen!«

Platinum und Scheingröße

In der Esoterikszene florieren etliche Möchtegerngurus, die durch besondere Techniken, vermeintlich besondere Gaben, komplizierte und geheimnisvolle Rituale beeindrucken wollen. Den meisten, die aufwendige Promotion betreiben, fehlt es an echter Größe, überhaupt an Echtheit. Der Größenwahnsinn, die Überheblichkeit, die fehlende Erdung von Menschen, die meinen auserwählt zu sein, die Welt zu missionieren, begegnen mir häufig. Sie kommen aber nicht als Patienten, sondern rufen mich hauptsächlich an, um von mir eine Bestätigung zu erhalten oder sie kommen zu einer »Aurasitzung«, um sich von mir ihre Potenziale erklären zu lassen. Was mir hierbei aufgefallen ist, möchte ich zusammenfassen:

Im Zuge der populären C4-Verreibungen erleben Menschen, dass sie mediale Eingaben bekommen, teils hellfühlig, teils hellhörig. Diese Eingaben sind fast ausschließlich Weisheiten, die an die Welt gerichtet sind. Die Wahrnehmenden fragen mich, wie sie dies tun können.
Meine Antwort dazu ist:
Jede mediale Inspiration dient zuerst dem Wahrnehmenden als Zeichen der Gabe mit der Aufgabe, dies in seinem eigenen Leben zu verwirklichen. Dadurch werden es lebendige Worte, und der so verwandelte Mensch wirkt ohne sein Zutun nach außen auf andere Menschen. Die mediale Durchgabe ist ein Geschenk, dessen sich das Medium als würdig erweisen muss. Mediale Botschaften, die der Wahrnehmende gleich an andere weitergibt, bewirken gar nichts und verändern die Welt um keinen Millimeter. Weisheitsworte haben wir in reichem Maße in tausenden von Weisheitsbüchern aller Kulturen. Sie bleiben tote Worte, solange sie nicht gelebt werden. Missionseifer und Helfersyndrom sind die stärksten Hindernisse medialer Botschaften.
Das heißt also: Mediale Verreibungsbotschaften sind wunderbar, wenn sie vom Medium gelebt werden. Diese Fähigkeiten brauchen eine Schulung, in der Schattenarbeit eine wichtige Rolle spielt. Dadurch finden sich die individuellen, idealen Kanäle der Medialität, dadurch wird eine solide Erdung erreicht, die unbedingt nötig ist.
Noch ein Wort zu den mentalen Kommunikatoren, die besonders prägnant bei der Platinum-Persona auftauchen.
Im Gegensatz zu sensitiven Wahrnehmungen sind mediale Inspirationen immer fertige Botschaften, die nicht verändert werden können und sollen. Der Wahrnehmende muss sie akzeptieren können, das heißt, sie müssen seiner Ethik entsprechen. Das Bewusstsein des Mediums wird nicht ausgeschaltet, sondern erweitert. Wenn die Botschaften beginnen, hiobsähnliche Qualität anzunehmen, spielen unterbewusst Machtgefühl, Sendungs-

wunsch, Missionseifer oder Helfersyndrom hinein. Hier kommt der unerlöste Anteil der Platinum-Persona zum Vorschein. Die Esoterikszene ist voll von »Medien«, die Leid, Katastrophen und Hiobsbotschaften verkünden und damit das erreichen, was die Amtskirche schon 2000 Jahre vorgelebt hat, nämlich Menschen klein, furchtsam und gefügig zu machen.

Ich möchte daher noch einmal den ethischen Grundsatz der auf 150 Jahre Erfahrung basierenden erfahrenen Medialschulung in England wiederholen:

»Die vornehmste Aufgabe eines Mediums ist, den Menschen die Angst zu nehmen, vor allem die Angst vor dem Tod. Wer zu dir gebeugt kommt, sollte dich hoch erhobenen Hauptes und lächelnd verlassen.«

Das sollten wir uns auch als »Greenhorns« medialer Wahrnehmungen in Mitteleuropa zum Vorbild nehmen.

Fallbeispiel 37

Ich möchte eines unter vielen Beispielen vorstellen, die ich in Variation als **Platinum-Pathologie** erlebe.

Eine 42-jährige Mutter kommt mit ihrer 16-jährigen Tochter, um sich von mir bestätigen zu lassen, dass dieses Kind auserwählt ist, die Welt zu retten. Da ich grundsätzlich erst einmal eine positive Grundeinstellung zu Menschen habe, blockte ich nicht gleich am Telefon ab, sondern empfing die beiden. Das Mädchen kam von oben bis unten in Orange mit Gold gekleidet.

Ich erklärte ihnen gleich zu Beginn, dass ich es nicht als meine Aufgabe betrachte, andere zu beurteilen oder gar zu belehren. Ich sei aber gerne bereit, mit Rat zur Seite zu stehen, wenn Fragen oder Probleme auftauchen.

Die Mutter erzählte voller Stolz, dass ihre Tochter seit dem zehnten Lebensjahr die Aura der Menschen sehen kann, darin die Blockaden sieht und problemlos Heilenergie senden kann. Es hat eine Reihe von Spontanheilungen gegeben. Während die Mutter spricht, hat die Tochter die Augen verzückt gen Himmel gerichtet. Ich bitte sie, mir diese Erlebnisse aus ihrer Sicht zu schildern. Sie wiederholt, was die Mutter sagte. Es ergab sich folgender, sehr aufschlussreicher Dialog:

Die Tochter: *Ich kann das einfach, und die Leute sind zufrieden.*
Wo triffst du deine Klienten?
Überall, auf der Straße, in der U-Bahn, es gibt überall Bedürftige.
Wie stellst du fest, ob du die Erlaubnis hast, das Energiefeld zu betreten?
Das sehe ich wie eine Türe, die sich bereitwillig öffnet.
Wie lässt du die Kranken wieder los?
Einfach so.
Ist das für dich wirklich so einfach?
Ja, ich denke einfach, jetzt lasse ich dich los, dann schließt sich die Türe beim Patienten.
Wie schützt du dich bei deiner medialen Arbeit?

Das brauche ich nicht. Ich habe am Anfang noch dafür sorgen müssen, dass ich nicht die Krankheiten übernehme. Aber jetzt ist das nicht mehr nötig. Es gibt keine negativen Energien um mich herum.
Wer nimmt dann alle die Kranken wahr?
Ich natürlich.
Das verstehe ich nicht.
Wieso? Ist doch ganz klar. Ich nehme die Krankheit beim anderen wahr, aber deshalb muss ich doch nicht selbst die negativen Energien übernehmen.
Natürlich musst du das nicht. Wie erdest du dich?
Mich erden, das tue ich ganz bewusst, indem ich um mich herum einen Schutzring visualisiere.
Was ist deine Motivation, als Medium und Heilerin zu wirken?
Ich möchte den Menschen helfen. Ich habe dieses Geschenk vom Himmel bekommen. Und ich werde mein Leben dieser Aufgabe weihen.
Und was ist, wenn ein Mensch erst einmal gefragt werden möchte, ob er überhaupt gesund werden will? Wie bringst du ihn dazu, selbst etwas für seine Heilung zu tun?
Meine Liebe fließt zu ihm, das ist ein Geschenk an ihn, er muss dafür nichts tun.
Da scheine ich im Verständnis von Heilung etwas nicht verstanden zu haben. Meine Patienten heilen sich selbst und müssen ordentlich mitarbeiten.
Ja, das ist eben noch keine Heilkunst der unendlichen Liebe.
Danke für die Belehrung, ich werde mich bemühen, es besser zu machen.
Das Mädchen schenkte mir ein gnädiges Lächeln.

Ich ließ mir genau beschreiben, wie das Mädchen arbeitet. Es beschrieb Helfergestalten, Engel.
Ich fragte, wie es seine Schatten bearbeite, also die luziferischen Kräfte.
Darauf die Antwort:
Natürlich gucke ich mir meine Schwächen an und arbeite daran!
Wie denn?
Wenn ich merke, dass ich mal nicht gut drauf bin oder die Blockade bei jemandem nicht auf Anhieb sofort löse, bitte ich um Verzeihung. Ich bete viel.
Ich fasse mal zusammen: du bist also ein begabtes Medium.
Ja, ich bin ein Indigokind.
Ich sehe kein Indigo in deiner Aura, wieso Indigo?

Die Mutter fällt spontan in die Unterhaltung ein und klärt mich auf, was ich unter Indigokind zu verstehen habe, nämlich eine überdurchschnittliche Intelligenz usw.
Ich frage das Mädchen, wie es ihm in der Schule ergeht:
Ich habe natürlich keine Freunde. Denen bin ich zu sonderbar. Ich kann mit ihnen nicht über meine Talente sprechen. Die würden mich für blöde halten.
Macht dir das nichts aus, so ohne Freunde zu leben?
Nein, ich habe ja meine Mutter und meine Geschwister.
Kannst du als Teenager so richtig dein Leben genießen?

Na klar, ich esse leidenschaftlich Spagetti, ich genieße überhaupt das Essen.
Schön, eine gute Erdung!

Die Unterhaltung mit der Mutter eröffnet mir eine fremde Welt. Sie behandelt lauter Menschen als Geistheilerin, die von außerirdischen Wesen verletzt, besetzt oder geraubt worden sind. Ich wurde auch belehrt, wie man solche Probleme in der Aura eines Menschen wahrnehmen kann.
Da fiel die Tochter in das Gespräch ein. Sie hatte die Augen geschlossen, das Gesicht ganz konzentriert in Falten gelegt, eine Hand ausgestreckt, sie über den Boden haltend und sagte:
Wissen Sie eigentlich, dass Sie hier in einem Raum mit schlechten Energien sitzen? Hier kommen ganz negative Schwingungen nach oben. Ich musste das jetzt unbedingt loswerden. So geht es mir immer, wenn ich plötzlich etwas wahrnehme.
Ich antwortete: Bis vor 30 Minuten war in diesem Raum noch eine positive Energie. Wenn sie jetzt negativ ist, muss das etwas mit Ihnen beiden zu tun haben. Zudem: Ich habe dich nicht darum gebeten, für mich sensitiv zu arbeiten. Du hast dir keine Erlaubnis eingeholt.
Das Mädchen war völlig perplex über meine Reaktion.
Ja, aber ...
Kein Aber, du hast mich nicht um Erlaubnis gefragt, und ich gebe dir auch keine Erlaubnis.
Ich machte ihm und seiner Mutter unmissverständlich klar, dass alle diese wunderbaren Gaben eine große Aufgabe und Verantwortung beinhalten. Ich beendete das Gespräch mit dem Wunsch, sie mögen immer wieder die Motivation ihrer Heilertätigkeit überprüfen.

Das Beispiel ist insofern von besonderen Interesse für uns Therapeuten und Homöopathen, als wir oft eine Vermischung echter Begabung und Überforderung derselben erleben. Halbe Wahrheiten haben eine destruktivere Kraft als Lügen. Wir haben in Mitteleuropa das Wunderkind-Syndrom. Diese Mutter ist in esoterischen Heilerkreisen nicht die einzige, die ihr mediales Kind vermarktet und mit sonderbaren Ideen hausieren geht. Hier sind wir aufgerufen, genau zu erfassen, was Zeichen der Begabung sind und wo sich Marotten einschleichen. Ein Teenager, der nicht soziales Verhalten lernt, sondern im Elfenbeinturm aggressionsfeindlicher Weltbilder heranwächst, ist gefährdet, lebensuntüchtig zu werden.
Da dieses Mädchen nicht um eine Behandlung gebeten hatte, habe ich auch kein Mittel verordnet. Aber vor mich saß eine junge Platinum-Persönlichkeit, die auf dem Grat zwischen Hochmut und Medialität wandelt.

10. Die Alumina-Persona

- Tastsinn wird überempfindlich
- Einbildung, abends, im Bett
- Alles erscheint unwirklich
- Identitätsirrtum
- Sieht Dinge mit den Augen einer anderen Person
- Sieht tote Personen
- Sieht Feuer
- Sieht Phantome
- Sieht körperlose Wesenheiten (Geister, Gespenster)
- Hat Visionen
- Spricht, als habe ein anderer es gesagt

Alumina und Demenz

Die mediale Persona von Alumina habe ich in ihrer großen hellfühligen Gabe, sich in andere hineinzuversetzen bis hin zur Grenzverwischung der eigenen Identität, hauptsächlich bei Patienten erlebt, die angeblich in einem Demenzzustand waren. Ich sage »angeblich«, weil der Heilungsprozess bei Alzheimer, Parkinson oder Multipler Sklerose sowie bei Autismus und Kindern mit Rett-Syndrom zeigt, dass die veränderten Wahrnehmungen im frühen Stadium Hinweise auf ungenützte Potenziale sind. Ich betrachte alle Krankheiten, die mit Vergesslichkeit, Isolation und Dumpfheit einhergehen als »Füllekrankheiten«. Der Speicher ist voll, es kann nichts Neues aufgenommen werden. Die Flucht ins Vergessen ist ein Versuch, den emotionalen und/oder mentalen Speicher zu leeren. Es kommen Kinder, die wir autistisch nennen, schon mit einem zu vollen Speicher auf die Welt. Hier erlebe ich immer die große Stunde der kinesiologischen Stressablösung (ESA) in der medialen Balance, durch die Stress abgebaut und dadurch der Speicher von emotionalen und mentalen Altlasten befreit wird. Sobald jemand über Vergesslichkeit klagt, über Desorientierung, ist mein erster Therapieschritt, die Fülle zu behandeln, damit wieder Raum geschaffen wird, um neue Eindrücke aufzunehmen. Wann immer ein Patient noch körperlich dazu in der Lage ist, empfehle ich kinesiologische Integrationsübungen, um die Zusammenarbeit der beiden Gehirnhälften anzuregen.
Durch die mediale Balance bekommt man einen Zugang zu den sprachlosen Menschen, die oft dement erscheinen, und erfährt detailliert, nicht, was ihnen fehlt, sondern was ihnen zuviel ist. Auch hier ist die kinesiologische ESA von unschätzbarem Wert.

▷ Die **Alumina-Persona** hat hierbei schon viel Gutes als **Simile** bewirken können. Ob nun der Patient direkt oder über eine Vermittlerperson angesprochen werden kann, es ist wichtig, ihn/sie nach sensitiven Wahrnehmungen zu fragen. Sie schildern oft einen Schwebezustand zwischen

Leben und Tod, haben das deutliche Gefühl, jemand spreche durch sie, jemand wirke durch sie, agiere statt ihrer. Die Wahrnehmung »Sieht etwas mit den Augen eines anderen« halte ich für eine der größten medialen Wahrnehmungen, wenn der Angstfilter davor verschwindet. Die Frage ist nicht, wie das möglich ist, sondern, was der Wahrnehmende mit den Augen eines anderen sieht!

Alumina in der eigenen Vita

Ich hatte von Kindesbeinen an die Gabe, mich in etwas zu verwandeln und von dem anderen Wesen aus die Welt zu betrachten. Das ist ein typischer **Alumina-Zustand,** der alles andere als pathologisch ist; ganz im Gegenteil! Er wird in der Sensitivitätsschulung angestrebt. Dieser Zustand wird erst dann krankhaft und wahnhaft, wenn man sich nicht wieder vollständig in seine Identität zurückverwandeln kann, wenn man im anderen Wesen hängen bleibt und sich dadurch die Grenzen verwischen.

Mir hat die **Alumina-Begabung** einmal sehr gute Dienste geleistet, als ich an der sechsmonatigen Blind-Arzneimittelprüfung von **Amyl nitrosum** teilnahm und in kürzester Zeit so viele demente Symptome erzeugte, dass ich Zweifel hatte, ein Seminar oder einen Praxistag durchführen zu können. Ich half mir in dieser Situation, indem ich vor Seminarbeginn bewusst aus der Persona des Prüfungsmittels, das ich ja nicht kannte, ausstieg, mich wie immer fühlte, und abends wieder in die Amyl-Persona einstieg. Das ging problemlos und tat der Arzneimittelerfahrung keinen Abbruch.

Aufgrund der seit Kindheit geübten Alumina-Gabe kann ich vielleicht besonders gut mit Demenz-Patienten kommunizieren und ihnen erklären, was Talent und was krank ist an ihrem Zustand.

Alumina und Hellsicht

Die Alumina-Persona ist von Natur aus hellsichtig. Das wird von der Umgebung schnell als Halluzination und Einbildung abgetan, ja, sogar als erstes Anzeichen einer negativen Bewusstseinsänderung gewertet. Ich kann nur jedem Homöopathen empfehlen, bei jedem Patienten im Anfangsstadium von Alzheimer, Parkinson oder Multipler Sklerose oder sonstiger physisch-psychischer Ausfallserscheinungen über die besonderen Wahrnehmungen zu sprechen und das Potenzial darin zu erkennen. Ich möchte nach meinen bisherigen Erfahrungen sogar die Hypothese aufstellen, dass diese Demenzkrankheiten mit einer Entfaltung der Hellsinne als Initialzündung beginnen, aber durch zu große mentale Fülle überfordern, dann aber keinen Kanal und noch weniger das Verständnis der familiären Umgebung finden. Die Reaktion ist totaler Rückzug und Erstarrung. Selbstverständlich spielen auch die bekannten Intoxikationen durch Schwer- und Leichtmetalle eine wichtige Rolle in der Krankheitsentwicklung und ist eine orthomolekulare Ausleitungstherapie sinnvoll. Aber das ist nur die physische Seite.

Fallbeispiel 38

Ich möchte von einem Fallbeispiel aus Wien berichten, das dies veranschaulicht.

Eine 66 Jahre alte Dame wurde mit dem 2. Stadium der Alzheimerkrankheit in ein Heim eingewiesen. Ihre Tochter wollte sich damit nicht zufrieden geben und begegnete einer Kinesiologin, die bereit war, mit der Mutter zu arbeiten. Die alte Dame machte unerwartete Fortschritte und wurde aus dem Alzheimer-Pflegeheim entlassen. Die betreuenden Ärzte waren so angetan von diesem Heilungserfolg, dass sie die Kinesiologin baten, auch mit anderen Alzheimer-Patienten zu arbeiten. Auch das brachte erstaunliche Erfolge, so dass einige der Ärzte selbst eine kinesiologische Ausbildung machten.

Dieser Fall kam mir anlässlich eines Kurses »Sensitivitätstraining für Kinesiologen« in Wien zu Ohren. Das geschah auf seltsame Weise. Es war nämlich diese Dame, inzwischen 68 Jahre alt, mit ihrer Tochter auf dem Kurs. In der Vorstellungsrunde sagte sie nur: »Ich war mal schwer krank und arbeite seit zwei Jahren wieder. Allerdings ehrenamtlich, in einem Heim für Alzheimer-Patienten.«

Bei den sensitiven Übungen fiel mir auf, dass die alte Dame den Körper verließ und etwas verwirrt ihre Übungspartnerin anschaute, wenn die Übung beendet war. In einer Pause sprach ich die Seniorin an und fragte, ob sie sich dessen bewusst sei, ihren Körper zu verlassen und ob es ihr gut dabei gehe. Sie sagte entschuldigend und schüchtern: »Ich schlüpfe in meinen Partner rein und kann genau sehen, wie es dem geht. Das passiert so schnell und selbstverständlich, dass ich es oft erst hinterher merke, wenn du sagst, jetzt sollen wir die Übung beenden.«

Ich hatte stets ein Auge auf diese Dame, um zu sehen, ob es ihr gut geht; ansonsten ging ich auf diese offensichtliche Fähigkeit nicht weiter ein. Wenn jemand damit umzugehen weiß, sehe ich keinen Grund zur Besorgnis. Ich wollte jedoch noch genauer ihre Gabe erfahren, deshalb schlug ich gegen Abend eine Heilerübung vor, bei der man hinter einem Menschen steht, sanft die Hände auf die Schulter legt und auf Alpha in den Körper des Menschen eintaucht, schaut, wo Energie fehlt und Heilungsenergie dorthin leitet. Ich wählte die alte Dame als meine Heilerin. Es war unglaublich, welche Heilungsenergie aus ihr floss und wie genau sie meine physischen Schwachpunkte fand. Als ich meiner Partnerin dankte und sagte, sie habe ein wunderbares Potenzial an Heilenergie und es sei gewiss von großem Nutzen, dass sie den Alzheimer-Patienten diese Gabe zuteil werden ließe, brach sie in Tränen aus. Sie konnte sich gar nicht beruhigen und stammelte nur immer zwischen den Schluchzern: »Ich bin nicht traurig, es überwältigt mich nur, was du da sagst.« Dann erzählte uns die Tochter die ganze Geschichte und wies schließlich auf die Teilnehmerin in unserer Runde, die die Mutter nur mit Kinesiologie geheilt hatte.

Seit diesem Kurs vor acht Jahren befasse ich mich ausführlich mit der sensitiven Seite der Demenz-Krankheiten und sensibilisiere dafür meine Sinne in der Therapie. Es war auch dieses Erlebnis, das mich inspirierte, über die mediale Balance Kontakt mit den »Sprachlosen« aufzunehmen und ein entsprechendes Forschungsprojekt ins Leben zu rufen.

Ein anderes repräsentatives Beispiel für Alumina aus meiner Praxis habe ich schon am Anfang vorgestellt (siehe Seite 21 ff.).

11. Die Agaricus-Persona

- Hält sich für körperlich leicht
- Vergrößerungsgefühl
- Eindruck, er schwebe in der Luft
- Meint unter Kontrolle zu sein
- Sieht Gesichter
- Sieht körperlose Wesenheiten (Geister, Gespenster)
- Sieht Verstorbene (tote Personen)
- Redet mit abwesenden Personen
- Hört Stimmen

Obgleich am Ende der Liste medialer Mittel, liegt mir die Agaricus-Persona besonders am Herzen, denn ihre Wahrnehmungen ziehen sich durch die Entwicklung meiner eigenen Medialität von der Kindheit an wie ein roter Faden. Gemessen daran, wie exzessiv ich diese Wahrnehmungen erlebte und ausgelebt habe, müssen sämtliche Schutzgeister ständig einsatzbereit gewesen sein. Ich hätte sonst sehr leicht in der Kinderpsychiatrie landen können.

Agaricus in der eigenen Vita
Damit klarer wird, warum die Agaricus-Phänomene sein durften, muss ich vorausschicken, dass meine Familie aus Köln stammt und sie sich zu einer Zeit vom Katholizismus lossagte, als das noch nicht so üblich war. Meine hellsichtige Großmutter lebte in einem Dorf mit einem Nonnenkloster. Sie erklärte dem Pfarrer, dass sie nicht in die Kirche komme, weil alle Heiligen samt Jesus, Maria und Josef bei ihr im Wohnzimmer zu Gast seien, und wenn er wolle, könne er zu ihr kommen, da sei »mehr los, als bei Ihnen in der Kirche!« Großmutter machte jedes Jahr eine Wallfahrt, war zutiefst gläubig, aber lehnte die Amtskirche ab. Durch die Nachkriegswirren und Zonen in Deutschland hatten sich meine Eltern getrennt. Ich wurde also unehelich geboren. Meine Mutter musste arbeiten, deshalb kam ich mit drei Jahren zur Großmutter. Sie hatte zwölf Kinder geboren, acht verloren, adoptierte noch vier, da kam es auf meine Existenz auch nicht mehr an. Großmutter erklärte mir eines Tages, wie man betet: »Du sprichst mit dem lieben Gott laut, dass er dich auch hört. Du kannst ihm alles erzählen, der versteht dich. Am Schluss bittest du für die Kinder, denen es nicht gut geht. Klar?« Am nächsten Morgen fragte sie, wie es denn mit dem lieben Gott geklappt hätte, und da ich begeistert erzählte, dass er im Zimmer gewesen sei, war sie zufrieden und fragte nicht mehr nach.
Sie musste den Arbeitern auf dem Feld »Henkelmänner«, Essen in Aluminiumtöpfen bringen, deshalb hatte sie ein Problem, mich zuhause drei Stunden alleine zu lassen. Sie sagte zu mir: »Ich bringe dich auf einen Spielplatz, da passiert dir nichts. Da kannst du mit vielen Kinder spielen.« Sie brachte

mich auf den katholischen Friedhof zu den Kindergräbern, schaute begeistert in die Runde und sagte: »Na, dann spielt mal schön!« Ich spielte dort und habe noch lebhaft in Erinnerung, dass viele Kinder auf mich zukamen. Wir sammelten gemeinsam Blumen und legten sie auf die vergrasten Kindergräber.

Am Nachmittag kam Oma mich abholen und fragte: »Wie war's?« Ich sprudelte meine Erlebnisse hervor, Oma lächelte und nickte mit dem Kopf. Sie brachte mich vier Monate lang täglich auf den Friedhof, wo ich mit den verstorbenen Kindern und Erwachsenen völlig selbstverständlich spielte, ihre Geschichten hörte und sie begeistert meiner Oma erzählte. Ich spielte dort auch im Winter bis zur Dämmerung. Das war die fantasievollste Zeit, denn dort lernte ich mit dem Nebel zu schweben, freie Formen anzunehmen.

Dank meiner couragierten Großmutter war mir Angst vor Alleinsein oder im Dunkeln fremd, denn ich fühlte mich nicht allein auf meinem »Spielplatz«. Da ich von ihr gewohnt war, dass sie laut mit ihrem »Herrn Jesus« sprach und ihm auch manchmal »ganz schön die Meinung sagen« musste oder ihm laut dankte, tat ich es ihr nach und sprach mit Wesen, die keiner sah, betete laut und lernte auch als Erwachsene, dass die Kümmernisse leichter wurden, wenn ich sie in Worte fasste und IHM vortrug. Oma sagte immer: »Wenn du nicht weiter weißt, dann musst du IHN fragen, DER gibt dir Antwort.« Das führte dazu, dass ich von Kindesbeinen an eine oder mehrere Stimmen hörte, die mir Antwort gaben, wenn ich laut um Hilfe bat und das Herz voller Kummer war.

Die Angewohnheit, laut zu reden setzte sich auch fort, als ich bei meinen Eltern war: Mein Stiefvater arbeitete im Bergbau, 160 m unter Tage, kam immer erst nach 14 Stunden Arbeit völlig erschöpft nach Hause, verrußt, mit tiefen Rändern unter den Augen. Er wusch sich, und bevor er aß, kam er zu uns Kindern und sang mit uns ein Lied. Dann las er Grimm's Märchen vor. Egal, welches Märchen er las, er schlief vor Erschöpfung kurz vor Ende der Geschichte ein, und ich erzählte sie zuende. Mir tat der Vater leid, weil er so krank aussah, und da hatte ich die Idee, ihm eine Freude zu bereiten. An einem Sonntagmorgen blieb ich gegen alle Gewohnheit bis 10 Uhr im Bett und wartete, bis der Vater aufstand. Als er verwundert in unser Kinderzimmer kam, offenbarte ich ihm mein Geschenk. Ich erzählte ihm die Geschichte all der Gesichter, die aus dem Muster der Tapete herausgetreten waren. Mein Vater schaute auf die Tapete und sagte spontan: »Ja, ich sehe es auch. Das ist richtig, was du sagst. Stimmt, das hat der gemacht usw.« Er ging selbstverständlich auf meine Wahrnehmungen ein, obgleich er, wie er mir später sagte, im Moment dachte, eine leicht verrückte Adoptivtochter zu haben. Aber schon alleine für diese Reaktion, dem Kind zu begegnen und seine Fantasie nicht zu brechen, danke ich ihm trotz aller Probleme, die ich mit ihm hatte.

Auch während der Volksschulzeit las er Märchen vor und erzählte ich ihm weiter die »Geschichten aus der Tapete«. Wenn er nicht zu müde war, zog er seine Blockflöte hervor, improvisierte darauf und tanzte wie der Rattenfän-

ger von Hameln durchs Zimmer. Er sagte einmal zu uns: »Ihr müsst euch so klein machen wie die Ratten, die hinter dem Rattenfänger hergelaufen sind, dann kriegt ihr raus, wohin die Kinder verschwunden sind, die ihm nachgelaufen sind. Das weiß man nämlich bis heute nicht. Die sind in den Berg gegangen und waren weg!«
Also übten meine Schwester und ich uns in Ratten zu verwandeln und dem flötespielenden Mann zu folgen. Daraus erwuchsen viele neue Geschichten, die wir uns gegenseitig erzählten. Nach einer Weile war ich in der Lage, mich in alles zu verwandeln. Dort in der Zechensiedlung, wo wir wohnten, gab es keine Gärten, nur aufgeworfene Lehmhügel. Mein Vater setzte sich in den Kopf, hier einen Gemüsegarten anzulegen, der allerdings schnell verwilderte, weil er gar keine Zeit und meine Mutter Angst vor Insekten hatte. Nach der Schule setzte ich mich in das hochgewucherte Unkraut und verwandelte mich in alle möglichen Käfer und Insekten, dann in alle möglichen Pflanzen. Mein Vater hatte inzwischen beschlossen, die Bergbauschule zu besuchen und »büffelte« jeden Tag nach der Arbeit naturwissenschaftliche Fächer. Er liebte besonders die Geologie. Da er aber immer wieder einschlief, kam er auf die grandiose Idee, mich darin einzuweihen. Er brachte viele Versteinerungen mit und lehrte mich die verschiedenen Erdzeitalter und die Bedeutung der versteinerten Farne und Trilobiten oder Ammoniten usw. Es war abgemacht, dass ich immer ein paar Lektionen im voraus las. Wenn er dann heimkam, trug ich ihm vor, was ich gelesen hatte. Er merkte schnell, dass meine fantasiereiche Darstellung nicht in dem Buch standen, denn ich wanderte ständig im Paläolithikum oder Tertiär und sprach mit Urweltfarnen oder Urschnecken. So musste Vater wieder selber lernen. Aber die Urzeiten blieben unser gemeinsames Hobby. Alle diese mentalen Verwandlungen in Steine, Mineralien oder Pflanzen erlebte ich körperlich, so dass ich selbstverständlich auch damit umging, Wissen über das Innenleben dieser Wesen zu haben, das nicht aus Büchern stammte. Und eben dieses führte zu einem Problem, weshalb mein Vater ins Gymnasium beordert wurde. Dort trugen meine Biologie- und Erdkundelehrerin vor, ich sei nicht tragbar für die Klasse, weil ich Dinge von Steinen und Pflanzen erzählte, die zwar interessant seien und die Mitschüler begeisterten, aber den Unterricht erheblich störten. Außerdem sei ich eine Streberin und vorlaut, weil ich immer ins Wort fiele und sagen würde »das weiß ich schon längst« und dann meinen Kommentar dazu gäbe.
Ich wusste von dieser Unterredung nichts und weiß auch nicht, was mein Vater den Lehrerinnen sagte. Ich weiß nur, dass er mich zu sich zitierte und sagte: »Merk dir, man fällt einem Erwachsenen nichts ins Wort!« Mein Vater wurde oft in die Schule bestellt, weil ich ein ungehöriges Betragen an den Tag legte und die Klasse angeblich immer zum Lachen brächte. Das war in einem Mädchengymnasium nicht erwünscht. Die Klassenlehrerin bestellte meinen Vater und mich ins Sprechzimmer. Dort erklärte sie, mein Vater solle mich von der Schule nehmen, ich hätte so schlechte Noten, dass wieder einmal die Versetzung gefährdet sei. Außerdem hätten ihr auch die Kollegen mitgeteilt, dass ich sonderbar sei und auf dem Schulhof herumliefe

und »mit Geistern laut redete«. In diesem Augenblick hatte ich zum erstenmal panische Angst und zitterte am ganzen Leibe.
Ich weiß es wie heute: Mein Vater stellte sich hinter mich, legte eine Hand auf meine Schulter, hämmerte mit dem Zeigefinger der anderen Hand auf das Pult und sagte mit donnernder Stimme zur Klassenlehrerin: »Dat Kind macht Abitur! Is dat klar?!« Ohne weiteren Kommentar verließen mein Vater und ich das Sprechzimmer, eine völlig verdatterte Studienrätin zurücklassend. Zuhause sagte mein Vater die simplen Worte: »Sei dankbar, dass du lernen darfst. Was du in der Schule lernst, ist dein Kapital. Also mach was draus.«
Auch für des Vaters Beistand in dieser Situation bin ich ihm zutiefst dankbar. Er hatte auch beobachtet, dass ich oft wild gestikulierend und laut mit Unsichtbaren redend im Zimmer oder auf der Straße ging, aber nie sprach er mich darauf an oder maßregelte mich. Später gestand er mir seine Nöte, aber er sah, dass ich meinen Weg ging, in der Schule immer besser wurde, dann mit Enthusiasmus studierte. Das war ihm wichtiger als meine »Schrulligkeiten«. Während der gesamten Gymnasialzeit stand er hinter mir und stärkte mich trotz aller Beschwerden seitens der Lehrer, die es wirklich nicht leicht mit mir hatten. War im Fach Chemie das Thema »Kristalle« angesagt, glich unsere Wohnung sofort einer Kristallzuchtstation. Überall standen Gläser mit Alaunkristallen oder Kupfersulfatkristallen, die ich züchtete und in die ich mich verwandelte. Was ich dabei erlebte, konnte unsere Chemielehrerin verständlicherweise nicht nachvollziehen. Jedes Schulfach war für mich nur insofern interessant, als ich meine eigene Erlebniswelt in ihr erschaffen durfte. Es ist allein der Standhaftigkeit meines Stiefvaters zu verdanken, dass ich selbst nach 34 »blauen Briefen« auf der Schule bleiben durfte.
Jahrzehnte später geschah Folgendes:
Im März 1999 fuhr ich mit dem Auto und hörte die Kassette des Homöopathischen Sonntags von Andreas Krüger mit dem Arzneimittelbild **Agaricus**. Ich weiß nicht, wie ich es geschafft habe, nicht in den nächsten Graben zu fahren, so elektrisiert war ich von dem, was ich hörte. Es war das Wiedererkennen von Phänomenen, die mir persönlich vertraut waren und die ich auch bei Patienten beobachtete. Aber der symbolische Schlüssel des Mineral- und Pflanzenreichs in Gestalt von Zwergen oder Erdelementalen brachte plötzlich eine innere Ordnung in die Phänomenologie meiner Kindheit.
Ich fuhr auf die Standspur der Autobahn, stieg aus, lachte und weinte in einem und sprach laut mit meinem verstorbenen Vater, dankte ihm und versicherte ihm noch einmal, dass ich ihm alles verzeihe, womit er mir das Leben schwer gemacht hatte. Ich dankte ihm, dass ich ein Agaricus-Kind sein durfte. Und wie ich da redete und gestikulierte, sah ich auf einmal in das besorgte Geicht eines Franzosen, der mit Warnblinklicht angehalten hatte und mich fragte: »Ist alles in Ordnung mit Ihnen?« Ich nahm seine Hände, drückte sie und sagte: »Ja, danke, es geht mir wunderbar!«
Unsicher, ob er nun eine »Erscheinung« gehabt hat, ging der Mann rückwärts

zu seinem Auto und fuhr weiter. Ich sagte noch laut meinen Dank an Jürgen Becker und an Andreas Krüger, die ich nicht persönlich kannte, und fuhr dann beglückt heim.
Von diesem Moment an erkannte ich die mediale Persona von Agaricus und konnte vielen Menschen auch mit diesem Mittel helfen.
Es ist sicher kein Zufall, dass Agaricus in meiner Praxis hauptsächlich in Gestalt von Kindern erscheint und ich mit ihnen sofort in Resonanz bin.

Fallbeispiel 39

Herr M. kommt mit seinem sechsjährigen Sohn in die Praxis. Problem: der Junge kann nicht »normal« sprechen. Der logopädische Unterricht hat ihn soweit gebracht, Laute zu produzieren, aber seine Sprache ist unverständlich. Der Vater ahnt, was der Junge lebhaft erzählt. Doch nun geht es um die Frage, ob er in eine Sonderschule gehen muss oder ob er in eine normale Schule gehen kann. Der Vater will nur ganzheitlich an das Problem heran, hat alle seine Kinder nur homöopathisch behandeln lassen.
Der Junge hört aufmerksam unserem Gespräch zu. Ich nehme wahr, dass seine Augen alt und wie aus einer anderen Dimension schauen. Er hat einen verschmitzten Gesichtsausdruck, der mich lebhaft an einen Zwerg erinnert.
Es entstand folgender aufschlussreicher Dialog, bei dem ich bewusst auf die »Alphaebene« ging, um dem Kind möglichst in seiner Erfahrungswelt zu begegnen:
Frage: Habt ihr zuhause einen Garten?
Junge: *Heftiges Kopfnicken, bestätigende Laute.*
F.: Gehst du gerne in den Garten?
J.: *Freudiges Gestikulieren und bejahende Lautäußerungen.*
F.: Gibt es eine bestimmte Stelle im Garten, zu der nur du hingehst?
J.: *Schaut mich ernst und prüfend an, schweigt und nickt dann langsam.*
F. Hast du dort Freunde, die dir was beibringen?
J.: *Strahlendes Lächeln, Nicken.*
F.: Was bringen dir denn deine Freunde bei? Erzähl doch mal!
J.: *Beginnt zunächst noch undeutlich zu sprechen. Aber plötzlich werden die Worte verständlich. Mit einem Mal hören wir deutlich: Ja, die zeigen mir, wie man richtig umgräbt. Das muss man nämlich nicht mit einem Spaten machen. Ja, und wie ich richtig umtopfen kann. Die zeigen mir auch, wie ich ein Gartengerät anfassen kann, damit ich mir nicht wehtue.*
F.: Lernst du auch was über Pflanzen ...
J.: *Ja, klar. Ich kenne alle Pflanzen im Garten und sage das auch meiner Mama, die gerne im Garten arbeitet. Ich weiß auch, dass die Löwenzahnblätter gut für die Leber sind und die Blüten giftig. Das sind Blumen, die muss man stehen lassen und nicht ummähen.*

▷ Nach unserem fruchtbaren Gespräch war meine Entscheidung gefallen: **Agaricus C1000,** einmal pro Woche, drei Gaben, dann hören, was sich positiv verändert hat.

Mittlerweile war aus dem Gesicht des Vaters alle Farbe gewichen. Fassungslos schaute er auf seinen Sohn, der völlig normal sprach und bedachte mich mit misstrauischen Blicken.

Ich fragte den Jungen, ob er denn Lust habe, auch noch eine andere Schule zu besuchen als die Zwergenschule im Garten. Er überlegt und verfällt allmählich wieder in seine unverständliche Sprache. Ich versichere ihm, dass er völlig in Ordnung ist und schon viel mehr über Blumen und Pflanzen wisse als andere Kinder. Nun müssten wir gemeinsam einen Weg finden, dass er auch in unserer Welt zur Schule ginge und unsere Sprache sprechen lerne. Die Reaktion des Kindes zeigt klar, dass es sehr gut verstand, um was es ging. Es schaute verschmitzt seinen Vater an.
Dieser war total verwirrt. Er meinte, das ginge nicht mit rechten Dingen zu. Da ich auditiv veranlagt bin, achte ich stets genau auf die Worte und deren Zwischentöne. Deshalb gab ich dem Vater die Gelegenheit, seine Bedenken zu artikulieren. Es kam heraus, dass nicht nur die eben erlebte Episode unheimlich gewesen sei, sondern auch dieses Kind ihm unheimlich sei.
Ich empfehle dem Vater, sich von dem Jungen einmal zu den Zwergen einladen zu lassen. Der Junge ist begeistert, klatscht in die Hände und redet auf den Vater ein. Der Vater schaut ungläubig auf seinen Sohn. Wer hat nun eigentlich ein Problem?
Ich erkläre dem Vater, welches das Arzneimittel ist, welche Gaben in ihm stecken und wie es zu nehmen sei. Dann versuche ich ihm klar zu machen, dass sein Sohn nicht behindert ist, denn er konnte ja ganz deutlich unsere Sprache sprechen. Momentan sei dies noch angebunden an eine Erlebniswelt, die uns Erwachsenen verborgen, aber für das Kind real ist. Diese mediale Begabung müsse geschützt und sanft erhalten bleiben. Er als Vater habe die Kraft, den Jungen zu stärken, ihm Sicherheit zu vermitteln. Die Behandlung dient dazu, die Türe in unsere Welt zu öffnen, so dass der Junge nicht nur in seiner, sondern auch in unserer Welt zuhause ist.
»Indem ich versuchte, die Dimension und Bilderwelt des Kindes zu betreten, fühlte er sich verstanden und sprach ganz natürlich über seine Erlebnisse, und, wie Sie selbst hören konnten, in unserer Sprache. Nun sollten Sie versuchen, meine Rolle zu übernehmen und Ihrem Sohn mental zu begegnen. Dadurch wird er schrittweise sein Sprechvermögen in unsere Realität überführen. Es reicht nicht, dass Sie ahnen, was Ihr Sohn erzählt. Er muss sich von ihnen verstanden fühlen. Das ist mehr als Entschlüsselung von Lauten!«

Während dieser Unterhaltung hing der Junge förmlich an den Lippen seines Vaters. Es war deutlich, wie sehr er sich nach Verstehen und Annahme sehnte.

Fazit: Der Vater gab zwar dem Kind Agaricus, aber er war gefangen in seinem Weltbild (übrigens pietistisch geprägt!) und konnte das, was er in der Praxis erlebt hatte, nicht akzeptieren. Die Tatsache, dass sein Sohn normal sprechen konnte, war ihm weniger wichtig als die vermeintliche Tatsache,

dass es die Realität des Kindes nicht geben könne. Wer Gartengeister oder Zwerge wahrnimmt, muss verrückt und somit krank sein.
Ich musste wieder einmal akzeptieren, dass ein Heilungsprozess bei einem Kind nicht stattfinden kann, wenn die Eltern dagegen arbeiten und dass Uneinsichtigkeit und Verblendung durch den Glaubenssatz »Es kann nicht sein, was nicht sein darf« das größte Hindernis im Heilungsprozess ist.
Allerdings vertraue ich zu hundert Prozent in die heilende Kraft eines homöopathischen Mittels, das trotz aller Widerstände in einem Energiefeld – hier im systemischen Feld der Familie – wirkt. Somit betrachte ich meine Arbeit mit dem Kind nicht als umsonst oder verfehlt, sondern vertraue unerschütterlich in das positive Potenzial, das dieser Junge mitgebracht hat.
Ich erwähne dieses Fallbeispiel, weil es zeigt, was alleine schon die mentale Botschaft eines Heilmittels bewirken kann. Wir denken an ein bestimmtes Mittel und sehen oder erleben die Reaktion bei Patienten, ob es heilend wirkt.

Zu Agaricus möchte ich abschließend sagen:
Über viele Jahre haben wir in den Wäldern, in deren Nähe wir wohnten, zur Zeit der Fliegenpilze immer wieder erlebt, dass sich das Energiefeld dort verdichtet. Harald Knauss, der Kenner der Baumwesen und der besonderen Energien in Wäldern, lehrte mich, auf die Bäume und Pflanzen im Umkreis von Fliegenpilzen im Herbst zu achten. So kam es, dass ich eines Tages erlebte, wie sich die Signatur der umstehenden Bäume insofern veränderte, als ich die freundlichen, verschmitzten Gesichter der Baumwesen sah. Ich nannte sie scherzhaft die »Riesenzwerge«.
Als ich Jahre später den Vortrag von Andreas Krüger über **Agaricus** hörte, war ich begeistert und überglücklich, dass es in der Homöopathie endlich wieder einen genial-kreativen Menschen gibt, der in der Heilkunst neue Maßstäbe setzt und Dimensionen der Wahrnehmung eröffnet, deren wir so dringend in der Praxis bedürfen. Interessant ist, dass ich **Agaricus** mittlerweile am Gesichtsausdruck der Menschen erkenne und sowohl bei Kindern als auch bei Erwachsenen häufig Anwendung findet, wenn es um mediale Wahrnehmungen im Reich der Tiere, Pflanzen und Minerale geht.

Fallbeispiel 40

Eine Heilpraktikerkollegin kommt mit ihrer 11-jährigen Tochter in die Praxis wegen Bettnässen. Ich sehe vor mir ein bildhübsches Mädchen, blond, mit strahlend blauen Augen. Das Kind hatte schon den Besuch beim Schulpsychologen und bei einer Kinderpsychologin hinter sich und wirkte sehr verschüchtert. Wir unterhalten uns über ihre Hobbies, ihre Schulsituation, über ihre sozialen Kontakte. Es stellt sich heraus, dass sie keine Freunde hat und gemieden wird. Sie lernt sehr gerne und ist auch recht gut in der Schule. Sie soll jetzt aufs Gymnasium. Es entspann sich folgender interessanter Dialog:

Ich fragte: Wie kann es denn sein, dass ein so schönes Mädchen keine Freunde hat?
Weiß nicht.
Guck doch mal auf deinen Bauch, was da geschrieben steht.
Das Mädchen schaut erstaunt an sich herunter und lacht. *Da steht doch nichts!*
Doch, ich kann da was lesen.
Ja? Was lesen Sie denn da?
Da steht: Wer mich gerne hat, ist bescheuert!
Ulrike hält sich vor Lachen den Bauch.
Na, findest du das in Ordnung, so ein Plakat vor dir herzutragen?
Nö.
Willst du es ändern?
Nö.
Gut, dann bleibt alles wie es ist. Dann ist die Sitzung hiermit beendet.
Wie? Ich denke, Sie fragen mich nach dem Bettnässen!
Dein Pipi interessiert mich überhaupt nicht. Du interessierst mich. Aber wenn du nichts an deinem Asterix-Schild ändern willst, bitteschön.
Ja, Asterix, kennst du den?
Na klar. Der ist unverwundbar. Der ist in den Zaubertrank gefallen. Den kann keiner verletzen. Und wie ist es mit dir und deinem Zaubertrank?
Zögert lange, schaut auf die Mutter und traut sich nicht, in ihrer Gegenwart etwas zu sagen.
Die Mutter lächelt und sagt: *»Ich gehe mal raus, dann könnt ihr besser reden!«*
Das Mädchen schaut mich mit verschwörerischen Blicken an und flüstert. *»Das Rezept klappt nicht, ich hab's versucht!«*
Gut, dann lass mal hören, was du alles schon drin hast.
Das Kind erzählt von einer Mixtur aus Küchenkräutern, die es aus Mutters Garten kennt. Es hat auch eine Zauberformel kreiert, zwei Stäbe über die Suppe gekreuzt und sie wiederholt ausgesprochen. Aber der Zauber hat nicht funktioniert. *Ich krieg das einfach nicht hin, wie Asterix zu sein.*
Darf ich dir einen Tipp geben.
Klar!
Tu doch mal ein paar Stückchen Fliegenpilz in die Suppe.
Der ist doch giftig!
Ja, der ist auch ein bisschen giftig. Aber du musst die Suppe doch nicht essen, du musst dir vorstellen, wie du da reinfällst und darin herumschwimmst, bis die Kraft der Kräuter in jede Pore eingedrungen ist.
Au ja, das mache ich!
Und was ist jetzt mit deinem Schild? Schreibst du es neu.
Muss ich ja wohl.
Was steht drauf?
Weiß ich noch nicht.
Tipp gefällig?
Ja, bitte.

Schreib auf dein Schild: Ich bin das schönste Mädchen im ganzen Land. Jeder ist willkommen, mit mir zu spielen.
Das ist ja wie im Märchen.
Ja, und?
Ja, ist wahr, warum auch nicht.
Eben.
Wir können die Mama wieder reinholen.

Die Mutter kommt wieder herein.

▷ Ich verordne **Agaricus C30** täglich.

Nach sechs Wochen ruft Ulrike mich persönlich an und sagt:
Die Mama ist gerade weg. Also, das mit dem Zaubertrank war Spitze. Seit ich darin rumschwimme, muss ich kein Pipi mehr nachts machen. Ich werde wach und gehe mit Asterix aufs Klo. Der hält mich an der Hand ganz fest. Es ist ja dunkel im Zimmer. Er macht eine kleine Lampe auf seinem Schild an, und dann finde ich den Weg aufs Klo.
Wie sieht es denn mit Freunden aus?
Stellen Sie sich vor, jetzt kommen einfach Kinder und fragen, ob sie zu mir nach Hause kommen dürfen.
Die Kollegin rief mich an und bestätigte, dass sowohl die Isolierung des Kindes als auch das Bettnässen aufgehört habe. Sie fragte mich: *»Ich möchte zu gerne wissen, was ihr beide da gesprochen habt.«*
Ich sagte: »Das ist ein Zwergengeheimnis.«
»Na gut, wenn Sie meinen? …«

Fallbeispiel 41

Die Eltern kommen mit ihrem 14-jährigen Sohn Ralf in die Praxis. Er kaut wie wild an den Nägeln, bis es blutet und nässt immer noch ein.
Vor mir sitzt ein Pubertierender, voller Pickel, schaut stumpfsinnig und gelangweilt vor sich hin und antwortet nur mit Ja und Nein, am liebsten mit Nein.
Die Unterhaltung ist schleppend, der Junge hat keine Lust zu reden. Er hat keine Hobbies, hasst die Schule, sitzt stundenlang zum Leidwesen der Eltern vorm Fernseher und scheint nach ihrer Aussage zu verblöden.
Ich gebe zu, dass mir der Junge nicht sympathisch war, weil er kein bisschen mitarbeiten wollte. Obgleich die Eltern von weither angereist waren, fasste ich nach 15 Minuten zusammen:
»Offenbar hast du keine Lust, mit mir zusammen zu arbeiten. Dann ist für mich die Sitzung mit dir beendet« und schwieg.
Der Junge war verwundert und schwieg. Ich gab den Eltern mit den Augen ein Zeichen, ebenfalls zu schweigen. So saßen wir da und schwiegen. Nichts bringt einen Menschen mehr in Aktion als Schweigen. Ich wartete und schwieg. Dem Jungen wurde es immer ungemütlicher, aber er stand nicht auf und ging, sondern rutschte auf seinem Stuhl hin und her. Ich schaute vor

mich hin, die Eltern schauten vor sich hin. Er schaute uns abwechselnd an und murmelte vor sich hin: »Die ticken ja nicht richtig!« Nach weiteren drei Minuten hielt er es nicht mehr aus und platzte heraus: *»Ihr seid alle granatendoof. Keiner versteht mich. Ist doch wahr!«*
Ich sagte: »Gut, dann lass mich teilhaben an dem, was du sagen willst, damit ich sehe, wo ich doof bin.«
Sie verstehen das nicht. Sie interessiert nur meine Bettnässerei und meine Nägel!
Habe ich das gesagt?
Nee, aber so denken doch alle Therapeuten.
Mag sein. Ich bin nicht alle Therapeuten. Mich interessiert dein Pimmel nicht, mich interessieren deine Pfoten nicht.
Der Junge muss gegen seinen Willen lachen. *»So 'ne Wörter nehmen Sie in den Mund?«*
Da können sich die Eltern ob der Doppeldeutigkeit seiner Worte nicht mehr halten und lachen laut heraus. Wir alle lachen.
Ich sage: Also, ich bin ganz Ohr. Schieß los!
Die Alten meinen immer, ich gucke bloß Krimis. Das stimmt aber nicht. Ich gucke am meisten Tierfilme.
Was fasziniert dich denn daran so sehr?
Ich mache mich zur Fliege und fliege in dem Film mit rum.
Die Eltern schauten fassungslos ihren Sohn an.
Na, das ist mal eine Gabe!
Glauben Sie denn an so was?
Oh ja, ich habe mich mein Leben lang in alle möglichen Wesen verwandelt.
Nun schauen die Eltern mich entgeistert an.
Ich erkläre dem Jungen, dass das alles seine Ordnung hat, ein hellfühliges und hellsichtiges Talent ist, was da zum Ausdruck kommt und dass er das noch vervollkommnen kann.
Ja, wie denn?, fragte der Junge interessiert, schob seine Brille wieder zurück auf die Nasenwurzel und schaute mich zum erstenmal direkt an.
Wenn du zum Beispiel direkt Kontakt aufnimmst statt über den Bildschirm. Geh doch mal in den Wald und versuche das mal mit Farnkraut. Da gibt es übrigens viele Sorten. Mein Lebensgefährte hat mir das mal erklärt, dass die alle ganz verschiedene Wesen haben und Heilkräfte.
Wie, spinnt der auch?
Ja.
Ach so.
Du kannst das auch mit Bäumen machen. Würde mich mal interessieren, was du erlebst. Wir könnten uns mal austauschen.
Wie, meinen Sie das im Ernst?
Klar. Wir planen mit unserem Heilerkreis eine Arzneimittelprüfung der Bäume. Da muss man auch die Fähigkeit haben, sich in eine Baumpersönlichkeit hineinzuversetzen.
Ist ja granatengeil. Wie viele sind das?
Wir sind sechs Leute.

Er kichert: *»Sechs Spinner!«*
Könnte man so sagen. Könnte aber auch sein, dass die anderen spinnen, die das nicht können. Wir haben dafür lange geübt.
Ach nee!
Klar, du machst das mal so nebenbei, und wir sitzen jede Woche, damit wir uns in alles verwandeln können.
Der Junge ist fasziniert von der Idee, seine Erfahrungen mit Pflanzen und Bäumen zu sammeln und uns dies mitzuteilen.
Ich sage: Gut soweit, jetzt gebe ich dir aber auch noch ein homöopathisches Mittel, damit das alles schneller vorangeht.
Klasse! Was denn?
Fliegenpilz – **Agaricus, in der Potenz C1000**.
Er kichert: *»Potenz ...«*
Gut, ich höre von Dir?
Der Junge steht spontan auf und gibt mir die Hand.
Die Eltern erheben sich und sagen beim Abschied: *Also, da soll einer aus dem Jungen schlau werden.*
Ich sage: »Vertrauen Sie ihm. Er ist vollkommen in Ordnung. Sie werden es erleben.«
Und sie erlebten es:
Ihr Sohn stand jeden Morgen früh auf, ging noch vor der Schule in den nahegelegenen Wald und ging »in die Bäume rein«, wie er es nannte. Er nahm ab, brachte den Fernseher aus dem Zimmer, hörte mit Nägelkauen auf, brauchte aber noch zu **Agaricus** eine Nierendrainage mit **Solidago D6**, bis nach zwei Monaten auch das Bettnässen aufhörte.
Ich hielt mein Wort und tauschte mit Ralf Erfahrungen aus, die wir bei unseren »Baumprüfungen« erlebten.
Inzwischen hat er die Realschule abgeschlossen und macht eine Ausbildung als Landschaftsgärtner (!).

12. Schlussbetrachtung

Wenn wir mit der wachsenden Zahl der sensitiven und medialen Phänomene bei unseren Patienten umgehen möchten, muss zuerst bei uns selbst ein Wandel stattfinden. Es gibt schon seit Jahren wesentliche Impulse, die die Heilkunst, vor allem die Homöopathie positiv beeinflussen und damit auch den Berufsstand des Heilpraktikers. Die fundamentalistische Haltung ausgerechnet in der Homöopathie verliert damit an Kraft. Ich erlebe immer noch sogar bekannte Homöopathen, die das Testen verbieten oder solche, die mir vorwerfen, ich würde die Hahnemannsche Lehre nicht rein halten. Das gegenseitige Ehren und Würdigen der Fähigkeiten, die Toleranz »Es darf auch ganz anders sein« und der Spaß an der Homöopathie sind mir oberstes Gebot. Eine reine Lehre kann nur jeder selbst für sich erschaffen, nämlich, indem jeder seine Gaben ehrt und seine Potenziale lebt.

Die schöpferischen und kreativen Kräfte sind Ausdruck von Lebensenergie, und diese Energie lässt sich nicht unterdrücken. Die Natur ist vorwärtsorientiert. Es kann nur von Vorteil sein, wenn wir als Homöopathen der Natur vertrauen und bei ihr lernen, dass die Vielfalt Ausdruck von Vitalität ist.

Es gibt einige progressive Homöopathen, die erkannt haben, dass die eigene Wandlungsbereitschaft die Türen zu höheren Dimensionen und zu einer erweiterten Wahrnehmung öffnet. Die **Medialität** hielt vor Jahren Einzug in die Homöopathie, indem Witold Ehrler bei Verreibungen hellhörige Wahrnehmungen erlebte. Ihm sind viele gefolgt, die vielleicht nicht in der gleichen Weise wahrnehmen, aber in ihrer Sensitivität angeregt wurden.

Die Medialität und Trancebegabung von Andreas Krüger hielt vor Jahren Einzug in die Homöopathie, indem sie auf kreative, lebensbejahende Weise dem künftigen Therapeuten das innere Wesen, die Persona eines homöopathischen Mittels erfahrbar und erlebbar machte. Die von Hans-Jürgen Achtzehn vermittelte Schattenarbeit tat ein weiteres, um Licht und Schatten bei uns selbst wahrzunehmen, um dem Patienten verständnisvoller begegnen zu können.

In der prozessorientierten Homöopathie der *Berliner Schule* wird denn auch vom »Ähnlichwerden zwischen Therapeut und Patient« gesprochen, von »dem Mysterium des Leidens, in das uns der Patient Zutritt gewährt.«

Heilung, das wissen wir alle, kann nur durch eine Transformation entstehen, in der das bewusste Anschauen des Themas und des Loslassens die wichtigen Schaltstellen sind.

Was mir am meisten am Herzen liegt, ist die Durchflutung der Homöopathie mit Humor, Lachen, Lebensfreude und die Bestrebung, ein GANZER Mensch zu sein.

Homöopathen, die dies zulassen, sind auch offen für die Thematik, die ich hier dargelegt habe. Ich stehe trotz aller Erfahrungen mit außerordentlichen, medialen Bewusstseinszuständen erst am Anfang einer neuen Ära

der Heilkunst, in der wir neben den traditionellen mehr sensitive Arten der Diagnose und Heilmethoden anwenden werden.
Obgleich es mir selbstverständlich ist und vielleicht auch dem Leser die medialen Wahrnehmungen jetzt natürlicher erscheinen, möchte ich dennoch die Sinnfrage wiederholen: Warum ist denn die Sensitivität und Medialität so wichtig für die Vertreter der Heilkunst, warum insbesondere für den Homöopathen? Ist es eine Laune, eine Abwechslung für die tägliche Praxis?
Eine Antwort habe ich schon ausführlich gegeben:
Es kommen immer mehr Menschen in unsere Praxen, die sensitive Wahrnehmungen haben, nicht vollständig inkarniert sind, die nicht mehr in ihren Körper zurückwollen oder sich in die Demenz flüchten. Nach dem Ähnlichkeitsprinzip, das für das Verhältnis Therapeut – Patient ebenfalls gilt, sollten wir in der Lage sein, ihn dort abholen zu können, wo er sich befindet. Diese Begegnung geschieht aufgrund von Erkennen. Wir können dem Patienten nicht immer erklären, wie und warum es zu solchen Phänomenen kommt. Aber wir können ihm helfen, diese Phänomene in seine Lebensordnung zu integrieren und sie als Teil natürlicher Bewusstseinsvorgänge und -zustände nahe bringen. Dazu müssen wir bei uns selbst die Schranken überwinden und den mittelalterlichen Satz »Es kann nicht sein, was nicht sein darf«, restlos überflüssig machen.
Die zweite Antwort ist:
Ich bringe nichts Neues. Jeder ernsthafte Therapeut hat ein Potenzial an Heilenergie und ist sensitiv = intuitiv. Mein Herzenswunsch ist, dass die Therapeuten sich zu Heilkünstlern entwickeln, ihren Gaben vertrauen und sie genau so selbstverständlich wie jedes andere »Handwerk« einsetzen. Talente unter Therapeuten sind ausreichend vorhanden. Aber die wenigsten trauen sich selbst.
Die dritte Antwort ist:
Bei der immer stärker anwachsenden Klientel der »sprachlosen« Patienten kann die Lösung nicht darin bestehen, sie ruhig zu stellen und sie dadurch im wahren Sinne mundtot zu machen, sie zu ent-mündigen. Wir müssen ihre nonverbale »Sprache« erlernen, und dieser Vorgang benötigt eine frei fließende Sensitivität und Medialität. Wir sind bei diesen Patienten ganz auf unsere Intuition angewiesen; mit den physischen Sinnen können wir nur Fakten sammeln. Wollen wir aber auch dem Komapatienten, dem Autisten begegnen, brauchen wir andere Sensorien.
Mehr als bei sprechenden Patienten betreten wir bei den »Sprachlosen« eine Welt der Symbole, der Archetypen. Um diese wiederum zu entschlüsseln, brauchen wir einen Zugang zu unserer Bilderwelt »auf Alpha«.
Die vierte Antwort ist:
Sensitiv zu arbeiten, ist sehr ökonomisch und zeitsparend, denn man kommt recht schnell an die Ursache einer Problematik. Dazu muss man »nur« seinem ersten Eindruck vertrauen lernen. Gewiss geht das nicht von heute auf morgen, aber es geht!
Sensitiv arbeiten heißt, die Potenziale im anderen erkennen können. Und

das betrachte ich als größtes Geschenk, weil das Potenzial Ausdruck von Selbstheilungskräften ist, von denen wir wissen, dass wir sie nicht erschaffen, sondern im Patienten anregen.

Ich möchte abschließend ein Interview zitieren, dass HARALD KNAUSS (Co-Leiter der Sensitivitätsschulung in Wolfratshausen) mit ANDREAS KRÜGER zum Thema Medialität führte:

12.1 Prozessorientierte Homöopathie und Medialität

H.K. Andreas, wenn ein Klient zum ersten Mal zu dir kommt, wie ist da dein Vorgehen? Hast du einen ganzheitlichen, sensitiven Eindruck von diesem Menschen oder repertorisierst du ganz »klassisch«, indem du seine Symptome und Modalitäten abfragst?

A.K. Natürlich arbeite ich auch ganz klassisch, aber nicht nur. Der Patient kommt in die Praxis und es ist etwas, was ich nicht bewusst tue, aber ich erlebe es durch die Feedbacks meiner Famulanten, die bei mir sitzen. Auch ohne es bewusst tun zu wollen, passiert etwas Auffälliges. Ich verändere mich in Anwesenheit des Patienten. Also Beispiel: Patient klingelt. Ich öffne die Tür und der Famulant sieht, und ich, in der Rolle des objektiven Beobachters aus mir herausgetreten sehe auch, dass ich den Patienten z. B. anders begrüße, als den vorherigen. Es würde mir z. B. nie passieren, einer Sepia-Frau, ohne ein Zurückgehen, anzubieten, aus dem Mantel zu helfen. Bei einer Pulsatilla-Frau fällt mir der Mantel förmlich in die Hände. Bei einer Arsen-Frau stehe ich stramm, biete ihr die Hand zum Gruß an und helfe ihr dann etwas steif aus dem Mantel. Bei einer Medorrhinum-Frau muß ich zwar nicht aufpassen, dass ich ihr aus mehr als dem Mantel helfe, aber die Bewegung ist einfach etwas nehmender. Und dieses mich Adaptieren an den Klienten geht über das Platzanbieten bis hin zum Halten des Anamnesebrettes – ich mache meine Anamnese auf einem Brett – und ... Beispiel: bei einem Phosphor-Patienten beuge ich mich vor; ich bewege mich auf ihn hin und mein Brett rutscht fast nach unten, so dass er sehen kann, was auf meinem Brett drauf ist. Bei einem Lycopodium-Patienten halte ich das Brett sehr schräg, denn ich möchte nicht, dass er meine Rechtschreibfehler sieht und ich will überhaupt nicht, dass er sieht, was ich aufschreibe. Also der Therapeut, der geschult ist oder durch Doppelkrebsigkeit (Andreas ist astrologisch ein doppelter Krebs) die Gnade der Beeindruckbarkeit geschenkt bekommen hat, wie dies ja in meinem Leben eine große Gnade war, wird zu einer Knetmasse, zu einer leeren Schüssel, in die der Patient sein Bild abdrückt oder in die, um beim Bild der Schüssel zu bleiben, der Patient mit seiner Thematik hineinfließen kann.
Das heißt, die Beeindruckbarkeit des Therapeuten ist in der prozessorientierten Homöopathie nicht nur geduldet, sondern sie ist gewollt. Wir werden immer, wenn wir unsere Schüler fragen, erstens fragen »Wie ging es

dir? Was hast du erlebt? Was hast du empfunden, als dass wir von unseren Schülern in der Supervision die Symptome erzählen lassen. Symptome repertorisieren und vergleichen kann jeder. Unsere Stärke der Arbeit aber ist, uns unbewusst oder bewusst zum Ähnlichen des Patienten werden zu lassen. Also ich merke, dass ich z. B. mit einem Medorrhinum Patienten etwas tue, was ich mit einem Sepia Patienten nie tun würde, spontan nach einer halben Stunde den ersten Witz zu erzählen, meist einen schmutzigen, und wir werden lachen, beide, mit anschließendem Grunzen ...

H.K. Du wirst also sozusagen selbst zum Simile des Klienten?

A.K. Ich werde, so weit ich teilpersönlichkeitsaspektiert ihm ähnlich bin, mit der Teilpersönlichkeit meiner Tafelrunde antworten, die er mir gegenüber anspricht. Darum geht natürlich diese Art der Arzneimittelerkenntnis nur auf dem Hintergrund der individuellen Ähnlichkeit. Darum ist es wichtig für einen Homöopathen, der im Hintergrund mit diesem »Beeindruckt-Werden« arbeiten will, dass er nicht nur Symptome erlernt hat, weil über das Erlernen von Symptomen nicht das Prinzip der Arzneierkennung durch Resonanzwahrnehmung funktioniert. Mit erlernten Symptomen kann man Computer bedienen oder Repertorisieren, aber ich kann nur die Melodie meines Gegenübers hören, mich von ihr beeindrucken lassen, wenn ich diese Melodie auch selbst in mir einmal habe erklingen lassen. Dies ist der Hauptpunkt, weswegen die prozessorientierte Homöopathie nicht nur auf gute homöopathische Fundamente, auf gutes erlerntes klassisches Arzneimittelwissen Wert legt, sondern die Therapie des Therapeuten, das Ähnlichwerden des Therapeuten, das Sichselbstkennenlernen, die Arbeit an der eigenen »Tafelrunde« mindestens genauso hoch wertet, wie die klassisch homöopathische Ausbildung, die ohne Frage unverzichtbar, aber nur die Hälfte der Rente ist. Also ein Homöopath, der viele eigene Teilpersönlichkeiten durch Schattenarbeit, durch Verreibung, durch Arzneimittelprüfung, durch eigene Therapie des Therapeuten in sich wahrgenommen hat, erweitert mit dem Kennenlernen und Annehmen jeder eigenen inneren Person sein Spektrum als Resonanzkörper. Jede eigene, aus ihrer Unterdrückung erlöste Teilpersönlichkeit, jede eigene angenommene Struktur aus meinem Seelenganzen macht meinen Resonanzkörper größer und resonanzfähiger. Dies ist ein Kernelement unserer Arbeit und Schulung. IMMERMANN schreibt in seinem Roman *Merlin*: »Nur die Hand, die vor Leiden zuckt, kann Leiden heilen«.

> Das bedeutet, ich kann als Homöopath primär nur intuitiv oder resonanzmäßig wahrnehmen, was ich in mir selbst entdeckt und wenn möglich geheilt habe. Ich kann zwar jedem jedes Mittel geben, wenn ich es wie auch immer gefunden habe, aber ich kann besonders gut dem Patienten helfen, die Teilpersönlichkeiten anzunehmen, die ich auch selbst angenommen habe oder wo ich im Prozess der Annahme bin.

▷ Eines meiner wirkungsvollsten therapeutischen Medien ist eine bestimmte Körperbewegung, nämlich das **Nicken**.

Es hat für den Patienten etwas Befreiendes, wenn er kommt und mir eine furchtbare Geschichte erzählt, vielleicht von Vorstellungen wildester Perversionen, und ich erkenne es als einen Teil von mir, von meinen Prozessen und ich nicke und der Patient sagt: »Wieso nicken Sie denn jetzt?« Und ich sage: »Ja, kenn' ich gut!« und dann geht ein tiefes Durchatmen durch den Klienten: »Ein Glück, der kennt mich, der ist mir ähnlich. Der verurteilt mich nicht. Bei dem darf ich sein. Von dem lass ich mich führen. Der hat die Kraft, dieses Problem wie auch immer zu überwinden, der wird auch mir helfen, dieses Problem zu lösen.«
Das geht so weit, wenn ich als Homöopath in meinem Prozess ein Problem angehe, annehme, löse und verwandle oder ein Arzneimittel verreibe, in Resonanz mit ihm trete, dass mir mit hoher Sicherheit in den nächsten Wochen und Monaten Patienten begegnen werden, die genau mit diesem Problem zu mir kommen, weil sie durch das Einklinken in das kollektive Feld herausbekommen haben, mit diesem Problem geht gerade Heilpraktiker »Sowieso, Sowieso« in seinem Prozess um, und jetzt kann ich mich an den wenden, der kann mich verstehen, denn er ist mir ähnlich. »Ähnliches heilt Ähnliches« trifft also nicht nur auf das Heilmittel zu, sondern auch auf die Therapeut-Patient-Beziehung und ist vielleicht viel wichtiger, als wir uns vorstellen können.

Gutes Beispiel:
Ich mache eine Merkur Prüfung auf Anweisung meines hochverehrten Lehrers Jürgen Becker, um beim Boller Homöopathie Seminar anschließend einen Vortrag darüber zu halten und ich begegne Anteilen von mir, die mir früher, vor dieser Prüfung zuwider waren, mit denen ich nichts zu tun haben wollte, die ich auch gar nicht haben wollte oder gar nicht wusste, dass ich sie habe. Ich nenne es mal eine Mischung aus innerem Mongolen, Kannibalen und RAF, also vielleicht einen RAF-Terroristen mit Verlangen nach Menschenfleisch, so ungefähr. Das wäre, in etwas übertriebenem Maße, eine relativ typische Merkurteilpersönlichkeit. Und ich erlebe es, dass Patienten, nachdem ich dieses Thema in mir bearbeitet und angenommen habe, in die Praxis kommen und ich sie schon anderthalb Jahre erfolglos behandele, sie aber trotzdem immer weiter zu mir kommen, – manchmal hat der Patient viel Geduld mit seinem Therapeuten, gibt ihm viel Zeit so zu werden, dass er seinem Patienten auch helfen kann –, und er wird mir dann sagen: »Herr Krüger, ich weiß nicht warum, aber ich habe das Gefühl, heute kann ich Ihnen diesen Impuls erzählen. Wissen Sie, immer beim Liebesspiel mit meiner Frau kommt der Impuls »Messer nehmen, Kehle durchschneiden!«
Ich sage: »Das ist interessant. Leitsymptom von **Merkur**. Warum haben Sie mir das nicht schon die letzten anderthalb Jahre erzählt?« »Tja, ich hatte das Gefühl, dafür werden Sie mich verurteilen und ich hatte das Gefühl, davor hätten Sie Angst gehabt und ich weiß nicht warum, aber heute bin ich

gekommen, hab' Sie angeguckt und heute nach anderthalb Jahren kann ich Ihnen diesen Traum erzählen.«
Was ist passiert? Da muss jetzt gar nicht »das Verlangen Halsdurchschneiden bei Koitus« sein, was in mir selbst angeklungen ist, aber es ist etwas angeklungen durch die Beschäftigung mit dem **Merkur**, was in mir etwas befreit hat, was ich den »inneren Kannibalen mit RAF Thematik« nenne, hat sich zeigen lassen mithilfe des Merkurs und ich habe gesagt: »Ja ich nehme dich an, wie du bist. Ganz und gar. Ich gebe dir meine Liebe und Ehre, selbst wenn ich dich erst mal nicht ganz verstehe aber ich sage, du bist o.k., du darfst sein.«
Im Moment, wo ich zu diesem Anteil in mir sage »Du darfst sein«, spürt der Patient »Er darf sein«. Wir erleben immer wieder, dass Therapeuten anhand ihres eigenen engen verklemmten Weltbildes, Teile von Patienten pathologisieren, ausgrenzen und damit nicht heilen können, selbst mit dem richtigen Mittel, wenn sie diesen Teil selbst in sich ausgegrenzt haben.

Anderes Beispiel, was jetzt vielleicht gut zu euren Themen, eurer Arbeit passt.
Der zweite Patient kommt zu mir in die Praxis, der über Wahrnehmungsbesonderheiten berichtet, wo er das Gefühl gehabt hat lange Zeit, »das kann er sowieso keinem erzählen«.

Beispiel:
Junge Frau kommt, Malerin, begabt, abstrakte Malerei, Meisterschülerin, Kunsthochschule, große Karriere vor sich; der Professor hat gesagt: »Sie werden's werden. Machen Sie noch bei mir Ihr Meisterschülerinstudium, dann ab in die Karriere«.
Sie kommt zu mir, druckst herum, wirkt sehr verstört, nahm seit einiger Zeit Psychopharmaka und hat die Einweisung in eine Psychiatrie in der Tasche. Ich frage sie: »Welchen homöopathischen Dienst kann ich Ihnen leisten?« und sie sagt: »Herr Krüger, ich habe ein großes Problem, ich glaube, ich bin verrückt.« Sag ich ihr: »Nicht so schlimm. Ich auch. Was hat sich denn verrückt?« »Ach so«, sagt sie »Sie finden das nicht schrecklich?« Ich sage: »Wissen Sie, ich habe mal einen Satz gelesen: Nur Verrückte werden überleben! Also, ich liebe Verrückte.« Und sofort war 50% der Angst bei diesem Menschen weg.
Und dann erzählt diese Frau mir eine furchtbare Geschichte, die sich in Deutschland wahrscheinlich tagtäglich oft wiederholt und die dazu führt, dass wir in Deutschland so wenig Heilige haben und in Indien so viele. Ich glaube nicht, dass in Deutschland das Göttliche weniger einstrahlt. Ich glaube nur, dass jemand, der sich auf der Straße wälzt und den Vorbeigehenden erzählt, dass ihm gerade Shiva beiwohnt, der kriegt in Indien zwei Swamis als Lehrer und nach 5 Jahren einen Tempel gebaut. In Deutschland kommt er sofort auf die Erste Hilfe, bekommt Valium gespritzt und verschwindet für 5 Jahre in der Psychiatrie, wird mit Psychopharmaka vollgestopft und danach ist nichts mehr mit Shiva; danach ist überhaupt nichts

mehr. Unsere Heiligen leben in Psychiatrien und kriegen leider keine Tempel.
Diese Frau also hatte ein ganz einfaches Erlebnis. Eines Morgens kommt sie in ihr Wohnzimmer und dort stand, nach eigenem Identifizieren, der Erzengel Michael. Er sprach: »Und ich sage dir, in deiner Kunst sollst du die Herrlichkeit Gottes preisen!« Danach war er weg. Sie hat sich lange Gedanken gemacht, wie sie diese Herrlichkeit preisen kann. Zunächst noch abstrakt, dann immer klassischer bis hin schließlich zur Ikonographie. Sie ging zu ihrem Professor und sagte: »Herr Professor, ich habe meinen Stil umgestellt. Gucken Sie doch mal.« Der sprach von esoterischem Mist und ob sie später einmal bei Esotera Plakate malen wolle. Er fragte, wie sie dazu gekommen sei. »Ich hatte da so ein Erlebnis.« »Waren Sie schon mal beim Arzt?« »Nein, warum denn?« »Wollen Sie Ihre Karriere auf's Spiel setzen?«
Der Professor nimmt Kontakt mit den Eltern auf. Die Eltern zerren ihre Tochter erst mal zum Arzt. Der sagt: »Vegetative Dystonie. *Adumbran.* Wird schon wieder besser!« Sie nimmt das Mittel, ist damit überhaupt nicht glücklich und denkt, »an wen wende ich mich da?«. Sie geht zu einem evangelischen Pfarrer, das war wahrscheinlich der halbwegs falscheste Gang, den sie tun konnte.

▷ Es gibt eine Untersuchung, die darauf basiert, dass man 50 Personen zu verschiedenen evangelischen Pfarrern geschickt hat. Die erzählten jenen »Ich habe einen Engel im Zimmer«. 60% der Pfarrer haben diese Leute gleich zum Psychiater weitergeleitet. Ist das nicht irre? Das Problem ist, ich behandle mehrere evangelische Pfarrer, deren Problem ist, ihr Gehalt von ganzem Herzen nehmen zu können, obwohl sie schon seit Jahren nicht mehr an den lieben Gott glauben. Sie sehen sich als Sozialarbeiter, als Seelsorger, aber überhaupt nicht als Priester, haben aber nicht die Kraft ihren Job aufzugeben.

Also, die junge Künstlerin ging auch zu einem evangelischen Pfarrer, der sie gleich zu einem Kollegen schickte, »der sich mit so etwas auskennt«. Das war ein Psychiater. Und später erfuhr sie, dass der Pfarrer sie dem Psychiater angekündigt hatte mit den Worten »Ich schick dir jemand mit einer religiösen Psychose«.
Sie hat nichts weiter gesehen, als einen Engel. Bei den vielen Engeln, die ich schon gesehen habe, müsste ich kraniotomiert worden sein, Sonden ins Zentralgehirn quirlen, damit man keine Engel mehr sieht.
Dieser Psychiater gab ihr nun endgültig *Haldol* und nun malte sie überhaupt nichts mehr. Und dann passierte es ihr, dass sie irgendjemanden von ihrem Engel erzählte und dieser ihr sagte: »Da kenn ich jemand, der sieht auch welche«. Und dann kam die Patientin zu mir, erzählte mir ihre Engelgeschichte. Ihre Engelgeschichte und das, was der Engel in ihr bewirkt hat, löst in mir ein völliges Faszinosum aus und ich war begeistert. Völlig fassungslos fragte sie mich, ob ich ihr denn das alles glaube? »Ja«, sagte ich. »Ich möchte auch einmal einen sehen«. Ich hatte ja schon Engel in mir gesehen, aber noch nicht leibhaftig im Wohnzimmer stehend. Und ich denke, dass

dieses »Ja, ich glaube Ihnen!« der wichtigste therapeutische Schritt war in den letzten drei Jahren ihrer »Erkrankung«. Und vielleicht hätte ich ihr nichts weiter geben müssen, denn im besten van Gogh'schen Sinne bin ich so lange nicht verrückt, wie noch einer das sieht, was ich sehe.
Das Schlimme ist, und das trifft für fast alle Krankheiten zu, dass zur Resonanz unfähige Therapeuten Dinge, die sie nicht selbst erleben, pathologisieren und damit den Patienten in die Isolation treiben, in der er dann furchtbar wahnsinnig wird. Ich gab der Patientin Phosphorus, das hilft die Dimension der Engel in einem selbst und real einfach anzunehmen. Engelsichtigkeit im Bereich der medialen Wahrnehmung ist etwas, was überhaupt nicht krankhaft ist. **Phosphor** hilft dem Patienten seine Fähigkeit mit engelhaften Hierarchien in Kontakt zu treten, zu ehren und zu nähren.

H.K. Weckt eine Gabe Phosphor also die Engelssichtigkeit?

A.K. Nein, natürlich sieht nicht jeder Engel, der Phosphor nimmt. Aber fast jeder, der Engel sieht und verrückt gemacht wird, weil er – und da sind die Homöopathen ja auch nicht besser, denn es heißt ja (im Repertorium) immer noch »Wahnidee: sieht Engel«. Der Begriff ist an sich schon entehrend. Die Rubrik müsste eigentlich heißen: »Kann nicht ehren oder hat die Schwierigkeit seine Fähigkeit anzunehmen« oder müsste heißen »Hilfe um die Ressourcen des Engelkontaktes zu entwickeln«, Lösungs- und Ressourcen- und nicht Problemorientiert ausgedrückt. Und da hilft Phosphor.
Ich gab der Patientin Phosphor und die Empfehlung, sich an eine Schwesternschaft in Berlin zu wenden – Karmeliterinnen, sehr spirituell, meditativ sehr aktiv –. Die Patientin ist für ein Vierteljahr zu denen gezogen. Die haben gesagt: »Was, Sie sehen Engel? Wunderbar, erzählen Sie uns von ihnen. Sie sollen Ikonen malen. Hier haben Sie Holz, malen Sie.«
Diese Frau ist heute eine nicht unbekannte Ikonographin und hat erst neulich von einer orthodoxen Gemeinde in Norddeutschland den großen Auftrag erhalten, deren Kirche zu bemalen.
Ich bin jetzt mal ganz egomanisch und behaupte, dass mein Nicken den zentralen Schritt in diese neue künstlerische, engelinspirierte Tätigkeit geleistet hat. Das heißt, wenn ich nicht in meinem Prozess meine Engeldimension, wie auch immer, erst einmal angenommen hätte, wenn ich nicht gesagt hätte, dank **Phosphor**, dank **Calcium** – unter Calcium ein erster großer Traum, große starke Engel mit Wollsocken und Birkenstocklatschen. Also wenn der Engel Wollsocken trägt und Birkenstocklatschen, dann ist er kein Phosphorengel, denn es gibt mehrere »Engelmittel« ...

H.K. Calcium ist also der »Öko-Engel«?

A.K.(lacht) Ja, es gibt auch Öko-Engel. Wenn ich unter Calcium nicht die Realität von Engelhierarchien erlebt hätte, hätte ich nicht so nicken können. Also, prozessorientierte Homöopathie heißt eigentlich nur, dass ein Therapeut in einem eigenen Prozess ist und dann wird er, ob er will oder nicht, je nach eigener Tafelrunde und Ressourcenveranlagung, sich entwickeln müssen. Prozess ist Entwicklung. Der Homöopath, der bereit ist in seinem Prozess voranzuschreiten, wird Resonanzräume bilden, in die seine Patienten hineinsingen können.

Ich könnte hier noch vieles ausführen. Was mich immer wieder besonders traurig macht, ist der Umgang von Erziehungsinstitutionen mit kindlicher Medialität, wo ich glücklich bin, dass wir in der Waldorfschule (Andreas' Tochter ist auf einer solchen), bei allen Dingen, die vielleicht auch schwierig sind, den Kindern einen Raum bieten, in dem Elementarwesen Realität sein dürfen.

Wichtige, bewährte **homöopathische Indikation**: Kinder kommen, werden meistens von den Eltern gebracht, »der ist so ulkig, ist immer im Garten und sagt: Mama, darf ich noch dreie zum Mittagsessen mitbringen?«. Soll ich nun zum Kinderpsychologen? Braucht mein Kind Medikamente? Wie sehen Sie denn das, Herr Krüger? Und ich sage: »Bringen Sie doch mal Ihren Sohn mit!« Und der Sohn sitzt bei mir auf dem Sofa und ich frage: » Soll Mama lieber rausgehen?« Er: »Ist mir lieber!«. Mutter geht raus und ich frage ihn, was los ist. Er sagt: »Mir geht's nicht gut, Mama verbietet mir, dass die Zwerge mit ins Haus kommen.« Ich: »Was erzählen dir die denn?« Er: »Was, kennste auch welche?« Ich: »Ganz viele sogar.«, und hole ein Bild von meinen Zwergen und zeige ihm dieses. Frage ihn, wann das mit den Zwergen anfing. Er: »Es fing vor zwei Jahren an, da war ich sechs. Ich hab im Garten gespielt, da kamen hinterm Baum zweie vor. Sie sagten, sie kommen vom Park drüben, aber der wird gerade verbaut und ob sie zu uns in den Garten ziehen dürfen? Ich sage, das geht in Ordnung. Ihr müsst nur gucken, Mittwoch Mittag mäht Mama den Rasen.« Sie haben ihm gesagt, er soll zunächst Mama nichts davon erzählen, die würde das nicht verstehen. Aber jetzt im Winter ist es so kalt und sie haben wenig zu essen, da hätten sie gefragt, ob sie mit reinkommen könnten. Er: »Nun weiß ich gar nicht. Mama sagt, ich spinne. Ich soll lieber Mathematik lernen, aber ich lass mir von denen viel lieber erklären, wie's denn im Garten vorgeht. Und sie haben mir erklärt, welcher Pilz gut wozu ist, welche Kräuter man für den Husten nimmt etc. Aber ich habe gar keine Lust mehr in der Schule Mathematik zu lernen.«

Ich spreche mit der Mutter: »Hören Sie mal zu. Es gibt viele Wirklichkeiten und es gibt nichts Schlimmeres für ein Kind, als das Gefühl verrückt zu sein. Und ich könnte mir vorstellen, dass Ihr Sohn vielleicht einmal ein genialer Stadtschamane oder Gärtner wird. Welcher Gärtner arbeitet schon mal mit Elementarwesen und ein solcher Gärtner, das wissen wir seit Findhorn, hat fünfmal so große Kartoffeln. Einen guten Zwerg als Sub-Gärtner zu haben, erhöht die Größe der Kartoffeln um ein Vielfaches.« Sie: »Meinen Se denn wirklich Herr Krüger?«

H.K. Die Mutter würde ihren Sohn halt lieber als Bankdirektor sehen denn als Gärtner.

A.K. Genau! Also das Kind kriegt von mir **Agaricus C30** (homöopathisch: Fliegenpilz) und der Mutter gebe ich gleich **Agaricus C200**, damit sie die Sprache der Zwerge lernt und dank Agaricus lernt nicht nur das Kind seinen Glauben an seine Zwergensicht anzunehmen, sondern es wird auch in der Schule gleich um einige Zensuren besser, da zum Mittelbild des Agaricus »Abneigung gegen wissenschaftliche Arbeit« gehört. Und ich denke, mit solchen Agaricus-Gaben habe ich unserem deutschen Volk mindestens zwanzig Gärtner mit Zwergenunterstützung erhalten, die vielleicht sonst zu irgendwelchen kiffenden Neuro-Freaks geworden wären, weil die Welt, die sie sehen, nicht sein durfte. Oder sie wären vielleicht zu irgendwelchen halbperversen Foltermonstern geworden, denn »Gutes, was nicht geehrt wird, verkehrt sich in Böses!«.
Das heißt also, dass ein Therapeut auch in diesen Bereichen der Begleitung von medialen Menschen nur so weit begleiten kann, wie er selbst diese Realität, selbst wenn er sie nicht wahrnimmt, so doch als wahrnehmungsfähige Realität akzeptiert. Ich gehe so weit, und das empfehle ich auch meinen Schülern, dass ich überhaupt nie zu einem Patienten sage, seine Wahrnehmung sei falsch. Sondern selbst, wenn der Patient eine völlig abgefahrene Wahrnehmung hat, sage ich: »Ich sehe das nicht und ich kann mir das auch nicht vorstellen. Aber wir schauen einmal. Und wir werden gemeinsam herausfinden, was es mit Ihrer Wahrnehmung auf sich hat«.
Es gibt Wahrnehmungen, die nicht gesund sind. Beispiel aus meiner Praxis: ungewollte Hellsichtigkeit. Ich erlebe immer wieder auf dieser Psycho- und Esoszene, dass irgendjemand zu »Michael Bombadil – Tantra Jet: Wir öffnen das Dritte Auge Workshop« geht und dieser Bombadil, als energetisch hochbegabter Meister, öffnet 300 Leuten für 780 DM in zwei Tagen das Dritte Auge. Dies ist nicht schwierig. Wenn ich energetisch begabt bin, kann ich dein Drittes Auge in 5 Minuten öffnen. Viele halbwegs geerdete, abends Wein trinkende Menschen, verkraften dies wieder, aber es gibt eben auch medial hochbegabte Menschen, die gehen zu einem Menschen, der macht ihnen das Dritte Auge auf, und am nächsten Tag ruft mich die Mutter dieses Menschen an und sagt: »Herr Krüger, ich hab gehört, Sie kennen sich mit so was aus. Meine Tochter kann nicht mehr aus dem Haus gehen, sie sieht bei allen Menschen nur noch Tierköpfe.« Sag ich: »Wenn sie die sehen würde, wenn sie sie auch sehen will, dann wäre sie eine große Schamanin. Wenn sie die aber sieht, selbst wenn sie sie nicht sehen will, ist sie ein äußerst gefährdeter Mensch.«

Rudolf Steiner hat in seinem Buch »Wie erlange ich Erkenntnis höherer Welten« einen Schulungsweg vorgezeichnet, mit dem primären Ziel der Devotion, der Entwicklung von Demut, bis Menschen anfangen medial wahrzunehmen. Und er hat einen Punkt auf diesem Weg beschrieben, an dem wir einer Wesenheit begegnen, dem so genannten *Ersten Hüter der Schwelle*, der die Summe unserer nichtgelebten, unterdrückten und »schattenhaften« Anteile ist. Wir müssen diesem Wesen begegnen, um weitergehen zu können. Wir müssen aber durch Schulung vorbereitet sein. Weil wir wissen, wenn wir ihm begegnen, wer er ist und wir wissen dann, dass er nur wir selbst sind. Je mehr Schattenarbeit wir machen, umso weniger furchteinflößend wird er sein. Und wenn wir viel Schattenarbeit machen, wird er ein fröhlicher Kumpan sein, der uns in den Arm nimmt und sagt : »Und nun vorwärts zum Boddhisattva«. Wenn wir aber unvorbereitet, z. B. durch Einnehmen von Drogen oder das spontane Öffnen des Dritten Auges, diesem »Widersacher« in die Augen schauen, dann werden wir, wenn wir Pech haben, die nächsten 15 Jahre in der Psychiatrie sitzen und immer in die Ecke schauen und immer sein Gesicht sehen.

Frei nach Rudolf Steiner: Er sagt, viele Leute, die in Psychiatrien sitzen, und angstvoll in irgendwelche Ecken gucken, gucken nichts anderes an als ihren Ersten Hüter der Schwelle, dem sie ohne Vorbereitung begegnet sind. Dies ist die Gefahr von »Jet-Erleuchtungsseminaren«. In solchen Seminaren werden oftmals den Leuten Mantren gegeben, die früher ein Schüler von seinem Swami bekommen hat, nachdem er ihm zehn Jahre lang die Latrinen geschrubbt hat – Latrinen schrubben ist total erdend –. Der große deutsche Weise Karlfried Graf Dürckheim hat einmal gesagt: »Wer meditiert, ohne seinen Schatten zu bearbeiten, den holt der Schwarze Mann von hinten«.

Es ist überhaupt nicht schwer, hellsichtig zu werden, behaupte ich jetzt einmal so. Ich behaupte alle Tiere sind's, alle Kinder sind's und wenn wir's nicht vergessen, das ist wie mit unserem Buddha-Wesen, dann sind wir's alle. Aber es ist ganz schwer, es zu sein, wenn ich nicht darauf vorbereitet bin. Und wenn ich die Wahnidee habe, Hellsichtigkeit heißt, ich seh' nur Engelchen – Nein! – Ich seh' auch meine Kannibalen, meine Ungeheuer, meinen schlimmsten Feind usw. Und darum bedarf es für solche Menschen der Therapeuten, die durch ihren eigenen Prozess, durch ihr eigenes Arbeiten an früheren Inkarnationen etc. etc., in Verbindung mit einem effektiven Handwerkszeug – und das ist die Homöopathie – in der Lage sind, die bösen Folgen des zu frühen Erwachens – wieder ein Mittel: der **Phosphor,** in dem Fall primär der so genannte *Rote Phosphor,* der erst mal diese Hellsichtigkeiten total abbremst – anzugehen. Und dann, da fühle ich mich überfordert und dies ist auch nicht mein Job, verweise ich den Patienten dann weiter an profunde Lehrer. Ich mach ja erst mal ihre Chakren mit dem Mittel wieder zu. Die brauchen Erdung. »Dreimal am Tag Sex ist der beste Weg, alle Hellsichtigkeiten erst mal aus dem Zimmer zu kriegen«. Das ist tatsächlich so. Das sind ja meistens auch so phosphorisch esoterische Menschen, die haben vor ihrem energetischen Heilseminar vier Tage gefastet, essen seit Wochen nur noch Luft und machen danach noch eine Mayr-Kur, weil es so schön ist, leicht zu sein. Solche Leute hat Dürckheim nur zum Holzhacken geschickt. Meditationsverbot – Holzhacken. »Und such' dir mal eine Freundin oder einen Freund«. Wenn solche Leute in unsere Praxis kommen, machen wir zuerst diese falsche Hellsichtigkeit wieder weg. Wir wissen aber um ihre hohe Begabung, um ihr hohes Potenzial, daher versuchen wir sie dann an gute Lehrer zu vermitteln.

Weiteres Beispiel:
Ich selbst bin in der schamanistischen Arbeit zwar noch absoluter Anfänger, aber Krafttiere und innere Lehrer habe auch ich schon entdeckt. Vor zwei Wochen kamen zwei Patienten mit dem folgenden, gleichen Phänomen zu mir: Sie hatten das Gefühl, jemand sei neben ihnen. Das homöopathische Mittel war schnell klar: Thuja-Wahnidee, »hat jemanden neben sich«. Es gibt noch **Medorrhinum**-Wahnidee, »hat jemanden hinter sich« oder Lachesis-Wahnidee, »es sitzt jemand im Kopf« oder **Anacardium**-Wahnidee »eine Seite Teufel, eine Seite Engel oder Teufel sitzt im Nacken«. Beiden Patienten gab ich **Thuja**. Aber ich machte mit beiden noch zusätzlich eine schamanistische Sitzung, also eine Trancereise, die sehr hilfreich war.

Letztes Beispiel:
Bad Boll. Homöopathie-Seminar. Es meldet sich ein Mann zur Großgruppenanamnese, die dort öfters schon durchgeführt wurde von meinem hochverehrten Lehrer Jürgen Becker, und der berichtet, dass er Rheuma habe und es gehe ihm nicht gut. Und er hat eigenartige Phänomene. Seine geliebte Frau starb sehr plötzlich bei einem Autounfall. Aber – ein paar Tage später und seither ständig und jede Nacht – erscheint ihm seine Frau im Traum. Übrigens auch der Tochter. Morgens treffen sich beide beim Frühstück: »War Mama bei dir wieder da?« »Ja, sie hat mir meine Abituraufgaben gegeben.« Der Mann fragt, ob er verrückt sei. Mein Lehrer Jürgen Becker sagt: »Nein, das ist eine große Gnade«. Wir Therapeuten diskutieren. Ich will dem Mann **Causticum** geben, mein hochverehrter Lehrer gibt ihm aber **Calcium**. Er hatte Recht. Aber was passiert nun? Die Frau kommt nicht wieder. Der Patient ist sehr traurig, hält aber stets Mittagsschlaf. Seitdem die Frau nicht mehr kommt, hat er einen Ball vor dem Kopf. Der schwebt vor ihm. Er denkt, er braucht eine Brille. Geht zum Optiker, aber ist alles o.k. Beim nächsten Mittagsschlaf passiert es ihm, dass er aus dem Körper tritt und sich selbst liegen sieht. Er sieht den Ball, geht hinein in diesen. Plötzlich kommt etwas Helles auf ihn zu und spricht ihn an. »Wie kommst du denn hier her?« Er: »Ich weiß auch nicht. Ich bin in so einen Ball reingegangen.« Das Licht: »Wie heißt du denn?« Er: »So und so.« Das Licht: »Ich geh mal fragen.« Licht ist weg. Plötzlich kommt sein verstorbener Vater: »Junge, wie kommst du denn hierher?« Er: »Ich weiß auch nicht. Ich habe vor ein paar Tagen so ein rundes Kügelchen bekommen und da ... Und du weißt ja, meine Frau ist auch da ...«
Seitdem geht dieser Mann täglich nach »Drüben«. Dank **Calcium carbonicum**. Andererseits hat er gedacht, jetzt ist er endgültig verrückt geworden. In Bad Boll saß er wieder vor uns, sein Therapeuten-Team um ihn herum, und er erzählte uns seine Geschichte. Ich dachte nur »Segne mich! Gebt mir auch von dem Mittel!« Unser Lehrer sagte: »Medialität ist zwar erlernbar, aber die großen Medialen, die er erlebt hat, sind durch schweres Schicksal, an dem sie nicht zerbrochen sind, in diese Medialität geworfen worden.
Ich habe in Berlin eine amerikanische Heilerin kennengelernt, die dreimal

Brustkrebs hatte, und ihre Medialität hat sich mit jedem überstandenen Brustkrebs quadriert. Dies nebenbei.
Der junge Mann hat von uns dann weiter **Calcium** bekommen und ist mit der Zeit sogar so eine Art Lehrer für uns geworden. Und jetzt kommt das Irrste! Irgendwann hat er dann begonnen Drüben – er sprach immer ganz einfach von Drüben und Hier – eine Ausbildung zu machen. Er wusste nicht, zu was man ihn ausbildet, er wusste nur, man wird dort ausgebildet. Und Drüben gibt es nach seiner Aussage verschiedene Typen. Es gibt solche, die wirklich Drüben sind, aber auch solche, die immer wieder von Hier nach Drüben kommen. Von denen gibt es zwei Sorten. Die einen sind sich bewusst, dass sie nach Drüben reisen, die anderen wissen bewusst nichts davon. Die sind so eine Art »Traumgeher«. Drüben denkt man etwas, und es ist Wirklichkeit. Er denkt z. B. an New York, dann ist er in New York. Die Welt Drüben sei im Prinzip nicht anders als die im Hier.

H.K.: Unsere Lehrerin Margret Pearson sagte uns immer: »Wenn ihr sterbt, hinübergeht, dann geht ihr nirgendwo hin. Ihr bleibt da, wo ihr seid. Ihr geht nur in eine andere Dimension.

A.K.: Das ist es! Also, der Mann sitzt drüben in der Schule, begreift zunächst gar nicht, was die ihm erzählen (**Calcium** braucht da manchmal etwas länger) und da hat er einen getroffen, auch von Hier. Der sagte, er wisse auch, wenn er hier ist, dass er drüben zur Schule geht. Und dann hat er gedacht, jetzt wird's ernst. Und dann hat er sich mit dem anderen, der drüben zur Schule geht, aber auch von Hier kommt und weiß, dass er von Hier kommt, in der Schule verabredet, dass sie sich im Hier treffen. Sie verabreden sich: am 24. Mai in München, an dem und dem Platz, in dem und dem Café. Und er wusste, er fährt da hin und wenn der andere nicht kommt, dann braucht er wieder viele Mittel und viel Zuspruch. Und dann saß er in diesem Cafe und der andere kam. Und der andere sagte: »Ich hatte Angst, dass Sie nicht da sind, denn wenn, dann hätte alles eine Wahnidee sein können.« **Calcium Carbonicum**.

Ich würde mal sagen, durch die Homöopathie ist hier ein Mensch in eine Form der Weltsichtigkeit versetzt worden, wie ich persönlich nicht so viele kenne und der uns das im Grunde zehnmal zurückgezahlt hat mit dem, was er uns aus der geistigen Welt berichtet hat. Durch ihn hatte ich auch eines meiner schönsten Erlebnisse mit der geistigen Welt.
Wir haben in Bad Boll über Väter gearbeitet und Probleme mit Vätern, lange vor Hellinger, und alle waren nur am schimpfen auf ihre Väter. Da sagte ich: »Also Kinder jetzt hier mal Sabbath! So geht's nicht weiter. Wir nehmen jetzt mal einen Zettel. Auf die eine Seite schreiben wir, was wir unseren Vätern vorwerfen und dann drehen wir den Zettel um und schreiben auf die Rückseite unseren Segen für die Väter auf. Dann gehn wir alle runter in den Garten und singen alle »Donna nobis pacem«. Dann fackeln wir mal diese Zettel ab und dann ist mal Ruhe.«

Der mediale Freund, Schüler, Lehrer war da auch bei uns. 14 Tage später treffe ich ihn wieder. Er war inzwischen natürlich viele Male drüben, und sagt mir, er muss mir etwas erzählen. Er sagte: »Nach diesem Ritual geh ich rüber, kommt mir mein Vater entgegen und sagt zu mir: Junge, sag dem Krüger, eine Freude war im Himmel, eine Freude! Die haben sich so gefreut, diese Väter, dass da jetzt endlich einmal Ruhe war und dass diese Vorwürfe mal verbrannt worden sind. Und die haben sich so über den Segen ihrer Kinder gefreut. Und sie seien dem Krüger sehr dankbar, für dieses Ritual.« Das war mein schönstes Feedback aus der geistigen Welt.

Heute, in der familiensystemischen Arbeit mache ich das ja ständig. Und ich habe von meinem Systemlehrer gelernt, dass Arbeit an Familiensystemen primär auch Arbeit mit den Toten ist. Und wir arbeiten für die Toten und mit den Toten. Denn die Toten sind unsere primäre Ressource. Wie das schöne Lied der Fantastischen Vier so schön beschreibt: Millionen Legionen stehn hinter Dir!
Und wenn man einmal eine Aufstellung erlebt hat, wie Mann oder Frau Linien in unendlicher Abfolge, bis zum Anbeginn der Zeiten, hinter sich spürt, der weiß auch, was Kraft bedeutet.
Ja! **Calcium Carbonicum, Phosphor, Lachesis, Thuja,** auch für böse Folgen von Schwarzer Magie. Noch manche Geschichte, die ich da aus meiner Praxis erzählen könnte. Lassen wir's für heute gut sein.

H.K. Lieber Andreas, herzlichen Dank für den faszinierenden Einblick in deine Arbeit, der wieder einmal zeigt, wie individuell die Wege zu Spiritualität und Sensitivität sein können und wie sie manchmal, in Phasen des Übergangs und Zweifelns, auch begleitet sein müssen.
Herzlichen Dank.

13. Basisübungen

Bei der Darstellung der medialen Persona der 22 Mittel tauchten immer wieder Hinweise auf Übungen auf, die ich meinen Patienten vermittle. Sie haben sich bestens bewährt, um das Zutrauen zu den eigenen Fähigkeiten zu stärken und um sich zu erden. Es ist ratsam, wenn auch der Therapeut die Übungen ausführt, um im Alltag selbst zu erleben, welche Energie, Sicherheit und welches Qualitätsbewusstsein daraus erwächst.
Ich zitiere die Übungen aus meinem Buch »Das große Praxisbuch der englischen Psychometrie«, Ehlers Verlag 1998

Übung 1: Erdung durch den Solarplexus

Setzen Sie sich gemütlich auf einen Stuhl. Schließen Sie die Augen und stellen Sie sich vor, dass Sie das kostbarste Instrument sind, das es gibt und mit dem Sie sich auf jede beliebige Ebene schalten können. Visualisieren oder spüren Sie eine Einschaltvorrichtung. Das kann z. B. ein Stecker sein, den Sie in die Steckdose führen oder ein Kippschalter, bei dem das rote Lämpchen angeht oder sonst ein Einschalter.
Machen Sie sich klar: Wenn Sie den Einschalter bedienen, ist Ihr gesamtes Energiesystem eingeschaltet und auf Arbeitsbereitschaft auf der feinenergetischen Ebene vorbereitet. Das bedeutet: die 8 Urmeridiane und die 12 Hauptmeridiane sowie alle Energiezentren sind in Balance.
Visualisieren Sie jetzt etwas, das beweglich ist, etwa eine Blüte oder eine Seeanemone. Die Bewegung folgt harmonisch dem Atem. Das innere Bild sollte für Sie Schönheit und Harmonie bedeuten und ein Wohlgefühl auslösen.
Verweilen Sie ein paar Minuten auf dieser Ebene. Nehmen Sie mit den inneren Sinnen wahr, wie sich die Luft um Sie herum anfühlt, was Sie hören, fühlen, sehen, schmecken und riechen.
Bei Ihrer Arbeit folgt jetzt das, was zu tun ist, ohne an den Solarplexus zu denken

Wann immer Sie Ihre Energiearbeit – gleich welcher Art – beenden, visualisieren Sie zuerst wieder das Bild im Solarplexus. Ist die Blüte noch wie vorher? Wenn nicht, erinnern Sie sich daran. Erschaffen Sie das Bild im Solarplexus wieder so, wie es für Sie optimal ist.

Nun folgt der letzte Übungsteil, der ganz besonders wichtig ist. Sie schalten ab. Erschaffen Sie sich den Ausschalter, bei dem das rote Lämpchen erlöscht oder ziehen Sie den Stecker oder drehen Sie im Sicherungskasten die Hauptsicherung ab.
Merke: Für uns westlichen Menschen ist es am wichtigsten, AUSSCHALTEN ZU KÖNNEN.

Wenn Sie Ihren Ausschalter bedient haben, kehren Sie zu 100% ins Hier und Jetzt zurück. Damit haben Sie von der feinenergetischen Ebene umgeschaltet auf die alltägliche Ebene, in der Sie die meiste Zeit verbringen.

Das Ein- und Ausschalten ist die beste Übung, um sein Energiesystem zu schonen und ökonomisch mit seinen »Batterien« umzugehen. Menschen, die dauernd auf Empfang eingestellt sind, werden nicht nur wunderlich, weil sie überall etwas hören, fühlen, sehen usw., auch ihr Nervensystem leidet erheblich unter der Dauerbelastung. Der Wunsch, »offen zu sein«, darf nicht verwechselt werden mit »dauernd eingeschaltet zu sein«.

Die Kurzfassung der Übung zeigt den schützenden Rahmen, den sie erschafft:

EIN → Solarplexus betrachten → Energiearbeit tun → Solarplexus betrachten → **AUS**

Es ist der Solarplexus, das Nervengeflecht unterhalb des Brustbeins und über dem Magen. Dieses Energiezentrum ist das wichtigste, es ist unser Emotionszentrum, aus dem heraus wir die sichtbare und unsichtbare Welt wahrnehmen, über das wir mit anderen Lebewesen kommunizieren und das in den alten Yogawissenschaften als derjenige Ort gilt, an dem wir überprüfen, was uns gut tut und wie fortgeschritten wir im Umgang mit uns selbst und anderen sind.
Wenn wir bewusst einschalten, kurz das Energiesystem mittels des Bildes (Blüte) anschauen, agiert während der folgenden Tätigkeit der Solarplexus zugunsten unseres Energiehaushalts und reagiert angemessen. Das bedeutet, es geht keine Energie verloren, sondern es wird soviel Energie frei, wie nötig und dem Energiesystem zuträglich ist.

Es spricht für sich, dass in den asiatischen Bewusstseinsschulungen der Entwicklung der Solarplexusenergie die längste Zeit gewidmet wird. Der Solarplexus ist der Ort der Erdung, er ist die Mitte. Nicht die Füße auf dem Boden reichen für eine gute Erdung aus. Eine Balletttänzerin im Spitzentanz kann ausgezeichnet geerdet sein, obgleich sie kaum den Boden berührt. Sie ist über den Solarplexus mit der Erde verbunden.

Übung 2: Den inneren Raum weiten

Stellen Sie sich hin, strecken Sie die Arme und Hände nach vorne in Brusthöhe. Ziehen Sie nach rechts und links einen Halbkreis. Sagen Sie während der Armbewegung: Bis hierhin und nicht weiter.
Stellen Sie sich nacheinander Menschen vor, zu denen Sie sich nicht gut

abgrenzen können und sagen Sie zwölf mal zu dieser imaginierten Person: Bis hierhin und nicht weiter. Das Ziel sollte sein, dass diese Aussage selbstverständlich und natürlich klingt.

Übung 3: Den inneren Raum leeren

Setzen Sie sich in einen Raum, öffnen Sie die Türe und imaginieren Sie Personen, die Sie einen nach dem anderen aus dem Raum schicken. Wenn alle Personen draußen sind, schließen Sie die Türe und spüren in sich hinein, wie Sie sich fühlen.

Wer seine Sensitivität schulen möchte, findet in dem Psychometriebuch eine Fülle kreativer Anleitungen für sensitive Übungen und für die Zirkelarbeit.

IV.
Anhang

Literaturverzeichnis

Knauss, Harald: Das Vogelorakel, Knaur Verlag 1998

dito: Die Urkraft der Bäume, Ehlers Verlag 2000

dito: Westliches Feng Shui für Tiere, GU Verlag 2000

dito: Klänge für die Seele, VAK Verlag, Freiburg, 2000

Krüger, Andreas: Homöopathische Seelenreisen, Verlag Homöopathie + Symbol, Berlin 2000

dito: Weg und Wandlung, Manuskript, Berlin 2000

dito: Reisen in die Länder der Seelen, Verlag Homöopathie + Symbol, Berlin 2000

dito: Die Tafelrunde der Seele, Verlag Homöopathie + Symbol, Berlin 1999

Rosina Sonnenschmidt/Harald Knauss: Musik-Kinesiologie, 2. Aufl., VAK Verlag, Freiburg 1996

dito: Die Sinne verfeinern – über den verantwortungsvollen Umgang mit erweiterten Wahrnehmungen. VAK Verlag, Freiburg 1996

Rosina Sonnenschmidt: Kreativität nach Noten (Anleitung für den kreativen Musikunterricht). VAK Verlag, Freiburg 1998

Rosina Sonnenschmidt: Das große Praxisbuch der englischen Psychometrie, Ehlers Verlag, Sauerlach 1998

dito: Das Praxisbuch der Atemenergetik solar-lunar, Ehlers Verlag, Wolfratshausen 2000

dito: Ich mach was draus, kleines Alltagsorakel für Klienten und Patienten, VAK Verlag, Freiburg 1999

Sonnenschmidt, Rosina und Wagner, Marion: Neues Heilen, Vögel; Ulmer Verlag, Stuttgart 1996

dito: Kraulschule für zahme Vögel; Ulmer Verlag, Stuttgart 1997

Sonnenschmidt, Rosina: Tierkinesiologie. Sonntag Verlag, Stuttgart 1998

dito: Heilende Hände für Tiere; Kosmos Verlag, Stuttgart 1999

dito: Ganzheitliche Vogeltherapie mit Homöopathie und TCM; Sonntag Verlag, Stuttgart 2000

dito: Farb- und Musiktherapie für Tiere; Sonntag Verlag, Stuttgart 2000

dito: Sensitive Radionik; Ehlers Verlag 1999

dito: Exkarnation – der große Wandel. Sterben und Tod im Lichte der Homöopathie; Homöopathie & Symbol Verlag, Berlin 2002

dito: Prozessorientierte Krebstherapie mit Homöopathie und Orthomolekularmedizin. Homöopathie & Symbol Verlag, Berlin 2003

Arzneimittelverzeichnis

Acidum nitricum 59, 63, 69, 70, 89, 159, 168
Acidum phosphoricum 51, 59, 61, 64, 65, 68, 70, 72, **153**
Aconitum napellus 61, 64, 65, 70, 88, 89, 174, 176
Aether 63, 69, 73
Aethusa cynapium 59
Agaricus 55, 59, 60, 61, 62, 63, 64, 65, 69, 84, 88, 89, **244,** 264
Alumina 23, 59, 61, 64, 68, 69, 70, 88, 89, **240**
Alumina silicata 70
Amyl nitrosinum 241
Anacardium 59, 60, 61, 63, 64, 65, 70, 72, 74, 88, 266
Anhalonium 55, 59, 61, 63, 64, 65, 69, 70, 71, 73, 88
Antimonium crudum 65
Aranea diadema 61, 88, 89
Argentum metallicum 64
Argentum nitricum 59, 61, 64, 65, 69, 70, 71, 88, 89, 92
Aristolochia 228
Arnica 71
Arsenicum album 59, 61, 63, 64, 65, 67, 68, 69, 70, 71, 74, 76, 78, 88, 133, **203,** 213
Asterias rubens 74
Aurum 59, 63, 89

Barium 84
Barium carbonicum 61, 64
Barium muriaticum 61
Belladonna 59, 60, 61, 63, 64, 65, 68, 69, 70, 71, 73, 74, 76, 88, 89, 92, **110,** 114, 135, 137, 149, 153, 221, 224, 227
Bellis perennis 65
Berberis 70
Bufo rana 228

Calcium 58, 59, 61, 63, 64, 65, 68, 69, 70, 71, 72, 73, 76, 84, 88, 89, **137,** 153, 176, 266
Calcium aceticum 71
Calcium arsenicosum 71
Calcium carbonicum 37, 109, 113, **137**
Calcium iodatum 64
Calcium phosphoricum 141, 156
Calcium silicicum 63, 64, 74
Camphora 59, 61, 63, 64, 69, 70, 71, 73, 78, 88, 89, **195**
Cannabis indica 55, 59, 61, 63, 64, 65, 69, 70, 71, 73, 74, 88, 89, 92, **125,** 137, 192, 193
Cannabis sativa 61, 63, 65, 69, 70, 71, 73, 74, 89, **125**
Cantharis 61, 63, 64, 65, 70, 71, 228
Carbo animalis 73, 88
Carbo vegetabilis 73, 78, 89, 210, 213
Carcinosinum 88, 208
Carduus marianus 122, 210
Causticum 37, 59, 61, 64, 69, 70, 71, 72, 73, 89, 141, 266
Ceanothus 167
Chamomilla 65, 66, 74
Chelidonium 122, 210, 217
Cinis ligni 210
Conium 213, 223
Crotalus cascavella 64, 70, 74
Crotalus horridus 39, 63, 65, 88
Cuprum 59, 69, 71
Cuprum aceticum 65, 69, 70, 76

Digitalis purpurea 63

Ferrum phosphoricum 156

Ginkgo 120
Glonoinum 61, 88, 89, 210
Graphites 59, 61, 64, 68, 69, 70, 71, 72, 172
Grindelia 194

Helleborus niger 70, 228
Hepar sulfuris 71
Hyoscyamus 61, 63, 54, 65, 68, 69, 70, 71, 72, 74, 76, 82, 88, 89, 92, 106, 110, **143,** 165
Hypericum 174, 110

Ignatia 49, 59, 61, 65, 68, 69, 70, 71, 72, 73, 92, **221,** 227

Juglans cinerea 228

Kalium 84, 172
Kalium arsenicosum 64, 159, 160
Kalium bichromicum 176
Kalium bromatum 64, 65, 69, 70, 73, 88, 89, 159
Kalium carbonicum 59, 61, 64, 69, 70, 74, 176
Kalium iodatum 69
Kalium nitricum 61
Kalium phosphoricum 64, 156
Kalium silicicum 64
Kola 61, 65, 70, 75, 76, 89

Lac caninum 35, 36, 59, 61, 63, 64, 65, 70, 71, 73, 88, 89
Lachesis 39, 59, 61, 63, 64, 65, 68, 69, 70, 71, 72, 73, 74, 76, 78, 88, 89, 92, 110, **114,** 122, 135, 137, 153, 159, 165, 220, 221, 224, 227
Laurocerasus 69
Ledum palustre 228
Lilium tigrinum 61, 88, 228
Lycopodium 51, 59, 61, 63, 65, 68, 69, 70, 71, 72, 73, 76, 133, 153, 155, 168, **170**
Lyssinum 70, 76

Magnesium carbonicum 61, 64, 70, 76
Magnesium muriaticum 61, 64, 65, 68, 69, 70, 88
Magnesium phosphoricum 63, 156
Magnesium sulfuricum 70, 76
Mancinella 72
Medorrhinum 52, 61, 63, 64, 65, 70, 74, 76, 88, 103, 106, 109, 168, **224,** 266
Mercurius solubilis 59, 61, 63, 68, 69, 70, 72, 73, 76, **214**
Moschus 61, 64, 88
Murex crispus 78

Naja tripudians 39, 88
Natrium muriaticum 59, 61, 63, 64, 65, 68, 69, 70, 71, 73, 74, 76, 88, **199**
Natrium phosphoricum 65
Nux moschata 61, 64, 70
Nux vomica 59, 61, 63, 64, 65, 70, 88, 89

Oleander 59
Opium 55, 59, 61, 63, 64, 68, 69, 70, 71, 73, 76, 88, 89, **188,** 196

Paronychia illecebrum 88
Penthorum sedoides 64
Phosporus 58, 61, 64, 65, 67, 68, 69, 70, 71, 72, 73, 78, 88, 109, 123, **153,** 162, 164, 171, 176, 192, **233,** 265
Phytolacca 223
Platinum 59, 61, 63, 64, 68, 69, 70, 74, 88, 89
Populus tremula 228
Potentilla 228
Psittacus erittacus 78
Psorinum 69, 70, 71, 88
Pulsatilla 59, 61, 65, 68, 69, 70, 71, 72, 73, 76, 84, 107, 141, **181,** 227, 228
Pyrogenium 88

Ruta graveolens 228

Sepia 61, 63, 64, 69, 70, 71, 74, 76
Silicea 61, 63, 64, 69, 70, 88
Solidago 194, 202
Staphisagria 61, 88, 89
Stramonium 59, 61, 63, 64, 65, 68, 69, 70, 71, 72, 73, 74, 76, 88, 89, 92, **97,** 135, 137, 153, 161, 214, 220
Sulfur 59, 61, 64, 65, 68, 69, 70, 71, 72, 73, 74, 88, 89, 92, **132,** 224, 227
Syphilinum 219

Tarantula cubensis 59, 64, 69, 70, 71, 73, 76, 78
Thea chinensis 65
Thuja 59, 61, 63, 64, 65, 68, 69, 70, 71, 72, 73, 74, 76, 88, **164**
Tuberculinum 88, 109

Veratrum album 59, 61, 63, 65, 69, 70, 74, 76, 88, 106
Vipera berus 39, 120

Über die Autorin

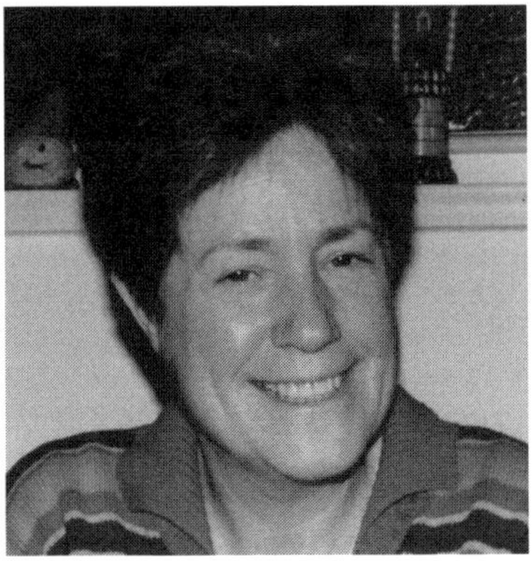

- Geb. 5. 9. 47, Promotion in Musikethnologie, Indologie
- 1972/73 Feldforschung in Nordindien (Oberschicht) für Promotion
- 1978/79 Feldforschung in Nordindien (Unterschicht, Kastenlose) für Habilitation
- 1983–1997 Konzertsängerin des Ensembles »Sephira«; internationale Tätigkeit, 13 CDs, viele Rundfunk- und Fernsehaufnahmen
- 1990–1991 Ausbildung in Kinesiologie (TFH Instructor, Three-In-One-Facilitator)
- Seit 1992 Ausübung der ganzheitlichen Vogelheilkunde mit zahlreichen Fachpublikationen.
- Seit 1985 intensive Medialschulung bei Margaret Pearson, Mary Duffy, Ray Williamson, Chris Batchelor, wechselweise in England und privat in Deutschland.
- 1986–1992 Erforschung der Sterbeenergetik
- Seit 1993 intensive Forschung der konstitutionellen Homöopathie bei Mensch und Tier.
- Seit 1994 Entwicklung der Therapeutischen Kinesiologie für Komapatienten, demente Krankheitsformen, Sterbende.
- Seit 1996 Guest lecturer in den USA für Tiermediziner.
- Seit 1998 Erlaubnis durch die Prüfung bei Ray Williamson (GB), Aura-Sittings zu geben.
- 1999 HP Prüfung, Naturheilpraxis für Kreativ-Klassische Homöopathie und Therapeutische Kinesiologie
- 2000 Verleihung des Passat Preises für ihre drei Heilungsberichte unter dem Titel »Das Geheimnis der Heilung«.
- Seit 2002 2. Vorsitzende des DGH (Dachverband Geistiges Heilen)

Adresse:
Dr. Rosina Sonnenschmidt
Lange Str. 12
D-76530 Baden-Baden
ISDN 0 72 21 - 30 27 27

Hinweis:
Rosina Sonnenschmidt und Harald Knauss leiten die Sensitivitäts- und Medialschulung an der raum&zeit-Akademie in Wolfratshausen. Infos erhältlich unter 0 81 71-41 87 67